DR. ANGELA GRIGELAT

Diagnose Krebs – Das Überlebensbuch für die Seele

DR. ANGELA GRIGELAT

diagnose krebs das überlebensbuch für die seele

Orientierung und Hilfe für Betroffene und Angehörige

ARISTON

Bibliografische Information der Deutschen Bibliothek

Die Deutsche Bibliothek verzeichnet diese Publikation in der
Deutschen Nationalbibliografie; detaillierte bibliografische Daten
sind im Internet unter www.dnb.de abrufbar.

MIX
Papier aus verantwortungsvollen Quellen
FSC® C014496

Penguin Random House Verlagsgruppe FSC® N001967

Redaktion: Olivia Kuderewski
Umschlaggestaltung: Eisele Grafik · Design, München
Der Abdruck der Zitate auf folgenden Seiten erfolgt mit
freundlicher Genehmigung der Verlage:
Seite 51: Christoph Joseph Ahlers/Michael Lissek, Himmel auf Erden und Hölle
im Kopf © 2015 Wilhelm Goldmann Verlag, München, in der
Penguin Random House Verlagsgruppe GmbH
Seite 151: Christoph Schlingensief, So schön wie hier kanns im Himmel gar nicht sein
© 2009, Verlag Kiepenheuer & Witsch GmbH & Co. KG, Köln
Seite 191: Albert Camus, Heimkehr nach Tipasa © 1957, 2010,
Arche Literatur Verlag AG, Übersetzung Peter Gan und Monique Lang
Seite 229: Sophie Sabbage, Die Krebsflüsterin © Irisiana Verlag, München,
in der Penguin Random House Verlagsgruppe GmbH, Übersetzung Ulrike Kretschmer
Satz: Satzwerk Huber, Germering
Druck und Bindung: GGP Media GmbH, Pößneck
Printed in Germany

ISBN: 978-3-424-20255-7

Dieses Buch widme ich von Herzen allen Patienten, die mir ihre Erfahrungen anvertraut haben, meinen Kollegen Beate und Klaus und dem guten Geist der Chasa Parli.

Inhaltsverzeichnis

Vorwort

Sie haben nach einem Überlebensbuch für die Seele gegriffen, das Hilfe und Orientierung in einer schwierigen Zeit verspricht. Vermutlich ist eine Krebskrankheit bei Ihnen oder in Ihrer (Wahl-) Familie aufgetaucht und wird Ihr Leben für eine Zeit lang prägen oder vielleicht sogar für immer verändern. Die Krankheitsdiagnose hat wahrscheinlich ein fast unstillbares Bedürfnis nach Informationen ausgelöst, und Sie versuchen herauszufinden: Was bringt die Zukunft? Wem sollen wir uns anvertrauen? Was bedeutet die Krankheit für mich oder für meine:n Liebe:n? Was muss ich als Nächstes tun, wie kann ich helfen, was brauche ich und was meine Familie?

Hand aufs Herz: Diese Fragen zu beantworten wird Ihnen nicht in ein paar Tagen gelingen. Allerdings sind eine Krebsdiagnose und -therapie auch selten mit einem Sprint vergleichbar – meist ist es die Mittelstrecke, die gelaufen wird, oft sogar ein Marathon. Mit erstaunlich vielen Fragen rund um eine onkologische Krankheit kann man sich also Zeit lassen, und viele stellen sich überhaupt erst nach dem Ende einer Behandlung.

Doch die Diagnose katapultiert Sie nicht nur in die Krebsmedizin, sondern auch in eine Art Krebswelt, in der sich unterschiedlichste Akteur:innen tummeln: Expert:innen für Körper und Seele, Aktivist:innen und Mitpatient:innen, gutgesinnte Helfer:innen wie auch Scharlatane. Nützliche Informationen zu Psyche und Körper fliegen einem dort genauso um die Ohren wie Vorurteile, Halbwahrheiten und Fake News. Dass neuerdings so lebhaft über den Umgang mit Krebs gesprochen, geposted und geschrieben wird, ist grundsätzlich eine gute und aufklärerische Sache –

aber die Vielfalt der Stimmen macht auch Druck und erschwert es, Wichtiges von Unwichtigem zu trennen, gute Ratschläge von schlechten. Dass sich Krebskranke in dieser verwirrenden Lage oft nach jemandem sehnen, der sie an der Hand nimmt und ihnen klar sagt, wo es langgeht, ist da nicht verwunderlich.

Meine Arbeit als Psychoonkologin hat mir jedoch gezeigt, dass viele verschiedene Pfade durchs Krebsland führen: Auf dem Weg durch oder mit der Krankheit nutzt jedem etwas anderes. Und die meisten Menschen benötigen eigentlich gar nicht so viel Rat und Hilfe, weil sie bereits wahre Schätze in sich tragen – Stärken und Fähigkeiten, denen sie ruhig ein bisschen mehr vertrauen dürften. Zwar nehme ich mir an einigen Stellen in diesem Buch die Freiheit, etwas Konkretes zu raten; aber im Wesentlichen möchte ich Ihnen, indem ich aus der Wissenschaft der Psychoonkologie, meiner klinischen Arbeit und der Erfahrung von Betroffenen schöpfe, den Rücken stärken. Ich möchte Ihnen helfen, Ihre Situation bestmöglich zu verstehen, möchte Sie von unnötigem Ballast befreien und Ihnen Ihre eigenen Bewältigungsfähigkeiten bewusst machen.

Das Buch soll Ihnen zu einem Wissensfundament verhelfen, auf dem Sie seelisch stabil stehen und von dem aus Sie Ihren persönlichen Weg in Richtung Heilung, Überleben und Regeneration gemeinsam mit Ihren Helfer:innen gestalten können.

München, 12.7.2021

1. Landschaft mit Krebs

»Cancer is such a big word.«

Unbekannt

Wie kann ein einziges kleines Wort so schwer wiegen? Krebs. Woher nimmt es eigentlich seine Macht? Auch in Zeiten, in denen die Krebsforschung ermutigende Botschaften aussendet, entfaltet es immer noch eine ungeheure Wucht. Menschen fürchten diese Krankheit mehr als jede andere.

Nun, das Wort »Krebs« hatte mehr als zwei Jahrtausende Zeit, zahllose Erzählungen von Krankheit und Leid in sich aufzunehmen und gar zu einem Synonym für den Tod selbst zu werden. Auch wenn wir gerade in eine neue Ära der Krebstherapie eintreten, hallen im Begriff noch all die Kämpfe nach, die Menschen mit dieser Krankheit schon ausgetragen haben. Eine Tumordiagnose stellt eine Person ungefragt in die Ahnenreihe all derjenigen, die vor ihr krank geworden sind und deren Geschichten von Rettung oder Untergang auf irgendeine Weise weitergereicht wurden: Ob es eine krebskranke Bäuerin aus der Steinzeit ist,[1] eine Romanfigur wie Tolstois Iwan Iljitsch oder eine Prominente wie die Schauspielerin Angelina Jolie – sie alle sind Teil eines kollektiven Krebs-Bewusstseins, und ihre Schicksale haben den Mythos der Krankheit mitgeformt. Der Assoziationsraum rund um den Krebs ist der erste, den Kranke mit der Diagnose betreten, erst danach folgen Sprechzimmer, Kernspinröhren und Chemo-Stationen.

Dass die Krankheit den Namen eines Krustentieres trägt, ist eine medizinhistorische Ungenauigkeit, denn weder verhält sie sich wie eine Strandkrabbe, noch sieht sie so aus. Aber der Name passt doch ganz gut zu unserem Gefühl von Bedrohung: Harte Panzer und scharfe Scheren treffen auf verletzliches menschliches Gewebe. Auch die eigentümliche Seitwärtsbewegung von Krabben, mit der sie flink entwischen können, scheint die Tücke zu illustrieren, die mit Krebskrankheiten assoziiert wird. Sprechen wir über Krebs, so verleihen wir ihm geradezu die Züge eines Wesens, das einen eigenen Willen und letztlich böse Absichten hat.

Zum Mythos Krebs gehört auch seine scheinbare Unbesiegbarkeit. Obwohl ihm ganze Länder explizit den Krieg erklärten, etwa die USA in den 1970ern in einem »War on Cancer«[2], hielt er seine Stellungen bis heute gut. Nur millimeterweise konnten die Kräfte der akademischen Forschung wie auch der Pharmaindustrie ihm bis zur Jahrtausendwende Terrain abringen und die Überlebenschancen Betroffener verbessern. Die klinisch tätigen Onkolog:innen griffen in ihrer Frustration früh auf den Rammbock zurück und verliehen den Therapien eine Radikalität, die das Bild der Krankheit bis heute mitprägt. Denn nicht nur das Tumorwachstum ängstigt, sondern auch seine Behandlung durch Stahl, Strahl und Chemo, und letztlich schien bisher jede kleine Verbesserung der Überlebensmöglichkeiten teuer bezahlt mit der Münze der Lebensqualität. So wagte bis vor Kurzem kaum jemand, die Vokabel »Durchbruch« angesichts der überschaubaren Fortschritte der Onkologie in den Mund zu nehmen. Wie dürfen wir es also einschätzen, wenn nun im Zusammenhang mit Immuntherapien das erste Mal seit Dekaden von einem Aufbruch, ja einer Revolution der Krebstherapie gesprochen wird? Wenn ein Gesundheitsminister gar verkündet, dass in zehn Jahren der Krebs besiegt sein wird?[3] Ist damit die Zeit, in der Krebs und Tod gleichgesetzt wurden, endgültig vorbei? Erfahrene Onkolog:innen sind in ihren Prognosen zwar etwas vorsichtiger als Politiker:innen, aber die meisten erleben das, was sich seit ein paar Jahren in der Krebsforschung ereignet, als eine vielversprechende Umwälzung. Und zwar deshalb, weil man endlich beginnt, die Mechanismen der Tumorentstehung nachzuvollziehen und dieses

Wissen therapeutisch zu nutzen. Anders als herkömmliche Chemotherapien, die der entfesselten Zellteilung hinterherrennen, setzen Immuntherapien eher an der Wurzel an, nämlich dort, wo Krebszellen entstehen, mutieren und wachsen. Sie zielen auf das Erbgut von bösartigen Zellen und nutzen die Kräfte des körpereigenen Immunsystems für die Therapie. Doch indem der Krebs in seiner Fähigkeit zur Anpassung an den menschlichen Organismus erst so richtig verstanden wird, passiert etwas Zwiespältiges: Einerseits eröffnet das neue Grundlagenwissen nie da gewesene Behandlungsperspektiven. Andererseits nötigt die allmählich in ihrem vollen Ausmaß erkannte Raffinesse des Tumorwachstums – die Fähigkeit von Krebszellen, onkologische Therapien zu umgehen, sich vor dem Immunsystem zu verbergen oder es sogar für ihre Zwecke zu nutzen – den Forschern Respekt, um nicht zu sagen, Ehrfurcht ab. Dass der US-Onkologe Siddhartha Mukherjee es wagte, den Krebs in einer vielgelobten Medizingeschichte zum »König aller Krankheiten« zu krönen,[4] ist Ausdruck eines neuen Verständnisses. Krebs wird nicht mehr als ein grober, blinder Zerstörer gesehen, sondern eigentümlicherweise auch als ein Prozess, der die Komplexität und Anpassungsfähigkeit unseres Organismus widerspiegelt. Viele Forscher:innen verstehen Krebs als einen natürlichen Begleiter des Menschen, mit dem wir in naher Zukunft eher koexistieren werden, als ihn ganz loszuwerden.

In einer Hinsicht allerdings wirkt das Krebsreich derzeit machtvoller, als es tatsächlich ist: Dass die Zahlen so stark steigen – die jährlichen Krebsneuerkrankungen werden sich weltweit bis 2040 etwa verdoppeln –, erweckt den Eindruck, als würde die Krankheit immer gefährlicher oder als gäbe es in der Umwelt mehr Krebsauslöser. Tatsächlich hat sich in den vergangenen Jahren das individuelle Risiko eines Menschen, Krebs zu bekommen, nur wenig verändert und ist bei einigen Tumorarten sogar geringer geworden. Aber zum einen werden bestimmte Krebsarten heutzutage früher entdeckt und gehen früher in die Statistiken ein, zum anderen altert die Bevölkerung in vielen Ländern, was Krebserkrankungen wahrscheinlicher macht. Burschikos gesagt: Wir werden in den industrialisierten Ländern einfach alt genug, um irgendwann Krebs zu bekommen. Politiker:innen müssen sich also wirklich Sorgen darüber machen, was auf Gesellschaft und Gesundheitssystem zukommt und wie man all die krebskranken Boomer zukünftig mit teuren Immuntherapien versorgen kann.[5] Aber sieht man von diesem eher ökonomischen Problem ab, braucht man sich von Berichten über die »Krebs-Epidemie« nicht persönlich ängstigen zu lassen, denn sie künden vor allem von einer ständig steigenden Lebenserwartung. Und noch eine beruhigende Nachricht, zumindest für Patient:innen in Deutschland, gibt es: Die Heilungsraten in unserem Gesundheitssystem gehören zu den höchsten auf der Welt, und die Krebssterblichkeit geht hierzulande seit Jahren für fast alle Diagnosegruppen zurück. Wir können angesichts der Tatsache, dass etwa zwei Drittel aller Krebskranken nach fünf Jahren am Leben sind und mehr als die Hälfte auf dauerhafte Heilung setzen kann, immerhin auf ein solide gefülltes Glas schauen.

1.1 Neue Onkologie

Die Überlebensraten von Krebs steigen nicht nur aufgrund von Durchbrüchen mittels der Immuntherapien, sondern auch weil sich positive Einzeleffekte summieren: Ob es der gezielte Einsatz von Sport in der Krebstherapie ist, ein OP-Verfahren, mit dem man Tumorreste besser entfernen kann, oder die gesteigerte Wirksamkeit einer Chemo durch die Kombination mit einer Antikörpertherapie – das alles sind Beispiele für die vielen Neuerungen, die sich in der Krebsmedizin fortlaufend ereignen. Eine der wichtigsten Verbesserungen für Patient:innen ist auch der Trend zu einer personalisierten Onkologie. Sie löst zunehmend die grobschlächtige Krebstherapie ab, der in Ermangelung von Alternativen alle Patient:innen gleichermaßen unterzogen wurden – nach dem Motto »Eine für Alle« und unabhängig von den molekularen und genetischen Eigenschaften eines Tumors. Beim »Tumor-Profiling« versucht man nun, die spezifischen Merkmale eines Tumors zu identifizieren und vorherzusagen, wie er sich verhalten wird (man beginnt bereits damit, kleine Tumormodelle aus dem Gewebe der Patient:innen zu züchten). Dann kann die Behandlungsmethode individuell zugeschnitten werden, und Kranken mit guter Prognose können unnötige, folgenreiche Therapien mit Zellgiften erspart werden.

Diese zielgerichtete, schonendere Krebstherapie wird unter anderem vorangetrieben von Forschung auf der Basis großer Datenmengen sowie von der Digitalisierung der Krebsmedizin. Klingt dröge, ist aber ziemlich vielversprechend. In Zukunft wird wohl jede:r Krebspatient:in so etwas wie einen digitalen Zwilling bekommen, in dem alle Informationen zu seinem oder ihrem Körper stecken. An einem solchen Modell können Therapien und Operationen simuliert und mögliche Erfolge abgeschätzt werden. Da es für Onkolog:innen zunehmend schwerer wird, die Fülle der Informationen und Faktoren einer individualisierten Therapie zu überschauen, wird wohl bald die künstliche Intelligenz Einzug in die Tumorkonferenzen halten und mit ihrer Rechenkraft die Entscheidungsfindung unterstützen. Bereits heute werden Betroffene eine zunehmend engere Verzahnung des Klinikalltags mit der Forschung bemerken. In der »translational« genannten Onkologie strebt man einen regen Informationsfluss in beide Richtungen an: Studienergebnisse sollen ohne unnötige Verzögerung den Patient:innen zugutekommen und die praktischen Erfahrungen, die Ärzte in der Behandlung sammeln, den Forscher:innen zugänglich gemacht werden.

Angesichts der wachsenden Komplexität von Krebstherapien ist es Standard geworden, Patient:innen gemäß sogenannter Leitlinien zu behandeln. Sie legen auf der Basis von wissenschaftlichen Erkenntnissen den aktuellen Standard einer Krebstherapie für den jeweiligen Tumortyp fest, werden fortlaufend aktualisiert und sind für jeden online verfügbar. Patient:innen, die fernab großer Zentren behandelt werden, können heutzutage also sicherer sein, dass ihre Therapie nicht von individuellen Vorlieben einer:s Behandler:in bestimmt wird, sondern vom aktuellen Stand des Wissens.

I have a dream

Gerade in der ersten Zeit nach der Diagnose erleben viele Patient:innen eine Art Realitätsschock, was die onkologische Versorgung angeht. Der Fokus liegt zunächst auf dem sogenannten Staging: Mit dieser Suche nach einer möglichen Tumorausbreitung ist der Körper sozusagen unter Generalverdacht gestellt – mal schauen, was er noch so ausgeheckt hat. Während sich die Betroffenen und ihre Angehörigen auf höchstem Stressniveau bewegen, findet innerhalb weniger Tage so viel an Diagnostik, ärztlichen Gesprächen, Aufklärung und womöglich bereits Eingriffen statt, dass unter all diesen Erfahrungen auch negative sein werden. Es geschieht so viel Wichtiges unter so hohem Druck – und leider fallen, wo gehobelt wird, auch Späne. Onkolog:innen stehen unter diversen Zwängen, aber vor allem haben sie, weil ihre Expertise ein teures Gut ist und möglichst vielen Kranken zugutekommen soll, oft wenig Zeit für einzelne Patient:innen. Zudem wird Krebs oft in onkologischen Zentren der höchsten Versorgungsstufe behandelt, und das bedeutet fast immer: große Gebäude, Anonymität, Unübersichtlichkeit in den Abläufen, Kommunikationspannen. Eine Mutter erzählte mir einmal, wie sie sich auf der Suche nach der Station, auf die ihr krebskrankes Kind verlegt worden war, im Gebäudelabyrinth der Universitätsklinik verlief. Irgendwann saß sie weinend auf dem Fußboden eines Lifts und fuhr mehrfach zwischen Erdgeschoss und 15. Stock auf und ab, bevor sich eine Krankenschwester ihrer annahm. Man ist also hineingeworfen in einen oft unfreundlich und unorganisiert wirkenden Versorgungsalltag, der jedes Vorurteil gegenüber der »Schulmedizin« zu bestätigen scheint. Wie leicht kann sich da das Gefühl einstellen, dass man nur noch aus Krankheit und Krebs besteht, und man fragt sich: Will eigentlich mal einer wissen, wie es mir geht? Werde ich als Mensch mit meinen Gefühlen überhaupt noch wahrgenommen? Da kann die verständliche Sehnsucht nach einer anderen Medizin aufkommen – einer, die den Kampf um Überlebenszeit genauso wichtig findet wie den um Lebensqualität.

Stößt man in dieser Verfasstheit auf Begriffe wie Mind-Body-, Komplementär- oder Alternativmedizin, weckt das die Hoffnung auf ein Paralleluniversum, in dem eine bessere, sanftere, ganzheitlichere Krebsmedizin wartet. Man müsste nur wie Harry Potter auf dem Bahnsteig 9 3/4 irgendwo den Eingang dazu entdecken. Die Wahrheit ist: Diese bessere Krebswelt existiert im Moment nicht, jedenfalls nicht als umfassendes und hinreichendes Behandlungskonzept. Stattdessen gibt es eine große Vielfalt an einzelnen Methoden außerhalb des Kanons der derzeit praktizierten Onkologie, die überwiegend unter dem Begriff »Komplementärmedizin« versammelt sind. Ihnen liegt meist kein durchgängiges Prinzip zugrunde, und man kann oft keine sicheren Aussagen zu ihrer Wirksamkeit machen. Viele komplementäre Anwendungen erheben jedoch gar nicht den Anspruch zu heilen, sondern sie sollen dazu dienen, Nebenwirkungen abzumildern. Gerade während die akute Krebsbehandlung den Körper total malträtiert, sehnen sich Betroffene danach, kompensatorisch etwas *für* ihren Organismus zu tun. Gearbeitet wird in der Komplementärmedizin mit naturheilkundlichen Ansätzen, diversen Behandlungstechniken (Akupunktur, Osteopathie und Hypnose), angewandten Philosophien (Yoga oder Tai-Chi) sowie Nahrungsergänzungsmitteln. Sie ist mittlerweile auch an den Universitätskliniken angesiedelt und wird nicht deshalb so stark nachgefragt, weil sie besondere Heilerfolge vorweisen könnte, sondern weil sie etwas ernst nimmt, was in der Standard-Onkologie stiefmütterlich behandelt wird: Das Wohlbefinden von Kranken, das Abmildern von Nebenwirkungen und die Regeneration nach einer Krebstherapie.

Von der engagierten Komplementärmedizin dringend abzugrenzen sind allerdings die Demagogen der Krebswelt. Sie sind der sogenannten Alternativmedizin zuzurechnen und schlagen ihre Methoden nicht als Erweiterung, sondern als echte Alternative zu einer wissenschaftlich fundierten onkologischen Therapie vor. In schöner populistischer Manier machen sie sich die Verzweiflung und Sorge von Krebskranken zunutze und versuchen gerade dann, wenn die Lebenslage unübersichtlich wird, mit einfachen Versprechungen zu punkten. Damit sie ihre Dienste und Produkte vermarkten können, bauen sie die sogenannte Schulmedizin als Feindbild auf. Wie alle Verschwörungstheoretiker:innen wollen sie anderen ja nur die Augen öffnen und ihnen zeigen, von wem sie betrogen werden – in der Regel von der Pharmaindustrie, aber auch von Onkolog:innen, Universitäten und gar der internationalen Krebsforschung. All dem wird eine verführerische Vorstellung entgegengesetzt, nämlich, dass man mithilfe der Alternativmedizin aus eigener Kraft gesunden kann: »Der Krebs braucht nicht besiegt zu werden – er muss nur verstanden werden«,[6] heißt es da zum Beispiel. Das große Problem dabei: Der Vorschlag, erst einmal in Ruhe die eigene Psyche zu erforschen, um den Krebs »verstehen« zu können, kann katastrophale Folgen für Patient:innen haben. Neue Studien zeigen sogar, dass diejenigen Krebskranken, die neben der konventionellen Therapie auch alternativmedizinische Angebote nutzen, weniger lange leben.[7] Man erklärt sich das damit, dass diese Betroffenen zu spät den Weg in die Krebsmedizin einschlagen. Sie wollen erst einmal ausprobieren, ob ein alternatives Verfahren ihnen hilft, und sehen die konventionelle Krebstherapie als Plan B – aber derweilen wächst der Tumor weiter oder metastasiert, und so werden Heilungschancen unwiederbringlich verspielt.

Dass Krebskranke sich fragwürdigen Heiler:innen zuwenden und dabei Geld, Zeit, Energie und womöglich Leben verlieren, hat natürlich mit Ängsten zu tun, insbesondere bei unheilbaren Krebsarten. Aber auch damit, dass zentrale Sehnsüchte schwer kranker Menschen in der traditionellen westlichen Medizin einfach nicht gestillt werden: Die nach mehr menschlicher Nähe zu Behandler:innen, nach körperlicher Zuwendung und nach dem Erleben heilsamer Rituale. Im Grunde gelten alle Behandlungen, die nicht unmittelbar der Tumorbekämpfung dienen, als nice-to-have, und Patient:innen müssen sie sich im Dschungel der Therapie-Angebote selbst zusammensuchen. Ich träume gemeinsam mit vielen Krebskranken von einer Onkologie, in der unterschiedliche Behandlungsansätze einträchtig Tür an Tür praktiziert werden. Diejenigen, die den Körper strapazieren, neben denen, die lindern und regenerieren, und die evidenzbasierten Verfahren neben denen, die bisher nur mit Hoffnungen verbunden sind. Ich träume von freundlichen Gebäuden, in denen es nur ein Schritt ist von der Chemo-Spezialist:in zur Atemtherapie; in denen eine Strahlenbehandlung durch ein schamanisches Ritual begleitet werden kann; in der neben dem knallroten Zellgift ein paar Bernsteine schimmern dürfen. Wir brauchen eine Krebsmedizin, in der ein:e Kranke:r nicht nur als Wirtsorganismus für einen Tumor wahrgenommen wird, sondern als ganzer Mensch mit körperlichen, seelischen und spirituellen Bedürfnissen. Als wissenschaftlich denkender Mensch lernte ich einmal auf einem Kongress eine Psychologin kennen, die schamanische Praktiken in ihre Arbeit einbezog. Und auch wenn ich ihre Überzeugungen zur Existenz von körperlichen Energieströmen nicht teilte, so spürte ich doch: Wenn ich krank würde, dann wäre das Beste, was mir passieren könnte, dass neben den Tumorvernichtern jemand wie diese Schamanin an meinem Krankenbett auftauchen würde – um sich meinem verletzten Körper und meiner traumatisierten Seele zuzuwenden.

1.2 Körper, Seele, Krebs

Was, um Himmels willen, hat sich die Evolution bei uns Menschen nur gedacht? Sie formt einen komplizierten Organismus, der zu allerhand fähig, gleichzeitig aber sehr verletzlich ist. Am Tag seiner Geburt drückt sie den Startknopf für ein Selbstzerstörungsprogramm und lässt ihn auf sein sicheres Ende zumarschieren. Ausgerechnet diesem Organismus verleiht sie ein Bewusstsein seiner zerbrechlichen und vergänglichen körperlichen Existenz. Diesem Wesen bleibt wirklich nichts anderes übrig, als zeitlebens nicht nur *um* seine leib-seelische Existenz zu ringen, sondern auch *mit* ihr und ihren Widersprüchen. Indem wir uns in zwei getrennte und doch irgendwie aufeinander bezogene Seinshälften aufteilen, nämlich hier Leib und dort Seele, schaffen wir uns eine beruhigende Ordnung. Unser Alltag scheint zu bestätigen, dass wir aus diesen zwei Instanzen zusammengesetzt sind, die in lebhaftem Dialog stehen: Ein Gedanke oder Anblick reichen aus, um uns erröten zu lassen. Ein Streit mit der Freundin, und die Herpesblase poppt auf, und wenn wir einer Todesanzeige entnehmen, dass ein alter Mensch seinem Partner rasch hinterhergestorben ist, dann scheint doch ultimativ klar: Die Seele wirkt auf den Körper und drückt sich über ihn aus. Zugleich erfahren wir auf vielfache Weise, wie sehr unser seelisches Erleben von biologischen Vorgängen abhängt: Hormone steuern Stimmungen, Schmerzen können depressiv machen, und überhaupt ist der Körper ständig Quelle von Lust und Unlust.

Herz und Hirn, Körper und Seele im Dialog – das fühlt sich so erst einmal sehr überzeugend an. Aber Gehirn- und Bewusstseinsforscher:innen wie auch Philosoph:innen bezweifeln schon länger, dass wir mit dem jahrhundertelang eingeübten dualistischen Denken, das von einem prinzipiellen Getrenntsein von Körper und Seele ausgeht, in unserem Verständnis des Menschen weiterkommen. »Wir sind kein Geist, der einen Körper hinterherschleppt«, bringt die Schriftstellerin Siri Hustvedt diese Kritik auf den Punkt. Bereits in Momenten großer physischer Anstrengung oder im sexuellen Erleben, wenn uns Sinnesempfindungen überwältigen, verschwimmen die Grenzen zwischen Körper und Seele. Und auch eine Krankheit, so Hustvedt, zeigt uns, dass wir nicht nur Körper *haben*, sondern unsere Körper *sind:* »Du realisierst, du bist kein schwebender Verstand, du bist ein denkender Körper.«[8]

Krebskranke sind auf besondere Weise herausgefordert, sich in ihren leib-seelischen Zusammenhängen zu sortieren. Es tritt ja mit dem Krebs noch ein Akteur zum Geschehen hinzu. Einerseits scheint er fremd und soll möglichst entfernt werden. Andererseits gehört er zur erkrankten Person, denn es sind deren eigene Körperzellen, die sich unerlaubterweise teilen. Zudem greift er in biologische Systeme wie die Immunabwehr ein, wird Teil davon und verändert sie. Tumorpatient:innen nutzen die vertraute Idee einer

Leib-Seele-Zweiheit bisweilen, um ihre Psyche vor dem Krebs in Sicherheit zu bringen. Sie lassen quasi ihren Körper hinter sich zurück: »Mein Körper ist ein sterbendes Tier. Er ist (...) eine Last, die ich ablegen würde, wenn ich nur könnte.«[9]

Für manche ist es Teil einer gelingenden Krankheitsbewältigung, ihren eigenen Körper in einen konstruktiven Dialog mit der Seele zu setzen: »Mein Körper und ich hatten eine Paarkrise«, erklärte es eine Patientin nach dem Ende der Krebstherapie einmal. »Ich habe ihn vernachlässigt, und dann hat er mich betrogen. Wir müssen jetzt vorsichtig wieder Vertrauen zueinander aufbauen.« Letztlich bringen also viele den Krebs, ihren Körper und ihre Seele gewissermaßen in einer Art Dreier-WG in getrennten Zimmern unter – und scheinbar handelt es sich dabei um eine hellhörige Wohnung: »Dein Körper hört alles, was dein Kopf sagt«, werden Krebspatient:innen in den sozialen Medien oft gewarnt. Damit ist neu aufgegriffen, was die populäre Selbsthilfe-Literatur auch in Sachen Krebs schon seit den 1980er-Jahren in einer Art Karikatur psychosomatischen Denkens verbreitet hat: »Jede Zelle innerhalb deines Körpers reagiert auf jeden einzelnen Gedanken, den du denkst, und jedes Wort, das du sprichst.«[10]

Ausgerechnet die Ratschläge aus der Selbsthilfe-Szene, die sich doch eigentlich für eine ganzheitliche Medizin einsetzt, beruhen auf einem eigentümlich fragmentierten Menschenbild. Wenn »der Körper jeden Gedanken hört«, dann ist unser denkender Kopf nicht Teil des Körpers. Und den Körper muss ich mir wie ein lauerndes Alien vorstellen – als warte er nur darauf, dass mir ein falscher Gedanke entfleucht wie ein Furz, um mich dann postwendend für diese Fahrlässigkeit zu bestrafen. Nahegelegt wird damit auch, dass man die Aufgabe hätte, körperliche Prozesse durch korrektes Denken zu steuern. In dieser Logik werden aus den Abermillionen Menschen, die irgendeine ernsthafte Krankheit haben, lauter Denkversager. Das ist nicht nur gemein, sondern auch falsch, denn wichtige Funktionsbereiche und Nervensysteme unseres Körpers funktionieren »autonom«, also selbstständig. Sie sind nicht einmal auf einen funktionierenden

Kopf angewiesen, sonst würden Menschen mit Demenz oder im Koma ja nicht atmen, verdauen und ein recht brauchbares Immunsystem haben.

Was für eine abenteuerliche und entsetzliche Vorstellung, dass innerhalb des Körpers eine Art Kakofonie widerstreitender Stimmen entsteht oder, noch schlimmer, eine Art Bürgerkrieg. Wo der Kopf gegen den Körper opponiert, das eigene Immunsystem zum Versager oder gar Feind im eigenen Haus wird, kann es Krebspatient:innen auf Dauer nicht gut gehen. Und am Ende dieser kruden Logik wartet die Schlussfolgerung, sich den Krebs auch noch selbst eingebrockt zu haben: »Ich glaube, dass wir jede dieser sogenannten ›Krankheiten‹ in unserem Körper selbst schaffen (…). Der Körper spricht immer zu uns, wir müssen uns nur die Zeit nehmen, ihm zuzuhören«,[11] wird Patient:innen von selbsternannten Psychosomatiker:innen eingeflüstert.

Dabei ist nach einer Krebsdiagnose nichts wichtiger, als wieder Vertrauen zu finden in den eigenen Organismus in seiner Ganzheit. Es geht darum, das Gefühl zurückzugewinnen, dass wir eigentlich ein erstaunlich widerstandsfähiges biologisches System sind, in dem – trotz Krebserkrankung – alles mit allem auf eine meist wunderbar funktionierende Weise verbunden ist. Was Patient:innen eher nicht brauchen, sind Querdenker:innen, die ihnen einreden, ihr angebliches persönliches Versagen würde durch eine Krebskrankheit abgestraft.

Damit Krebspatient:innen in der Flut der Populärliteratur zum Thema Body & Mind das Nützliche vom Schädlichen (oder gar Schäbigen) trennen können, sollten sie sich mit ein paar biologischen Zusammenhängen vertraut machen und eine realistische Einschätzung ihrer psychologischen Einflussmöglichkeiten auf die Krankheit gewinnen.

1.2.1 Körperintelligenz

Zu den psychischen Zumutungen, die unser Leben als Körper mit sich bringt, gehört, dass unser Organismus etwas von einer Blackbox hat: Das, was unter der Körperhülle aus Haut und Gewebe vorgeht, können wir nur ausschnittweise wahrnehmen. Ärzt:innen und Forscher:innen finden zwar mittels moderner Untersuchungsverfahren zunehmend besser Zugang zum Körperinneren, und in der Onkologie stehen Diagnostika, mit denen man einzelne, im Blutsystem schwimmende Krebszellen entdecken kann, vor der Tür. Aber es ist immer noch herbe Realität, dass sich Tumore hervorragend in der Blackbox verstecken und unbemerkt gedeihen können. Das beschäftigt Patient:innen in zweierlei Hinsicht: Zum einen fragen sich viele, ob sie nicht doch das Tumorwachstum in ihrem Körper intuitiv hätten spüren müssen. Zum anderen setzen sie sich nicht selten unter Druck, ein besseres Körperbewusstsein zu entwickeln, um auf diese Weise wenigstens ein Rezidiv frühzeitig zu bemerken oder gar zu verhindern. Die Selbsthilfekultur ist, wie gesagt, voller Appelle an Krebsbetroffene, »in sich hineinzuhören«, »der Sprache des Körpers zu vertrauen« und so weiter.

Interessanterweise berichten etliche Krebskranke, dass sie bereits vor dem Auftreten verdächtiger Symptome und lange vor der Diagnose gefühlt hätten, dass »etwas nicht stimme«. Solche rückblickenden Einschätzungen können jedoch nicht als Beleg dafür gelten, dass man Krebswachstum im Anfangsstadium bewusst spüren kann. Tumore beeinflussen allerdings schon zu einem sehr frühen Zeitpunkt nicht nur das sie umgebende Gewebe, sondern auch diverse Stoffwechselvorgänge im gesamten Körper und im zentralen Nervensystem. Im Rahmen dieser frühen Tumoraktivitäten werden vermehrt Botenstoffe ausgeschüttet, die depressive oder ängstliche Gefühle begünstigen.[12] Es ist also nicht auszuschließen, dass manche Erkrankte die seelische Resonanz solcher unvorteilhaften biochemischen Verschiebungen bereits vor ihrer Krebsdiagnose spüren und sie im Nachhinein als Ahnung des kommenden Krankheitsgeschehens deuten.

Für die Mehrzahl der Patient:innen, die ich kennenlerne, gilt jedoch etwas ganz anderes, nämlich, dass die Diagnose vollkommen überraschend in ihr Leben platzt. Nicht selten äußern sie Unglauben und Verzweiflung darüber, nicht gemerkt zu haben, dass der Krebs in ihrem Körper wuchs. Sie sind enttäuscht von sich selbst, ganz so, als hätten sie eine unverzeihliche Nachlässigkeit begangen oder als wären sie nicht fürsorglich genug mit sich umgegangen: »Blind war ich und taub, hochmütig und selbstgerecht, eine Idiotin, die nicht mal sich selbst kennt, den eigenen Körper, der versagt«,[13] so schilt sich eine Betroffene. Und eine andere fragt selbstkritisch: »Was für ein Mensch merkt denn nicht, dass er Krebs hat? (…) Und welche Krankheit kann sich so raffiniert verstecken? (…) Eigentlich bin ich davon ausgegangen, dass ich meinen Körpercode lesen kann, dass ich alles andere als eine Körper-Analphabetin bin.«[14] Fassungslos blickt die an Eierstockkrebs erkrankte Patientin darauf zurück, dass sie sich ausgerechnet kurz vor der Diagnose besonders kraftvoll und enthusiastisch gefühlt hatte.[15] Dass so viele Krebskranke sich die Frage »Hat meine Köperintelligenz versagt?« stellen, ist nicht verwunderlich. Der Gedanke, dass tief in unserem Körper kostbares Wissen schlummert, das es zu entschlüsseln gilt, ist in Denktraditionen wie etwa der Psychoanalyse, der Anthroposophie oder der Feldenkrais-Lehre seit Langem verankert und prägt längst auch die Vorstellungen medizinischer Laien. Aber welche im Körperinneren verborgenen Prozesse können Menschen überhaupt wahrnehmen? Interozeption, also »Innenwahrnehmung«, wird das Verarbeiten der aus dem Körperinneren stammenden Sinnesreize im Gehirn genannt. Die meisten Körpervorgänge spielen sich unter der bewussten Wahrnehmungsschwelle ab und werden vom Gehirn präkognitiv verarbeitet, also bevor ein Gedanke oder Gefühl daraus werden kann. Zudem registrieren wir manche Vorgänge wie etwa die Atmung meist nicht bewusst, weil die Aufmerksamkeit von Wichtigerem beansprucht wird. Ein wahrer Segen, muss man sagen. Denn wie sollte man einen klaren Gedanken fassen können, wenn man ständig spüren würde, wie Blut durch Adern pulst, Verdauungssäfte brodeln oder sich auch mal eine kleine Fettgeschwulst oder Zyste bildet? Gut auch, dass wir offenbar nicht jede Schieflage und nicht jede Alarm- oder sogar Notsituation im Körper bemerken. Das könnte angesichts dessen, was in der Immunabwehr ständig passiert, auch ganz schön anstrengend werden. Schwere oder chronische Infektionen samt der dazugehörigen Immunantwort können ablaufen, ohne dass wir etwas mitbekommen. Unser Körper tut seine hocheffiziente Arbeit meist im Stillen, ohne uns zu behelligen, und ermöglicht, dass wir uns auf das konzentrieren, was wir die höheren Gehirnfunktionen nennen. Schließlich gibt es genug, worauf wir aufpassen müssen, um zu überleben. Wir sind so an unsere Umwelt angepasst, dass wir uns auf unsere Körperfunktionen verlassen und stattdessen anderes wahrnehmen, denken und tun können.

Aber dennoch: Müssten wir nicht merken, wenn sich etwas derartig Bedrohliches wie Krebs im Körper bildet? Schließlich steht die Existenz des Organismus auf dem Spiel, spätestens da sollte doch eine Alarmglocke läuten. Dazu muss man zunächst wissen: Krebszellen sind etwas völlig Normales. Während wir gemütlich mit Freunden plaudern, wird vielleicht gerade eine entartete Zelle eliminiert. Das ist für das Immunsystem täglich Brot und nicht der Erwähnung wert. Weil diese Krebsabwehr aber nicht immer perfekt funktioniert, kann es zu einer Vermehrung von Tumorzellen kommen, die miteinander einen Verbund und somit eine Geschwulst bilden. Diese beginnt, Raum im Körper einzunehmen, umgebendes Gewebe zu zerstören, sich Blutgefäße zuzulegen und letztlich Symptome zu verursachen: Gewichtsverlust, Müdigkeit, Nachtschweiß, tastbare Schwellungen, Krampfanfälle, Juckreiz – die Liste möglicher Krebsanzeichen ist lang und vielfältig. Was Betroffenen dabei oft Rätsel aufgibt, ist, warum diese Beschwerden so spät, manchmal erst in sehr fortgeschrittenem Krankheitsstadium auftreten. Die Zeitspanne, in der Tumore keine Symptome machen, ist aber oft viel kürzer als gedacht, weil manche bösartige Geschwulste enorm schnell wachsen. Zum anderen gilt für sogenannte solide Tumore, also diejenigen, die –

anders als etwa Blutkrebs – tatsächlich eine geschlossene, bildlich darstellbare oder tastbare Einheit darstellen: Es ist jede Menge Platz im Körper. Kleine Tumore sind meist mechanisch-anatomisch nicht der Rede wert, oder sie wachsen an Organen, um die herum Platz für große Wucherungen ist. Beschwerden bekommt man erst, wenn eine Geschwulst Blutgefäße und Nerven abdrückt oder wichtige Hohlorgane wie Darm oder Speiseröhre blockiert. Unser Körper hat sich offenbar in der evolutionären Abwägung, was unserem Überleben am dienlichsten ist, nicht zu einer Prinzessin auf der Erbse, sondern eher robust entwickelt. Also kann ein Mensch für eine ganze Weile symptomfrei weiterleben, auch wenn sich irgendwo im Gewebe etwas befindet, was da eigentlich nicht hingehört.

Die Feinfühligkeit für wahrnehmbare Körperprozesse ist nicht bei allen Menschen gleich ausgeprägt, lässt sich aber trainieren, wie beispielsweise Studien zur Wahrnehmung der eigenen Herztätigkeit zeigen.[16] Wichtige Botschaften des Körpers wie Müdigkeit oder Schmerz nicht zu übergehen, sondern selbstfürsorglich darauf zu reagieren, ist auch für Krebspatient:innen eine unverzichtbare Fähigkeit. Es verläuft aber ein schmaler Grat zwischen Körpersensibilität und sogenannter Hypervigilanz, also der Neigung, ständig in sich hineinzulauschen, ob man womöglich *irgendetwas* Auffälliges spürt. Diese diffuse, auf Ungewisses gerichtete Selbstaufmerksamkeit kann zu einem großen Problem werden: Sie schürt krankheitsbezogene Ängste wie kaum etwas anderes. Onkologische Patient:innen müssen lernen, eine feinfühlige Zwiesprache mit ihrem Körper zu kultivieren, ohne sich in einem chronischen Alarmzustand zu halten, in der Meinung, nur mittels dieser Dauerwachsamkeit könnten sie überleben oder gesund bleiben (siehe 4.2).

In gutem Einvernehmen mit dem Körper zu stehen kann uns dort nützlich sein, wo wir dem Krebs durch einen gesunden Lebensstil vorbeugen wollen, und wenn die Krebskrankheit schon da ist, hilft es, mit den Folgen des Karzinoms umzugehen. Aber dort, wo sich ein Tumor bildet, gehört das Konzept der Körperintelligenz eher nicht hin. Denn im Postulat, man müsse Krebswachstum doch intuitiv spüren können, schwingt mit: Wer eine fortgeschrittene Krebskrankheit vor der Diagnose nicht bemerkt hat, der war nicht wachsam genug und ist somit ein klitzekleines bisschen selbst schuld an seinem Schicksal. Hirntumor? – »Sie muss doch schon lange Kopfweh gehabt haben.« Dabei weist derzeit nichts darauf hin, dass die Sensiblen den Krebs frühzeitig erahnen und ihm so entkommen und es die Grobschlächtigeren dann eben erwischt. Bis Früherkennungsdiagnostiken weiterentwickelt sind, müssen wir wohl oder übel damit leben, dass wir alle mit unangenehmen Überraschungen aus unserem Körperinneren konfrontiert werden können.

1.2.2 Forschung und Wahrheit

Ein Großteil der Krebskranken und viele Onkolog:innen glauben, dass ungünstige psychologische Faktoren wie Stress krebskrank machen und seelische Einflüsse die Krebsheilung unterstützen oder behindern können.[17] Patient:innen suchen nach der Diagnose reflexhaft nach womöglich krank machenden Aspekten ihres seelischen Lebens und trachten danach, sie raschestmöglich zu eliminieren: Als »toxisch« erlebte Beziehungen, ungute Arbeitsverhältnisse, »negative« Denkmuster, Stress, Angst und vieles mehr. Auf dem Buchmarkt finden sich seit Jahrzehnten gut verkaufte Titel, die suggerieren, dass, wenn man erst die seelischen Ursachen seiner Krebskrankheit verstanden hat, man sich auf einen Weg der Selbstheilung begeben kann. Die Faszination, die von dieser Idee ausgeht, und die Hoffnungen, die sie weckt, beschäftigen nicht nur Laien, sondern auch sehr respektable Wissenschaftler:innen. Aber obwohl man seit gut 40 Jahren in der Medizinpsychologie und der Psychoneuroimmunologie zu einer möglichen Psychogenese von Krebserkrankungen geforscht hat, wurde das Erhoffte nicht gefunden: Keine ernst zu nehmende Studie hat bisher eindeutige Ergebnisse zu einem direkten Einfluss psychologischer Aspekte auf das Krebswachstum oder die Krebssterblichkeit vorgelegt. Die angebliche Bedeutung einiger psychologischer Faktoren für die Krebsentstehung ist sogar so klar widerlegt, dass in dieser unergiebigen Mine kaum mehr geschürft wird. So weiß man schon seit gut zwanzig Jahren sicher, dass es keine »Krebspersönlichkeit« gibt. Die bis in die Antike zurückreichende Vermutung, dass Menschen eines bestimmten Persönlichkeitstypus, zum Beispiel Verdränger von negativen Gefühlen oder Überangepasste, eher Krebs bekommen, hat sich nicht bewahrheitet. Auch kann man mittlerweile sicher sagen, dass die Macht der Gedanken sich ziemlich in Grenzen hält. Krebs ist keinesfalls »Kopfsache«[18], wie fahrlässig behauptet wird, und es gibt auch kein »karzinogenes Denken«[19]. Zudem lässt sich Krebs nicht wegimaginieren, indem man sich krebszerstörende Abläufe oder Therapien bildlich vorstellt. »Schon der Glaube an die Wirkung einer Therapie scheint tatsächlich wirksam zu sein. Das Vertrauen, dass einem geholfen wird, setzt im Gehirn dieselben Mechanismen in Gang wie eine ›echte‹ chemische Therapie«,[20] erläutert ein bekannter Neurowissenschaftler die als Placeboeffekt bekannte Wirkung von Scheintherapien. Krebskranke nehmen solche Informationen in ihren eigenen Kontext mit und machen sich bisweilen einen falschen Reim darauf – denn der in anderen Zusammenhängen durchaus interessante Placeboeffekt nutzt speziell ihnen leider wenig. Gleiches gilt für das viel zitierte positive oder negative Denken in all seinen Spielarten (siehe 3.3), denn es existiert keine belastbare Studie, die einen ursächlichen Zusammenhang mit dem Krebswachstum belegt. Und auch ein gelingendes Leben und eine tolle Persönlichkeit bieten leider keinen Schutz gegen die Krankheit.[21]

Dennoch ist es wahr, dass unsere Psyche das Krebsgeschehen, ja sogar die Überlebenschancen maßgeblich beeinflusst, wenn auch auf eine indirekte Art: Die seelische Verfassung eines Menschen wirkt sich auf seinen Lebensstil aus, und zwar auch dort, wo es um potenziell gesundheitsschädliche Verhaltensweisen geht. Krebskranke Menschen mit psychischen Problemen, wie etwa einer Depression, bewältigen Stress weniger gut, sie konsumieren mehr schädliche Substanzen, bewegen sich weniger und schöpfen die Möglichkeiten der Krebstherapie nicht voll aus – all das verschlechtert ihre onkologische Prognose.

Genau hinschauen

Sobald Psychoonkolog:innen versuchen, den Wissensstand zur angeblichen seelischen Mitverursachung von Krebs zu erläutern, müssen sie damit rechnen, auf Verärgerung oder zumindest großen Unglauben zu stoßen: »Ich kenne aber jemanden, bei dem kam der Krebs direkt nach der Scheidung – das war doch kein Zufall.« Oder: »Ich habe als Arzt in meiner Praxis so viele Beobachtungen gesammelt: Der Krebs holt sich die Unglücklichen.«

Auch Gesunde glauben hartnäckig an die seelische Mitverursachung von Krebs, weil dieser Gedanke die eigenen Ängste vor der Krankheit abmildert. Würden psychologische Faktoren tatsächlich Krebs fördern, dann wäre die Krankheit kein unkontrollierbares Ereignis mehr, sondern ein weitgehend selbst gemachtes Schicksal, vor dem ich mich vielleicht hüten kann. Wir sind neuropsychologisch so ausgerichtet, dass wir in allem, was uns begegnet, nach Mustern und sogenannten Gestalten suchen. Ob es um Pünktchen auf einem Papier oder eine gefährliche Krankheit geht: Wenn Dinge und Geschehnisse sich nach irgendeiner Logik miteinander verknüpfen lassen, gibt uns das einfach ein Gefühl des Meisterns, ja sogar der Sinnhaftigkeit. Zudem tritt man, wenn man einen Teil Verantwortung für seine Krankheit übernimmt und versucht, an seiner Heilung mitzuwirken, aus einer passiven Patient:innenrolle heraus. So hat man sich das im Gesundheitssystem jahrzehntelang gewünscht, und dieses Verständnis haben sich viele Betroffene zu eigen gemacht.

Es gibt aber noch andere Gründe, warum der Mythos von psychologischen Einflüssen auf Tumorbildung immer wieder neue Nahrung erhält: Um Aufmerksamkeit zu erregen, Theorien präsentieren oder Profit machen zu können, werden Forschungsdaten unzulässig interpretiert und verallgemeinert. Aus Indizien werden schnell mal Beweise. So wird beispielsweise von der gestressten Maus und deren daraufhin wachsendem Tumor auf gestresste Krebspatient:innen geschlossen oder vom Geschehen in der Petrischale auf das, was im menschlichen Organismus passiert. Wer sich ein wenig in der biologischen Forschung auskennt, der weiß, dass aus Labor-Ergebnissen zu Nagern oder Zellkulturen nicht automatisch brauchbare Aussagen für den lebenden Menschen werden. Aber auch Befunde aus Untersuchungen an Menschen lassen noch viel Raum für ungerechtfertigte Deutungen. Zum Beispiel werden Studien zitiert, die zu belegen scheinen, wie sich Stress, Depression oder andere psychosoziale Merkmale auf »das« Immunsystem auswirken. Was sie jedoch meist zeigen, ist der Zusammenhang zwischen lediglich einer psychologischen Variable und einem einzigen der vielen Bestandteile des Immunsystems, zum Beispiel einem bestimmten Zelltyp.[22] Das klingt dann immer ganz beeindruckend und vor allem bedrohlich. Ein wenig Stress reicht, und schon sinkt die Anzahl der T-Zellen – da muss man sich förmlich vor dem nächsten Arbeitstag fürchten. Eine solche Beobachtung ist natürlich nicht wertlos, sondern ein wichtiges Mosaiksteinchen in der fortlaufenden Erforschung des Abwehrsystems. Aber wenn man eine Veränderung bei nur einem der unzähligen Immunmerkmale beobachtet, weiß man noch lange nicht, was das für die Leistungsfähigkeit der Körperabwehr insgesamt bedeutet, und auch nicht, ob es überhaupt etwas mit Krebswachstum zu tun hat.

Auch wird in vielen Untersuchungen, die Zusammenhänge zwischen Psyche und Krankheit zu beschreiben scheinen, nicht zwischen Ursache und Wirkung unterschieden. Wer zum Beispiel die Hypothese testen möchte, dass Unglückliche eher krank werden als Glückliche, der darf nicht nur Kranke und Gesunde hinsichtlich deren Glücksniveau vergleichen, sondern er muss seine Studie längsschnittlich anlegen. Das heißt, er kommt nicht drum herum, gesunde Menschen in puncto Lebensglück zu testen, sie ab da etliche Jahre diagnostisch zu begleiten und dann zu überprüfen, wer dieser ursprünglich Gesunden und mehr oder weniger Glücklichen letztlich krank wird oder stirbt. Nur dann kann man sagen, was zuerst da war, die Krankheit oder das Unglück. Eine Studie, die diesen Aufwand tatsächlich an einer Dreiviertelmillion Menschen betrieben hat, zeigte kürzlich, dass man wohl eher davon ausgehen muss, dass einem die Krankheit auf die Stimmung schlägt, als dass das Gefühl von Unglück krank macht.[23]

Für Krebspatient:innen sehr verunsichernd ist es auch, wenn von der gut erforschten Psychosomatik anderer schwerer Krankheiten auf Krebs geschlossen wird.[24] Herz-Kreislauf-Erkrankungen hängen zum Beispiel mit dem psychologischen Merkmal »Optimismus« zusammen: Optimistisch eingestellte Menschen bekommen seltener koronare Herzerkrankungen und Schlaganfälle und haben somit eine bessere Lebenserwartung[25] – das hängt unter anderem mit niedrigen Entzündungs- und besseren Cholesterinwerten zusammen.[26] Beflügelt von solchen beeindruckenden und recht belastbaren Daten rauscht der ein oder andere Überzeugte gerne mal verallgemeinernd hinüber in die Onkologie. Aber das ist nicht zulässig: Krebserkrankungen unterscheiden sich in ihren Entstehungsmechanismen sehr stark von anderen Krankheiten.

1.2.3 Stress und Krebs

»Eine kraftvolle Waffe im Kampf gegen den Krebs: Ich« – mit dieser Parole und dem Bild einer selbstbewusst wie zuversichtlich wirkenden Krebskriegerin machte ein Pharmaunternehmen kürzlich gute Stimmung für teure Immuntherapeutika.[27] Die Kampagne trifft einen Nerv: Krebspatient:innen beschäftigen sich nicht nur grundsätzlich viel mit ihren eigenen Einflussmöglichkeiten auf die Krankheit, sondern auch mit denen auf das körpereigene Immunsystem. Viele Menschen gehen selbstverständlich davon aus, dass es in der Krebsabwehr eine ähnliche Rolle spielt wie bei einer Infektionskrankheit, und sind überzeugt, dass es sich durch Maßnahmen wie Ernährung oder Stressreduktion stärken lässt.

Dass Tumorkrankheiten so viele Menschen betreffen und in ihrem Verlauf so schwer zu beeinflussen sind, weist jedoch darauf hin, dass das Verhältnis von Immunsystem und Krebs kompliziert ist. Nicht nur können sich Krebszellen vor den Nachstellungen des Immunsystems verstecken oder die Immunreaktion ganz ausschalten, Tumore schaffen es sogar, die Abwehr zu ihrem Vorteil zu nutzen. Das kann dazu führen, dass »die schützende Funktion des Immunsystems (...) mit dem Voranschreiten des Tumorwachstums immer mehr an Wirkung verliert«[28]. Die Vorstellung, es gäbe ein wahlweise »schwaches« oder »starkes« Immunsystem, wird den komplexen und überraschenden Wechselwirkungen zwischen Tumor und Abwehr nicht gerecht. Tumore triggern im Immunsystem beispielsweise Wundheilungsreaktionen, die ihnen eine bessere Versorgung ermöglichen. Zugespitzt formuliert arbeitet die Immunabwehr im Rahmen dieser Mechanismen auf Hochtouren – sie tut es nur leider für den Feind.

Bevor solche Dynamiken einsetzen, können sich Tumorentstehung und -wachstum für längere Zeit in einer Art Gleichgewicht mit dem Immunsystem halten, das heißt, es wachsen zwar Krebszellen nach, sie werden aber in ausreichendem Maße wieder abgetötet. Immunzellen haben ja grundsätzlich die Fähigkeit, Krebszellen an deren abweichender Zelloberfläche als fremd zu erkennen und zu eliminieren. »Vermutlich genügt (aber) eine kleine Veränderung der Krebszellen oder eine kurzzeitige Störung des Immunsystems, um nach Monaten oder Jahren des Stillstands einen Tumor oder eine mikroskopisch kleine Metastase in unserem Körper zu erwecken«.[29] Es ist genau dieser Gedanke, nämlich, dass aus kleinen Pannen im Organismus womöglich eine große Katastrophe werden könnte, die viele Betroffene so sorgenvoll auf den vermeintlichen Zustand ihres Immunsystems blicken lässt. Stress, ausgelöst durch diverse psychosoziale Faktoren wie schmerzliche Lebensereignisse, Überarbeitung, Konflikte, Einsamkeit und Ähnliches, gilt vielen als der Gefährder schlechthin. Während es nie überzeugende Modelle für den Zusammenhang zwischen Krebs und »negativen Gedanken« oder einer verklemmten Persönlichkeit gegeben hat, kennt die Psychoneuroimmunologie durchaus plausible Bindeglieder zwischen Stress und Tumorgeschehen.

Stresshormone wie Adrenalin, Noradrenalin und Kortisol werden grundsätzlich von allen möglichen Körperzellen wahrgenommen, darunter auch von Immun- und Krebszellen, die daraufhin ihr Verhalten ändern. Und unsere Stressreaktion ist schon eine Art Urgewalt. Im Grunde passt sie besser zum Leben unter körperlich bedrohlichen Bedingungen als zu den derzeitigen Verhältnissen. Wenn uns etwas stresst, dann wird der Organismus bereit gemacht für wahlweise sofortige Flucht oder körperliche Auseinandersetzung, samt der Möglichkeit, dabei verletzt zu werden. Die Stresshormone bringen das Immunsystem in Stellung und lassen Entzündungsfaktoren im Blut zirkulieren, die im Fall des Falles rasch zu einer Wunde gelangen und deren Heilung unterstützen könnten. Diese archaische Kampfreaktion des Körpers wird standardmäßig abgerufen, auch wenn es im Bürokampf selten Tote gibt und die meisten Verletzungen, die wir im sogenannten zivilisierten Leben davontragen, eher seelischer Natur sind. Glücklicherweise fährt mit zeitlicher Verzögerung das Stresshormon Kortisol dieses hochaktive Immunsystem wieder herunter und führt die Entzündungsfaktoren auf Normalniveau zurück. Das gilt so für einzelne Stressmomente. Wenn wir jedoch unter länger anhaltenden Anspannungszuständen stehen, dann werden die Immunzellen irgendwann unempfänglich gegen die beruhigende Wirkung von Kortisol, und es kommt zu chronischen Entzündungen. Entzündungsprozesse sind aber in den letzten Jahren nicht nur als ein wesentliches Begleitphänomen von Tumoren verstanden worden, sondern auch als begünstigend für deren Entstehung. Dauerhaft entzündetes Gewebe wie zum Beispiel bei chronischen Darmerkrankungen tendiert dazu, sich bösartig zu verändern.

Anhaltendes Stresserleben kann über solche Mechanismen sowohl die Eigenschaften von Tumorzellen verändern wie auch deren Umgebungsbedingungen. In Labor- und Tierversuchen zeigt sich, dass Stress den Immunzellen ihr tumorvernichtendes Potenzial nimmt, dass er das Wachstum von Gefäßen fördert, über die sich der Tumor mitversorgt, und dass er Zellwände durchlässiger für Krebszellen macht.[30] Wenn nun aber Stress in der Petrischale so viele tumorfördernde Eigenschaften zeigt, dann müsste doch eigentlich an Stichproben von Gesunden und Krebskranken klar nachzuweisen sein, dass Stress höhere Erkrankungs- oder Sterberaten nach sich zieht. Das ist aber nicht der Fall – es gibt nur einige wenige Studien an Menschen, in denen Hinweise auf so einen Zusammenhang gefunden wurden.[31] Dem stehen viel mehr Untersuchungen gegenüber, in denen sich kein Einfluss von Stress auf wichtige Krebsmerkmale wie das Rezidivrisiko,[32] die Metastasierung oder die allgemeine Häufigkeit von Krebsdiagnosen[33] nachweisen ließ oder sich ein widersprüchliches Bild ergibt.

Das krebsfördernde Potenzial von Stress zu beziffern ist grundsätzlich schwierig, weil er so ein komplexes Phänomen ist: Zeitlich eher begrenzte Stressreaktionen, die wahrscheinlich ziemlich unproblematisch für uns sind, müssen gut unterschieden werden von gesundheitsgefährdendem chronischem Stress. Und von einschneidenden Ereignissen im Leben eines Menschen lässt sich auch nicht auf die Schwere seiner Stressreaktion geschweige denn eine Gesundheitsgefährdung schließen, wenn man die subjektive Bedeutung des Ereignisses für den Betroffenen nicht kennt. Außerdem kommt Stress als Merkmal nie allein daher. Angespannte Menschen rauchen und trinken beispielsweise mehr als Nicht-Gestresste und steigern so ihr Erkrankungsrisiko. Und sie bemerken einen eventuellen Tumor oft später oder halten ihre onkologischen Therapien schlechter durch. Alle bisherigen Daten, die darauf hinweisen, dass chronisch gestresste Menschen im Falle einer Krebserkrankung eine schlechtere Prognose haben,[34] sagen uns nicht, ob das Stresserleben an sich eine Ursache darstellt oder ob es doch nur eine Komponente in einem komplexen Zusammenspiel von Lebensstil und gesundheitsschädigenden Verhaltensweisen ist.[35]

Für Krebspatient:innen heißt das, dass sie sich nicht vor ganz normalem Lebens- und Alltagsstress fürchten müssen – man braucht sich weder als Gesunder noch als Krebskranker gleich Sorgen machen, wenn der Haussegen mal schief hängt. Aber wenn eine Belastungsphase kein Ende zu nehmen scheint, wenn man gar keine Zeit mehr findet, sich zu bewegen, man Gewicht zulegt und sich nicht mehr selbstfürsorglich verhalten kann, dann hat man gute Gründe, das Thema Stressreduktion auf die Agenda zu setzen.

Gut, dass man dafür nicht unbedingt Expert:innen braucht. Denn es ist eben das persönliche Stresserleben, das darüber mitentscheidet, ob etwas zum Problem wird. Mit anderen Worten: Das, was sich für mich stressig anfühlt, ist es auch physiologisch. Wer dann nach Möglichkeiten sucht, Stress abzubauen, braucht auch nicht gleich eine Psychotherapie. Mancher wird vielleicht ein paar grundlegende Dinge im Leben ändern müssen, sich mit seiner Work-Life-Balance und seinem Umgang mit Zeit beschäftigen. Wer die Bedingungen in seinem Alltag okay findet, aber lernen möchte, besser zu entspannen, der kann sich nach Stressbewältigungstools, Apps oder Kursen umsehen – vom schlichten Prioritätensetzen bis zu transzendentalem Yoga.

1.2.4 Psychotherapie und Selbstheilung

»Psychotherapie gegen den Krebs« übertitelte eine Tageszeitung einmal einen Bericht, den ich gemeinsam mit einer Kollegin über unsere Arbeit geschrieben hatte. Leider konnte ich am Tag, als der Artikel erschien, das Mauseloch nicht finden, in das ich mich gerne verkrümelt hätte. Psychoonkolog:innen, die ihre Arbeit am aktuellen Stand der Forschung ausrichten, machen nämlich keine Psychotherapie »gegen« den Krebs, sondern sie unterstützen Menschen mit Krebs in allen seelischen Belangen, damit sie freier und kraftvoller mit der Krankheit umgehen können. Dies tun sie unabhängig davon, welchen Verlauf deren Krankheit nimmt, und ohne die Anmaßung, sie könnten über psychotherapeutisches Arbeiten darauf Einfluss nehmen.

In der Szene der alternativen Heilangebote läuft das anders. Zwar verteufeln deren Heiler:innen die Schulmedizin meist nicht mehr in ihrer Gänze. Aber sie behaupten, dass ohne komplementäre Prozesse in der Seele eine Heilung von Krebs nicht gelingen kann. Dabei wird viel mit dem Begriff der »Selbstheilung« geködert. Er verspricht nicht nur, dass man einen Trumpf in der Hand halten könnte, den man nur noch ausspielen muss, sondern er bürdet (gerade frisch diagnostizierten) Patient:innen auch psychologisch etwas auf. Das Wort Selbstheilung evoziert ja die Vorstellung, dass es nicht ganz von alleine geht, sondern dass irgendwo eine wichtige Aufgabe auf sie wartet. Am meisten Strahlkraft entfaltet es im Kontrast zu einer angeblich ignoranten Schulmedizin: »Die moderne Medizin ignoriert oft die Macht der Selbstheilungskräfte«, kritisiert zum Beispiel ein Hirnforscher und fährt fort: »Abgesehen von den körperlichen Faktoren kann die Psyche massiv auf die Biologie des Körpers einwirken und so diese Kräfte in Gang setzen.«[36] Man braucht nur so einen Satz sagen, und schon hat man sein Publikum gebannt. Auf solche unspezifischen Aussagen satteln dann selbst ernannte Krebsexpert:innen auf und lassen mit Appellen wie »Sei deine eigene Ärzt:in« durchklingen, dass es einfach nicht genügt, Onkolog:innen und die »Schulmedizin« machen zu lassen – und Krebskranke, die nicht »aktiv mitheilen«, bleiben nicht selten mit dem unguten Gefühl einer nicht erledigten Hausaufgabe zurück. Dabei gibt es überhaupt keinen Beleg dafür, dass man über eine psychologische Methode den Krebsverlauf beeinflussen und Lebenszeit gewinnen könnte.[37] In den 1980er-Jahren schien das zwar für kurze Zeit so, als seriöse Wissenschaftler:innen Studienergebnisse zu einer lebensverlängernden Wirkung von Psychotherapie präsentierten: Sie schienen zu belegen, dass eine Gruppentherapie, in der der Ausdruck von Gefühlen, das Gemeinschaftserleben, positives Denken und Entspannung unterstützt worden waren, neuroimmunologisch etwas gegen den Krebs ausrichten kann.[38] Allerdings entpuppten sich die markanten Ergebnisse letztlich als eine Illusion, erzeugt durch methodische Schwächen der Untersuchungen.

Eigentlich orientiere ich mich bei psychotherapeutischen Methoden durchaus am Motto »Wer heilt, hat recht«, denn Menschen können auf viele verschiedene Weisen zu mehr Seelenfrieden gelangen. Aber wenn »psychologische Krebsheilung« propagiert wird, dann handelt es sich um ein unmoralisches Angebot, und ich empfehle ausnahmsweise: »Fragen Sie Ihre Psychoonkolog:in nach Risiken und Nebenwirkungen.« Sie wird Ihnen sagen, dass Sie vielleicht kurzfristig von einem solchen Kontakt oder einer Lektüre profitieren, weil die dort gemachten Versprechen erst einmal Hoffnungen wecken. Es ist aber leider nicht die Art von Hoffnung, die einen wirklich trägt (siehe 3.4). Langfristig nehmen Sie Schaden, denn in einer sehr schwierigen Lebenssituation werden Sie früher oder später auch noch mit der Erkenntnis klarkommen müssen, dass jemand Ihre Verletzlichkeit ausgenutzt hat.

Krebs und Psyche – Fazit

Heute weiß man, dass einiges zusammenkommen muss, bis ein Tumor entsteht, und zwar meist über einen längeren Zeitraum. Längst kennt man Faktoren, die das Krebsrisiko erhöhen: Schadstoffe wie Nikotin oder Asbest, radioaktive Strahlung, aber auch Krankheitserreger wie der HPV-Virus, dann der natürliche Alterungsprozess an sich, spontane Mutationen oder genetische Veranlagungen. Im Zusammenspiel dieser Faktoren scheinen nach allem, was wir wissen, die psychologischen Merkmale einer Person eine, wenn überhaupt, sehr untergeordnete Rolle zu spielen.

Aber es ist ja grundsätzlich fragwürdig, die eigene Lebensgeschichte plötzlich nur noch aus dem Blickwinkel ihrer möglichen Kanzerogenese zu sehen. Denn schließlich ist das Leben selbst eines der gefährlichsten, wie es im Volksmund so schön heißt. Also: Selbst wenn die Jahre vor der Krebsdiagnose im Rückblick Aspekte enthalten, mit denen man unzufrieden ist, sollte man nicht zulassen, dass ganze Phasen des kostbaren Lebens im Hadern und Bereuen versinken – und stattdessen der eigenen Geschichte ausreichend Respekt zollen. Nach einer Krebsdiagnose vor allem über Fehler in der Vergangenheit nachzusinnen könnte sogar den Blick von den wirklichen Chancen ablenken. Denn wir verfügen bereits über sehr brauchbares Wissen zu den eigenen Einflussmöglichkeiten, und man setzt wirklich aufs falsche Pferd, wenn man nach angeblichen individuellen psychologischen Verursachern sucht. Da ist es gewinnbringender, sich mit den Faktoren Ernährung, Bewegung und Substanzgebrauch zu beschäftigen.

Außerdem empfehle ich, sich nicht in eine paranoide Position drängen zu lassen, in der man ständig meint, es würden einem von der »Schulmedizin« aus ideologischen Gründen wichtige Informationen zum Thema Krebs und Psyche vorenthalten. Man sollte den eigentlich schönen Begriff »Selbstheilung« nicht den Scharlatanen überlassen und ihren falschen Versprechungen glauben, sondern ihn sich zurückerobern. Zum einen sind wir bereits eine Art Selbstheilungsmaschine auf zwei Beinen. Der ganze Organismus ist aufs Überleben getrimmt, weshalb das Immunsystem bis zum Tod keine Sekunde aufhört zu arbeiten. Ganz ohne unser Zutun, selbst wenn wir krebskrank werden, leistet es noch Enormes. In meiner Arbeit erlebe ich es immer wieder: Ganze Serien von Krebsoperationen, Abfolgen von Chemotherapie und Bestrahlung werden letztlich überstanden – der Körper von Krebskranken heilt und regeneriert sich unermüdlich. Zum anderen kommen nun die modernen Immuntherapien hinzu, die uns der alten Hoffnung, unsere Selbstheilung bei Krebs unterstützen zu können, wirklich einen Schritt näherbringen. Aber es gibt überhaupt keinen Anlass, nach einer Krebsdiagnose die Psyche und die Lebensführung von Menschen unter Generalverdacht zu stellen. Wenn ein Tsunami über den Strand fegt, kommt man ja auch nicht auf die Idee, zu fragen, ob etwas mit dem Strand nicht gestimmt hat. Also halten wir es doch am besten mit dem Deutschen Krebsinformationsdienst und seinem wohltuend unaufgeregten, wissenschaftlich fundierten Informationstext: »Aus dem derzeit immer noch lückenhaften Wissen über seelische Einflüsse auf die Krebsentstehung lassen sich keine Rezepte für die Lebensführung ableiten.«[39]

1.3 Langstrecke – Krebs als chronische Krankheit

Neuerdings dürfen wir uns in der Onkologie eine Frage stellen, die lange Zeit hinfällig gewesen wäre, nämlich: Wie kommt man auf Dauer damit zurecht, den Krebs zu überleben? Noch zur Jahrtausendwende war es undenkbar, dass Menschen mit metastasierten Tumoren oder mit manchen Blutkrebsformen mittels onkologischer Therapien Jahre eines fast normalen Lebens gewinnen können. Es schien wenig Anlass zu geben, sich näher mit einer Welt jenseits der eng gesteckten Überlebensmarken zu beschäftigen. Seit ein paar Jahren verschaffen jedoch die Therapien den Betroffenen zunehmend mehr Lebenszeit – auch bei unheilbaren Krebskrankheiten gibt es inzwischen Chancen auf mehrjähriges Überleben. Egal welche Grafik zur Krebssterblichkeit man sich ansieht: Altersbereinigte Statistiken zeigen fast überall einen sanften, aber stetigen Anstieg der Überlebensraten. Täglich gesellen sich mehr Menschen zu den derzeit 32 Millionen, die weltweit eine Krebskrankheit überlebt und mehr oder weniger hinter sich gelassen haben. Zu den frohesten Erlebnissen meiner Berufslaufbahn gehört beispielsweise die Geschichte einer Patientin, die bereits begonnen hatte, ihre letzten Dinge zu ordnen. Ein metastasierender Hautkrebs, dem auch radikale Behandlungen kaum Einhalt gebieten konnten, schien ihr nur noch wenig Zeit zu lassen. Einige Wochen, nachdem wir über ihre Wünsche für ihre Lebensende gesprochen hatten, wurde sie von ihren Ärzt:innen darüber informiert, dass sie im Rahmen einer Studie ein neues Medikament, einen sogenannten Immuncheckpoint-Inhibitor, ausprobieren könnte. Weder die Patientin noch ich konnten uns damals vorstellen, dass das maßgeblich etwas ändern würde, aber natürlich griff die so schwer Erkrankte nach dem vermeintlichen

Strohhalm. Bei der ersten Kontrolle zeigte sich dann Wundersames: Die Tumore und Metastasen, so der Wortlaut ihrer begeisterten Ärzt:innen, waren »geschmolzen wie Butter an der Sonne«. Die Betroffene gehörte zu den ersten Melanom-Patient:innen in Deutschland, die Teil der durch Immuntherapeutika eingeläuteten Zeitenwende wurden. Der Einsatz von Antikörpern wie Ipilimumab veränderte deren bis dato düstere Prognose schlagartig – sie sprangen dem Tod buchstäblich von der Schippe. Auch wenn dieser Heilerfolg sich bisher nicht ohne Weiteres auf andere Krebsarten übertragen lässt: Dass man Krebs neuerdings nicht nur mit Stahl, Strahl und Chemo, sondern eben auch molekularbiologisch therapiert, hat die Anmutung der Krankheit und die Versorgungslandschaft bereits jetzt markant verändert. Hoffnung liegt in der Luft.

Müde Helden – Krebs als chronische Krankheit?

Kürzlich sagte ein Patient, der sich gerade durch eine sehr belastende Chemotherapie kämpfte, überraschend zu mir: »Ich fürchte mich so vor dem Ende der Chemo.« Er steuerte zwar auf den baldigen Abschluss der Quälerei zu, aber gleichzeitig würde er auch die einigermaßen sichere Position unter dem Schutzschirm einer systemischen Therapie aufgeben müssen. Während also die Angehörigen an einem solchen Punkt mindestens einen Etappensieg feiern wollen, haben Patient:innen selbst dann, wenn Chemo- und/oder Strahlentherapie hervorragend angesprochen haben, an ihrem Ende oft zwiespältige Gefühle. Sie fühlen sich so verletzlich wie ein Tier, das aus einer sicheren Voliere in die freie Wildbahn gesetzt wird. Nach dem Ende der engmaschigen Kontrolltermine ist man, was das Überleben angeht, plötzlich wieder auf sich und seinen Körper angewiesen. Wird er es zukünftig auch ohne Medikamente schaffen, Krebszellen in Schach zu halten? Wird man jemals wieder zu Kräften kommen? Mit welchen Risiken läuft man ab jetzt herum? Welche Färbung wird das eigene Lebensgefühl jenseits der Akuttherapie annehmen? Mit dem vorläufigen Abschluss der onkologischen Therapie beschleicht Patient:innen häufig die Ahnung, dass damit noch lange nicht das letzte Kapitel ihrer Krebsgeschichte geschrieben ist; und dass vor ihnen ein komplexes unbekanntes Terrain liegt.

»Jeden Tag, wenn die Sonne aufgeht, trinke ich ein großes Glas Selleriesaft und mache danach neunzig Minuten Yoga. Dann schreibe ich fünfzig Dinge, für die ich dankbar bin, auf eine Papierrolle, die ich hinterher zu einem Origami-Kran falte.«[40] Mit dieser Karikatur einer perfekten und dankbaren Krebsüberlebenden macht die Journalistin Suleika Jaouad sich ein wenig über die Erwartungen ihres TED-Publikums lustig. Nicht als die strahlende Siegerin, als die sie manche sehen und feiern wollten, sei sie nach vier Jahren Krebstherapie inklusive Knochenmarktransplantation in ihr Leben zurückgekehrt, sondern erschöpft, orientierungslos und ohne Ahnung davon, was normaler Alltag jenseits des Überlebenskampfes für sie heißen könnte. Das Leben nach einer Krebserkrankung zur Heldenreise zu verklären hält Jaouad für einen gefährlichen Mythos, der unser aller Blick auf die Wirklichkeiten der Rehabilitation verstellt.

Kranke und ihre Familien gehen oft davon aus, dass eine Krebstherapie zwar eine harte Sache ist, sie aber aus einem krebskranken Menschen durchaus wieder einen gesunden machen kann. Eine gelungene Krebsbehandlung bedeutet demnach, Tumore zu eliminieren und Erkrankte in eine Verfassung vergleichbar der vor der Diagnose zurückzuversetzen. Immerhin für ein Viertel aller Krebsdiagnostizierten trifft das auch im Wesentlichen zu. Sie finden sich nach Abschluss ihrer Therapie langfristig in guter gesundheitlicher Verfassung wieder.[41] Bei diesen Betroffenen wird in der Regel ein frühzeitig entdeckter Tumor operativ entfernt, ohne dass weitere systemische Therapien nötig wären. Dann spricht wenig gegen die Erwartung, dass man sich nach Therapieende und Rehabilitation in etwa so gesund fühlt wie vorher.

Für die Mehrzahl der Krebskranken gilt aber, dass auch nach einer erfolgreichen Therapie weder Körper noch Seele in den vorherigen Zustand zurückkehren. Die Krankheitsfolgen, mit denen Menschen leben, sind dabei so vielfältig wie die Tumorerkrankungen selbst. Es kommt sehr darauf an, in welchem Alter die Krankheit einen getroffen hat und wie viel zeitlichen Abstand zur Therapie man bereits gewinnen konnte. Menschen, die als Kinder oder Jugendliche Krebs hatten, sind mit anderen Gesundheitssorgen konfrontiert als jemand, der später im Leben krank wurde; medizinisch und sozial hinterlässt die Krankheit unterschiedliche Spuren. Die meisten Lebensveränderungen nach Krebs sind für Außenstehende nicht wahrnehmbar: Hinter einem unauffälligen Äußeren verbergen sich gravierende Krankheitsfolgen wie Organverluste und -ersatz, etwa künstliche Blasen- oder Darmausgänge. Ehemals Krebskranke müssen damit umgehen, dass ihr Kinderwunsch sich nicht mehr erfüllen lässt oder ihr sexuelles Leben verändert ist. Strahlen- und Chemotherapie können längerfristig Schäden im Nervensystem, am Herzen und den Knochen hinterlassen, und manche Krebstherapien bringen ein unerfreuliches Paradox mit sich: Sie heilen die Krankheit, wirken aber selbst wieder krebserregend und erhöhen so das Risiko für andere Tumorarten.

Diese onkologischen Realitäten kollidieren oft mit dem, was Patient:innen und ihre Familien sich für die Zeit nach Therapieende vorgestellt haben. Besonders ernüchternd finden viele die Erkenntnis, dass es für sie ein solches Therapieende gar nicht mehr gibt: Die neuen Immuntherapien retten zwar Leben, aber sie befördern Patient:innen auch auf jahrelange bis lebenslange Behandlungswege. Die Betroffenen werden oft weder den Status noch den Alltag als Patient:in je ganz los; sie befinden sich ständig in medizinischer Behandlung und hangeln sich von einem Medikament zum nächsten.[42] Es bahnt sich deshalb gerade ein Paradigmenwechsel in der Onkologie an: Krebs als »chronische Krankheit«.

Diese Terminologie wird von Krebskranken mitunter erleichtert aufgegriffen. Und auch Ärzt:innen sind erkennbar froh, dass sie ihren Aufklärungsgesprächen über eine womöglich nicht mehr heilbare Krebskrankheit das tröstliche Wort »chronisch« beimischen können. Die neue onkologische Realität hört sich dann bisweilen sehr eigentümlich an: Mein Krebs ist »nicht mehr heilbar, aber super zu behandeln«[43], sagt eine Brustkrebskranke. Den eigenen Krebs als chronische Erkrankung zu verstehen bedeutet vor allem, die häufig gegebene Lebensbedrohung weit aufschieben zu können. Sich selbst als chronisch krank zu bezeichnen dürfte leichter fallen, als sagen zu müssen: Ich bin unheilbar krank. Allerdings stirbt immer noch ein Drittel aller Krebskranken innerhalb von fünf Jahren nach Diagnose, also ist der Begriff »chronisch« für eine signifikante Zahl Betroffener beschönigend. Ihn allzu pauschal für die Krankheit zu benutzen erzeugt zudem einen verzerrten Eindruck von der Lebenssituation Krebsüberlebender. Denn chronisch klingt nach Asthma und Rückenschmerz, nach »Geht wahrscheinlich nicht mehr weg, lässt sich aber aushalten«. Wenn es um das Langzeitüberleben von Krebspatient:innen geht, sprechen wir jedoch häufig von einer ganz anderen Dimension dauerhafter Belastung. Überleben kann mitunter die Gestalt eines viele Jahre dauernden Rückzugsgefechts annehmen, bei dem Medikamente ihre Wirkung verlieren, in immer kürzeren Abständen Rezidive behandelt werden müssen und mit jeder Runde ein Stück Lebensqualität wegbricht. Für diese Patient:innengruppe gilt die Spielregel der Schwarzen Königin aus *Alice im Wunderland*: »Hierzulande musst du so schnell rennen, wie du kannst, wenn du am gleichen Fleck bleiben willst.«[44] Eine nicht enden wollende Abfolge von Nachsorgeterminen muss absolviert werden, gemäß dem Motto »Nach dem Check-up ist vor dem Check-up«. »Es ist so erschöpfend, nur noch in Zeit-Parzellen, Semestern, Teilzeiten, Abschnitten zu leben, die alle drei Monate in eine Krise münden, die mir eines Tages schlechte Nachrichten bescheren wird«,[45] beschrieb der an einem Hirntumor erkrankte Autor Tom Lubbock seinen Alltag zwischen den wiederkehrenden Untersuchungen. Aus dem Fluss des Lebens werden Intervalle, und die Nachsorgediagnostik produziert immer wieder neue Ungewissheiten. Viele Betroffene berichten, dass sie die Kontrolltermine zwar über die Jahre routinierter absolvieren, dass aber auch der innere Widerstand wächst, weil man eigentlich abschließen, am liebsten nichts mehr mit dem Thema zu tun haben will.

Das Schweigen der Organe

Der Wunsch, man könnte die Therapie mit einer Art Heilungsversprechen abschließen, wird in der Onkologie meist enttäuscht. Natürlich sagen viele Ärzt:innen zum Abschied nach langer Behandlung optimistische Dinge wie: »Ich bin sicher, dass Sie mich nicht mehr brauchen.« Aber meist wird man ohne Garantien für die Zukunft in die sogenannte Remission entlassen. Damit ist gemeint, dass die Krankheit sich so gut behandeln ließ, dass man sie mit den derzeit verfügbaren Methoden nicht mehr nachweisen kann. »NED – No Evidence of Disease« ist das, was englischsprachige Patient:innen in dieser Situation oft hören, also: »Kein Nachweis von Krankheit«.

Vielen Krebsüberlebenden ist eine sogenannte Vollremission aber nicht vergönnt, sondern sie müssen sich mit der besagten Teilremission arrangieren. Sie sind in dem Sinne Überlebende, dass sie mit längeren Zeitspannen rechnen können, sich aber von der Vorstellung der Heilung und meist auch von einer normalen Lebenserwartung verabschieden müssen – ein schmerzvoller emotionaler Prozess: »Es gibt keine Remission, auf die wir uns freuen könnten«, bedauert eine erwachsene Tochter angesichts des unheilbaren Tumors des Vaters. »Eigentlich dürfen wir uns nicht beschweren – wir haben ja alles in allem Glück gehabt. Mein Vater ist immer noch da. Aber er wird auch nie mehr geheilt werden – wir werden nie mehr mit ihm auf dieser Erde leben, ohne das traurige Gefühl darüber, was kommen wird (…). Wir bleiben als Familie einfach an diesem Punkt hängen und stellen uns auf den Verlust ein, der da kommt.«[46] Wenngleich wie in diesem Beispiel die vorwegnehmende Trauer ein natürlicher und sinnvoller Prozess ist, streben Krebspatient:innen und ihre Angehörigen natürlich danach, möglichst ohne ständig nagende Sorgen zu leben – das lässt sich nach meiner

Auffassung nur über eine offensive Auseinandersetzung mit der Ungewissheit erreichen. Ich sehe viele Patient:innen an einem Ziel festhalten, das sie als eine Grundvoraussetzung für ihren Seelenfrieden ansehen und dabei doch nie erreichen können, nämlich: die Sicherheit, dass alles gut bleibt. Es ist deshalb gar nicht so selten, dass Patient:innen, die einen Nachsorgetermin sehr gefürchtet hatten, sich danach nicht recht über eine entlastende Nachricht freuen können. Wenn man irgendwo tief im Inneren die Messlatte so hochgelegt hat, dass man eigentlich auf eine absolut wasserdichte Heilsnachricht wartet, dann kann der Etappensieg einer Nachsorgeuntersuchung natürlich nur enttäuschen: »Heute war es gut, aber was ist beim nächsten Mal?« Manche Betroffene versuchen, dem Thema Ungewissheit mittels einer über das Notwendige hinausgehenden Diagnostik, durch häufiges Bestimmen von Blutwerten, Tumormarkern und engmaschige bildgebende Untersuchungen beizukommen. Letztlich bringt das aber nur kurzfristig ein Gefühl von Sicherheit; das ständige Nachkontrollieren kostet Kraft und bindet die Aufmerksamkeit an der falschen Stelle. Meiner Erfahrung nach unterschätzen Patient:innen oft ihre Fähigkeit, auch ohne ein sicheres Morgen ein gutes Leben führen zu können.

Survivorship

Die Begriffe »Krebsüberlebende:r« oder »Cancer Survivor« muten rundum positiv an. Denn was kann es Erfreulicheres geben, als bei dieser Krankheit vom Überleben sprechen zu dürfen? Selbstbestimmung und Empowerment klingen an und verbannen andere Begrifflichkeiten wie Krebskranker oder gar Krebsopfer an den Katzentisch. Auch Patient:innen-Organisationen nutzen diese mutmachende Terminologie: »Du bist vom Tag der Diagnose an ein Überlebender«,[47] postuliert die National Coalition for Cancer Survivorship.

Interessanterweise haben Betroffene selbst bisweilen Berührungsängste mit diesen Etiketten. Manche finden den Begriff zu dramatisch (»Überlebender klingt mir zu sehr nach KZ«) und sehen sich dadurch erst recht in Todesnähe gerückt, oder sie haben Angst, der Ausdruck könnte sie letztlich auf ihre Krebserfahrung reduzieren: »Ich will einfach nur ein Lebender sein, nicht ein *Über*lebender.« Wer sich als Überlebende:r definiert, hat jedoch ein paar psychologische Vorteile. Selbstwertgefühl und seelisches Wohlbefinden sind besser, weshalb man annimmt, dass eine so positive Facette der eigenen Identität einen Puffer bildet gegen die Sorge, die Krankheit könnte zurückkehren.[48] Auch fühlen sich Menschen, die sich mit einem gewissen Stolz selbst als Überlebende sehen, wahrscheinlich verantwortlicher für ihre Gesundheit. Das wiederum bringt stimmungsrelevante Aktivitäten wie mehr Bewegung oder bessere Ernährung mit sich. Betroffene sollten sich aber nicht zu irgendeinem Label genötigt fühlen: Auf der Suche nach dem vielleicht veränderten Ich, mit dem man aus der Krebskrankheit hervorgeht, kann man den Satz »Ich bin ein:e Überlebende:r« ja einfach einmal anprobieren wie ein Kleidungsstück und bei Nichtgefallen nach einer persönlichen Alternative suchen. So erfand die Bloggerin Kris Carr beispielsweise für sich und ihre Koexistenz mit dem Krebs den Begriff des »cancer-thrivers«[49], also der »Krebsgedeihenden«.

Der Begriff des Survivors wird möglicherweise gerade von Gesunden gerne aufgegriffen, denn es ist einfacher, zwei klar unterscheidbare Alternativen vorzufinden: Heilung, also Überleben, oder Tod. »Leute in meinem Zustand, weder gesund noch sterbend, befinden sich in einer Übergangseinrichtung des Lebens, alles ist grundsätzlich provisorisch bei uns, es ist nicht leicht, mit uns umzugehen. Wir sind eine Art lebender Vorwurf an die Gesunden, Überbringer schlechter Nachrichten, die lebenden Sterbenden.«[50] Das ist pointiert formuliert, aber zutreffend, denn Krebspatient:innen ordnen sich selbst oft nur zögernd den »Gesunden« oder »Kranken« zu: »Die absolute Trennung zwischen gesund und krank – tja, die gibt es nicht. Die Grenze zwischen beiden Welten ist durchlässig.« Das bedeutet für sogenannte Langzeitüberlebende: »Die meisten von uns werden (…) den größten Teil ihres Lebens irgendwo zwischen der einen und der anderen Zone verbringen.«[51]

Verloren im Übergang

Das Leben in diesem Zwischenreich wird einem in unserem Gesundheitssystem nicht unbedingt leicht gemacht. Diejenigen Patient:innen, die nach der Akuttherapie oder der Anschlussheilbehandlung in die Nachsorgesituation finden wollen, merken rasch, dass die unterschiedlichen Stationen einer Krebstherapie – Kliniken, Rehaeinrichtungen und Ärzt:innen – nicht gut genug miteinander verzahnt sind. Der Übergang von stationär zu ambulant und vielleicht wieder zurück funktioniert oft nur dann gut, wenn Patient:innen sich die Krebsnachsorge weitgehend selbst organisieren. Viele sind überrascht, dass ihnen am Ende der intensiven Behandlung meist niemand sagt, wie es medizinisch weitergeht. Manche Betroffene bleiben in Nachsorge-Sprechstunden oder Ambulanzen an großen Kliniken und hoffen auf Vertrautheit und Kontinuität in der Betreuung. Zumindest gesetzlich Versicherte verlieren aber meist den festen Ansprechpartner, der ihre facettenreiche Krankengeschichte gut kennt, und müssen damit klarkommen, dass sie von wechselnden Ambulanzärzt:innen betreut werden. Gerade bei Patient:innen mit seltenen Tumoren und besonderen Krankheitsverläufen kommt es immer wieder zu tragikomischen Situationen. Ein Patient mit einem Weichteiltumor berichtete mir beispielsweise, wie ein junger Arzt sich bei der Nachsorge abmühte, die vermeintlich schlimme Lage, die die Röntgenbilder zu zeigen schienen, in Worte zu fassen. Der Patient lebte jedoch mit diesen Tumoren schon seit Jahren recht gut und stabil und konnte, da er seine Röntgenbilder mittlerweile selbst lesen konnte, feststellen, dass für dieses Mal glücklicherweise alles beim Alten war. Jedes Mal einem fremden Menschen gegenüberzusitzen und sich nicht sicher sein zu können, dass der Staffelstab gut übergeben wurde, ist belastend. Zu Recht müssen Patient:innen fürchten, dass irgendwo in der Kette der stillen Klinikpost wichtige Details ihrer Behandlungsgeschichte untergehen. Im Moment hilft hier nur Eigeninitiative: Betroffene müssen selbst den Informationsfluss unterstützen, indem sie sich viel rückversichern und auch ungefragt die wichtigsten Informationen zu ihrer Person anbieten. Aufgrund der Anonymität und der Unübersichtlichkeit in großen Kliniken wünschen sich viele von ihnen nichts mehr, als die stationäre Krebsmedizin zu verlassen und zu einem:r Ärzt:in in eine Praxis zurückkehren zu können. Nicht alle Hausärzt:innen verfügen jedoch über die spezielle onkologische Kompetenz, und wie wenig die allgemeinmedizinische Praxis auf Betreuung von Krebsüberlebenden eingestellt ist, erfahren besonders diejenigen, deren Therapie länger zurückliegt. Diese Patient:innengruppe braucht eigentlich Ärzt:innen, die wissen, welche Nachwirkungen und Langzeitschäden onkologische Kombinationstherapien haben – und zwar nicht nur ein Jahr später, sondern auch Jahrzehnte nach der ursprünglichen Krebstherapie. Dabei sind auch Kenntnisse gefragt, die sich auf nicht mehr angewandte Behandlungen beziehen. Etwa: Welche Spätfolgen kann ein mittlerweile historisches Chemotherapie-Schema gegen Hodenkrebs aus den 80er-Jahren für die Seh- und Hörfähigkeit eines Mannes im Jahr 2021 haben? Oft tritt die Bedeutung der ursprünglichen Nachsorge über die Jahre hinweg in den Hintergrund, weil das Risiko eines späten Rezidivs irgendwann nur noch minimal ist. Der Fokus müsste dann eigentlich auf einer erneuten Vorsorge liegen, die sich auf die möglichen Folgen der Krebstherapie bezieht, einschließlich des Risikos für andere Krebskrankheiten.

In der medizinischen Begleitung ehemaliger Krebspatient:innen ist noch ziemlich viel Luft nach oben. Am besten wären spezialisierte Ambulanzen, in denen Patient:innen auch über die Zeit der gesetzlichen Nachsorge von fünf oder zehn Jahren hinaus betreut werden; und in denen Ansprechpartner:innen aus Medizin, Psychoonkologie sowie Sozial- und Arbeitsrecht unter einem Dach versammelt sind. Damit bliebe therapierten Krebspatient:innen ein Teil der Mühsal, sich selbst ihre Begleiter:innen für ein Leben nach Krebs zusammensuchen zu müssen, erspart. Es ließe sich besser leben, wenn man wüsste, dass Expert:innen für onkologische Rehabilitation und Langzeitüberleben ein fürsorgliches Auge auf einen haben. Der Hoffnungsschimmer am Horizont ist, dass es die ersten solcher Ambulanzen – zum Beispiel am Universitätsklinikum Eppendorf in Hamburg – als Pilotprojekte gibt. Langzeitüberlebende müssen im Moment selbst mitdenken und sich ihre besondere Situation bewusst machen: Ärzt:innen wissen oft nicht einmal von deren Krebsgeschichte, weil die Patient:innen nichts vom geheilten Tumorleiden erzählen, in der Auffassung, es handle sich medizinisch um ein abgeschlossenes Kapitel. Hinzu kommt, dass die Aufbewahrungspflicht für die meisten ärztliche Befunde nach zehn Jahren endet und Patient:innen dann nicht mehr sicher herausfinden können, welche Therapie sie vor vielen Jahren bekommen haben. »Patienten kann man deshalb nur raten, alles, was an Daten über sie zusammengetragen wird, zu kopieren und zu dokumentieren – und zwar so, dass die Daten auch noch in Jahrzehnten wiederhergestellt werden können.«[52]

Jahrestage

Krebs fügt den Kalendern von Menschen neben Geburts- oder Hochzeitstagen noch andere Jahrestage hinzu. Es sind solche, auf die man gerne verzichtet hätte: wenn sich Diagnose, Behandlungsbeginn, Tumoroperationen oder das Therapieende jähren. Fast alle ehemaligen Patient:innen, die ich spreche, leben mit solchen inneren Markierungen, und während Familie und Freund:innen schon zu vergessen beginnen, sind Betroffene oft Jahre nach dem eigentlichen Ereignis beim Gedanken daran sehr bewegt. Es kann ein bestimmtes Datum, etwas Jahreszeitliches, ein Geruch oder ein Ort sein, der lebhafte Erinnerung wachruft. Aber auch Nachsorgetermine, andere Stressoren oder gar neue Verluste wie der Tod eines:r Mitpatient:in können ein intensives Wiedererleben triggern.

Das Erinnern kann unterschiedliche Qualitäten haben. Manchmal ist es eine lebhafte Rekonstruktion von schlimmeren Erfahrungen. Ein andermal löst der Rückblick auf die zurückliegende Krankheit vor allem Trauer über das Verlorene aus: Gesundheit, Unbefangenheit und Zukunftsaussichten. Trauer wird eben nicht zeitnah zum eigentlichen Verlust absolviert, sondern spannt sich eher wie ein langer Bogen in die Zukunft. Zurückliegende Erlebnisse werden gedanklich immer wieder aufgesucht, umkreist, abgetastet. Und bei jedem neuen Besuch an der alten Stätte des Schmerzes fügt man der eigenen Vergangenheit neue Bedeutungsfacetten hinzu.

Patient:innen und ihre Angehörigen sollten die Tatsache, dass Krebs-Jahrestage einen auch mal aus der Balance bringen können, nicht als ein schlechtes Zeichen werten; also, in etwa so, als wäre der Betroffene nicht gut genug über etwas hinweggekommen. Die Krankheit mit all ihren Konsequenzen wird irgendwann zu einem Teil der eigenen Biografie und der eigenen Identität. Im Bewusstsein tritt sie manchmal in den Vorder-, dann wieder in den Hintergrund.

2. Haltung finden

»Wir Menschen funktionieren in unseren inneren Abläufen langsam. Wir schreiben in unseren psychischen Verarbeitungsprozessen immer noch mit Hand und gehen seelisch zu Fuß. Alles in uns braucht Zeit.«[1]

Christoph J. Ahlers

Viele Empfehlungen zum Umgang mit Krebs erzeugen bei Betroffenen den Eindruck, als müssten sie unendlich viel *tun.* In bestimmten Phasen sind in der Tat gute Problemlösefähigkeiten und aktives Handeln von großem Nutzen, aber ein Großteil der Arbeit, die man nach einer Krebsdiagnose zu erledigen hat, ist eher emotionaler und geistiger Natur: Man ist herausgefordert, mit ungewohnten und extremen Gefühlen klarzukommen und eine grundsätzliche Haltung zum Thema Krebs zu finden. Die Künstlerin Tracey Emin sprach in einem Interview sehr offen über die Folgen ihres Blasenkrebses. Vor ihrer ersten OP erläuterte ihr der Arzt das Vorhaben: »Er sagte zu mir: ›Wir werden Ihre Blase entfernen, Ihre Eileiter, Ihre Eierstöcke, Ihre Lymphknoten, Teile Ihres Darms und Ihren Harnleiter.‹ Ich sagte zu ihm: ›O Gott, sonst noch irgendwas?‹, und er sagte: ›Ja, Teile Ihrer Vagina‹, und ich dann: ›Oh, verdammte Sch…‹«[2] Zahllose Ärzt:innen breiten jeden Tag solche Szenarien vor ihren Patient:innen aus. Und es ist offensichtlich, dass es für Betroffene in solch unabwendbaren Situationen nicht primär darum geht, etwas Problemlösendes zu »tun« – außer sich zunächst eine:n gute:n Chirurg:in zu suchen. Sie stehen vor allem vor der Aufgabe, mit lebensverändernden und irreversiblen Verlusten zurechtzukommen, dem Dreh- und Angelpunkt aller Krankheitsbewältigung. Für Tracey Emin kam wohl keine andere Haltung infrage als die, die auch ihre künstlerische Arbeit ausmachte: sich in ihrer Verletzlichkeit wie auch ihrem Überlebenskampf voll zu exponieren. Sie machte ihre Krebserfahrungen auch in intimen Details öffentlich, sodass sehr deutlich wurde, wie viel sie erlitten hatte, aber auch, was ihr auf diese Weise gelang: Ihren Chirurg:innen rang sie den Erhalt ihrer Klitoris ab, der Corona-Pandemie eine Kunstausstellung.

2.1 Diagnose – die Stunde Null

Patient:innen kehren, wenn sie die Geschichte ihrer Erkrankung erzählen, fast immer zu dem Augenblick der Diagnose zurück. Dieser Moment behält oft über Jahre eine überragende Bedeutung. Zwar mag es vor der eigentlichen Diagnose eine Art diffus unheilvolles Präludium gegeben haben, aber irgendwann ist der eine Moment da. Der eine Satz, der eine Anruf, der eine Blick der Ärzt:in, der mitteilt: »Es ist Krebs.«

Den Augenblick, in dem ein Mensch von einem vermeintlich Gesunden zum Tumorkranken wird, erleben täglich Tausende auf dieser Welt; in Deutschland sind es etwa 1400 Menschen an jedem Tag im Jahr. Beschrieben wird die Diagnosemitteilung meist als tiefgreifende Zäsur, die die eigene Lebenswelt für immer verändert. Manche haben die Diagnose auf sich zukommen sehen, sind schon in Deckung gegangen; andere trifft sie unvorbereitet, vielleicht als Zufallsbefund. Ob es bei einem Schreckmoment bleibt oder zu einer seelischen Erschütterung kommt, hängt von vielem ab. Jemand, der mit der Diagnose bereits eine gute Prognose attestiert bekommt, kann womöglich eher gefasst nach Hause gehen. Betroffene, die aus dem Blauen heraus mit einer deutlich verkürzten Lebenserwartung konfrontiert werden oder von einem Rezidiv erfahren, können aber durchaus in einen Schockzustand geraten. Was sich dann seelisch ereignet, ähnelt dem, was Menschen oft nach einem schweren Trauma erleben. Plötzlich ist die Ordnung der Dinge gesprengt. Alles Selbstverständliche ist grundlegend infrage gestellt: der Glaube daran, dass die Dinge einigermaßen vorhersehbar sind, dass man den nächsten Tag erlebt, Beziehungen fortsetzen kann. Viele können das Paradox nicht begreifen, dass man sich (meist) ganz gesund fühlt und doch angeblich schwer krank sein soll. Und man wird von einem Tag auf den anderen abhängig von fremden Menschen, von Fachpersonal aller Art, das mehr über einen zu wissen scheint als man selbst. Entsprechend beschreiben Betroffene den Diagnosemoment oft in dramatischen Bildern, zum Beispiel als Verlust des Fundaments, als Falltür, oder als wäre der Boden unter einem weggebrochen. Manche haben das Gefühl, geradezu aus ihrer Erdenexistenz herausgeschleudert und auf einen anderen Planeten verschickt worden zu sein, empfinden Entsetzen, Angst, Hilflosigkeit, Wut und Trauer über bevorstehende Verluste. Das kann sich überwältigend anfühlen. In den ersten Wochen nach einer Krebsdiagnose schnellt die Selbstmordrate von Krebspatient:innen, die insgesamt nicht sehr stark erhöht ist, vorübergehend um das Zwölffache nach oben.

Meist zieht die Psyche jedoch ein rettendes Notfallregister: Menschen in einem Schockzustand spüren dann plötzlich gar nichts mehr, erscheinen teilnahmslos. Sie verlassen sozusagen den eigenen Körper und distanzieren sich von der bedrohlichen Realität, verlieren jedes Gefühl für die real verrinnende Zeit: »Mein Körper macht sich selbstständig. Mein Geist steht still.«[3] Körperlich kann es zu überschießenden Reaktionen wie Herzrasen, Schwitzen, Blässe und Übelkeit kommen, vielleicht sogar zu einer Ohnmacht. Einige können im Schock plötzlich Alltägliches, wie etwa ein Auto aufzusperren, nicht mehr leisten oder sich nicht mehr mitteilen; andere haben den dringenden Wunsch, sich auf irgendeine Weise vor der Welt zu verbergen. Es ist wichtig zu wissen, dass die meisten dieser Reaktionen, so verstörend sie sich anfühlen und aussehen mögen, normal und vorübergehend sind. Letztlich reagiert die Seele mit ihrem Shutdown äußerst sinnvoll:

Sie begrenzt den Input von außen so lange, bis wieder etwas Verarbeitungskapazität zur Verfügung steht.

Krisenhilfe – lernen von den Profis

Von Menschen, die einem anderen nach einer Diagnose beistehen wollen, sind wenige und einfache Dinge gefragt; das zeigen Erfahrungen aus der Krisenintervention nach Unfällen und Katastrophen. Es zählen weniger komplizierte Gesprächstechniken als vielmehr eine ruhige Präsenz der Helfenden. Krisenteams orientieren sich am Grundgedanken, dass ihre Hilfe das Problem, das zu der Krise geführt hat, nicht beseitigen kann und soll. Entsprechend können sich Angehörige und Freund:innen von Betroffenen, die ja selbst auch erschüttert sind, frei machen von dem Anspruch, unbedingt Trost, Optimismus und Handlungsmöglichkeiten zusammenkratzen zu müssen. Eines der Prinzipien in der Krisenhilfe ist stattdessen, das Unerträgliche mit dem körperlich oder seelisch Verletzten gemeinsam auszuhalten, vielleicht ein wenig zu beruhigen und körperliche Stressreaktionen abzumildern. Mancher kann dazu auf bereits Gelerntes wie simple Atemübungen zurückgreifen, anderen tut es gut, in eine Decke gehüllt auf dem Sofa zu sitzen und sanft berührt zu werden. Man sollte auch nicht mit unnötigen Fragen und Gesprächsinhalten in den anderen dringen. Und wenn Angehörige sich nach der Rückkehr vom Befundgespräch gleich noch mal mit Dr. Google verabreden, müssen sie das vielleicht erst einmal allein tun und den Betroffenen nicht mit weiteren Informationen bombardieren – denn im Schock sind Aufmerksamkeit, Gedächtnis und Denken ohnehin eingeschränkt. Typisch ist, dass Patient:innen sich an äußerst wichtige Informationen aus einem Aufklärungsgespräch, etwa die Körperstellen, an denen Metastasen gefunden wurden, nicht mehr erinnern, dafür aber an irrelevante Schnipsel wie die Farbe des Bleistifts auf dem Schreibtisch.

Bei Traumatisierten bemühen Helfer sich, möglichst rasch zu verdeutlichen, dass das Schlimmste hinter diesen liegt und sie jetzt in Sicherheit sind. Das ist nach einer Krebsdiagnose nicht gut möglich, denn sie ist ja meist der Auftakt des Geschehens. Aber man kann einem Menschen nach dem Diagnoseschock immerhin vermitteln: Hier und heute passiert nichts mehr. Zugleich sollte man Menschen in Krisensituationen nicht rundweg die eigene Kraft absprechen, denn das würde sie hilfloser machen, als sie sich ohnehin fühlen. Selbst in der grässlichsten Lage kann man meist noch irgendeine eigene Ressource nutzen, und Angehörige sollten ihr Augenmerk darauf legen: Gibt es etwas, das der Betroffene in dieser bedrängten Situation noch tun und steuern kann? Ein paar Griffe im Haushalt, die Katze füttern, überschaubare Entscheidungen treffen – solche Alltagshandlungen und kleinen Schritte können helfen.

Langsam reiten, Cowboy!

Von Krebspatient:innen wird kurz nach Diagnose eigentlich Unmögliches erwartet: Genau dann, wenn ihre Psyche im Ausnahmezustand ist, sollen sie möglichst schnell weitreichende Entscheidungen treffen, bei denen es um wesentliche Weichenstellungen für die eigene Zukunft und das Überleben geht. Nachdem man sich gerade noch gesund gefühlt hat, soll man nun innerhalb von Stunden oder Tagen Operationen zustimmen, bei denen man womöglich Organe verliert, und man soll sich für Behandlungswege entscheiden, von denen man oft nicht mehr gut abzweigen kann. Das Gelingen der ersten Operation, in der meist angestrebt wird, den Tumor möglichst vollständig zu entfernen, entscheidet bisweilen maßgeblich über die weiteren Überlebenschancen. Auch können manche Therapieelemente wie Bestrahlungen oder Chemos nicht unbegrenzt angewandt werden; man muss also manchmal darauf achten, sein Pulver nicht frühzeitig zu verschießen. Schließlich kann die Entscheidung für eine bestimmte Behandlungsform bedeuten, dass andere Verfahren nie mehr zum Einsatz kommen oder dass die Teilnahme an Studien mit bestimmten Aufnahmekriterien nicht mehr möglich sein wird. Das alles sind

Aspekte, die dafür sprechen, dass man diese Behandlungsentscheidungen nicht unter Druck, sondern in Ruhe trifft.

Manchmal wird in der Onkologie etwas zu selbstverständlich davon ausgegangen, dass Patient:innen spätestens ein, zwei Tage nach der Diagnose wieder voll handlungsfähig sind. Auch die Betroffenen selbst meinen oft, mit hohem Tempo agieren zu müssen, obwohl eine Tumordiagnose selten einen medizinischen Notfall darstellt. Verständlicherweise empfinden viele das Wissen um einen Tumor im Körper als schwer erträglich, und sie wollen diesen so rasch wie möglich entfernt oder mindestens therapiert haben. In der Tat ist die Zeit zwischen Krebsdiagnose und Behandlungsbeginn nicht bedeutungslos: Ein Aufschub um nur wenige Wochen nach Diagnose kann sich bei manchen Tumorarten bereits markant negativ auf den Behandlungserfolg auswirken.[4] Ich empfehle, Ärzt:innen um eine Einschätzung zu bitten, wie viel Bedenkzeit man sich nehmen kann, ohne seine Chancen zu verschlechtern. Bei langsam wachsenden oder eher nicht metastasierenden Tumoren ist selten Eile geboten, und auch bei vielem anderen bleibt ausreichend Zeit, um sich solide zu informieren. Welche Entscheidungen muss man sofort treffen und was kann warten? Ich erlebe beispielsweise, dass Patient:innen sich sofort nach der Diagnose nicht nur mit konventionellen, sondern auch mit komplementärmedizinischen Behandlungsmöglichkeiten sowie den Themen Ernährung, Sport oder Psychoonkologie befassen. Sie überlegen sofort, ob das Testament verändert und die Wohnungsbesichtigung oder der Jobwechsel aufgeschoben werden sollten. Das sind meist wichtige Fragen, aber sie sind nicht alle gleichermaßen dringlich – man kann viel mehr Themen auf Wiedervorlage geben, als man auf den ersten Blick meint. Aber folgende Entscheidung hat Priorität vor allen anderen: Welcher Variante einer wissenschaftlich fundierten Behandlung unterziehe ich mich bei wem?

In einem hatten es Krebspatient:innen früherer Tage leichter: Meist war rasch klar, wer für sie zuständig war, und oft war es sogar jemand, der ihnen in Gestalt eines:r Hausärzt:in schon lange vertraut war. Heute gerät man in eine fast labyrinthische Abfolge von Zuweisungen. Von dem:r Hausärzt:in geht es zum:r Fachärzt:in, um die endgültige Diagnose zu sichern; dann stellt man sich in einer Klinik vor, wo man vielleicht schon infrage kommende Operateur:innen kennenlernt. Es folgen Termine bei Radiolog:innen und Onkolog:innen. Mit der stationären Aufnahme an einer der Fachabteilungen, wie Gynäkologie, Urologie oder Innere Medizin lernt man noch mehr Ansprechpartner:innen kennen. Mit anderen Worten: Krebspatient:innen und Angehörige müssen akzeptieren, dass sie sich langfristig innerhalb eines Behandlungsnetzes mit etlichen Knotenpunkten bewegen; es empfiehlt sich, von Anfang an Kontaktinformationen aufzuzeichnen, um den Überblick zu behalten. Manchmal muss man auch als Patient:in selbst anregen, dass Behandler:innen untereinander in Kontakt treten. Studien zeigen nämlich, dass Behandlungsfehler in der Onkologie meist nicht durch das fachliche Versagen einer einzelnen Person verursacht werden, sondern durch schlechte Kommunikation zwischen Behandler:innen.[5] Aber auch wenn Krebstherapie mittlerweile ein Gemeinschaftswerk ist, sollte man versuchen, ein, zwei zentrale Ansprechpartner:innen zu finden, die als Lotsen im System fungieren. Die Frage »Wer ist für mich in dieser Sache zuständig?« kann nicht oft genug gestellt werden.

Was die Suche nach geeigneten Behandler:innen angeht: Am Anfang stehen meist Empfehlungen anderer Betroffener, aus Patient:innen-Netzwerken oder von Haus- oder Fachärzt:innen. Bewertungsportale für Ärzt:innen helfen bei der Auswahl nicht, da die Online-Rankings die Qualität des ärztlichen Arbeitens definitiv nicht abbilden.[6] Da ist es besser, sich im persönlichen Kontakt ein Bild zu machen, zumindest davon, ob das Miteinander auf der menschlichen Ebene gelingt. Schließlich ist man mit seinen Onkolog:innen oft jahrelang verbunden und braucht, wie es Christoph Schlingensief über seinen Operateur sagt, »irgendeinen Draht zu dem, der da drin rumschneidet«[7]. Neben den naheliegenden Kriterien der Professionalität, Einfühlsamkeit und

Geduld spricht es für Mediziner:innen, wenn sie Betroffene ermutigen, Fragen zu stellen, wenn sie für Laien verständlich erklären und Entscheidungen mit Patient:innen abstimmen. Wichtig wäre auch, dass das Einholen von Zweitmeinungen kein Problem darstellt und man jederzeit Zugang zu seinen Krankenunterlagen bekommt. Für Patient:innen schwer zu beurteilen ist die Kompetenz von Operateur:innen. Aber es gibt immerhin ein Kriterium, an dem man sich orientieren kann, nämlich die Häufigkeit, mit der ein bestimmter Typ von Eingriff an einer Klinik oder von einer Person durchgeführt wird. Man kann diese Informationen der sogenannten Weißen Liste (siehe Anhang) entnehmen.

2.2 Warum ich (nicht)?

»Irgendjemand kriegt diesen Tumor. Jeder kann ihn kriegen. Irgendjemand muss. (…) Wir müssen alle bei diesem Lottospiel mitmachen. (…) Bloß gibt es in der Krebslotterie nicht so viele Gewinner-Lose zu ziehen.«[8] Nichts drückt das Gefühl der Willkürlichkeit besser aus als das Bild einer biochemischen Lotterie. Das Schicksal in Gestalt der Krebsdiagnose als Absurdität hinzunehmen, vielleicht sogar mit einem Schulterzucken, taugt allerdings nur wenigen. Der krebskranke Schriftsteller Wolfgang Herrndorf wirft in seinem Tagebuch die Frage nach der Schicksalhaftigkeit seines Hirntumors ebenso kurz auf, wie er sie wieder verwirft: »Warum ich? – Warum denn nicht ich?«[9] Viele Patient:innen, die wir in der Psychoonkologie kennenlernen, fühlen sich von der Vorstellung, zufällig und ohne Grund krank geworden zu sein, in ihrem Selbstwertgefühl angegriffen. Alles in ihnen rebelliert: Wie ist es möglich, dass die Schicksalsmächte oder das höhere Wesen nicht sehen, was ich wert bin, was ich für andere gegeben, was ich als Mensch schon erlitten habe?

Unmittelbar nach der Erschütterung durch die Diagnose stellt sich die große Mehrzahl der Patient:innen die »Warum ich?«-Frage.[10] Das überrascht nicht, denn man weiß aus der Traumaforschung, dass Menschen, die unerwartet Schlimmes erleben, dringend nach Erklärungen und Zusammenhängen suchen. Dieser gedankliche Reflex hilft nach verstörenden Erlebnissen vermutlich dabei, ein gewisses Gefühl der Kontrolle und Sicherheit zurückzugewinnen.[11] Aber was geschieht, wenn die Ursachenforschung kein Ende findet? Man hat festgestellt, dass Krebskranke, die sich ausführlicher mit den möglichen Auslösern ihrer Krankheit beschäftigen, psychisch belasteter sind als andere,[12] insbesondere dann, wenn sie sich alles selbst anlasten: Frauen mit Brustkrebs, die den Tumor auf ihren selbstverschuldeten Bewegungsmangel und ihre ungünstige Ernährung zurückführen, haben mehr Stimmungsprobleme und eine niedrigere Lebensqualität als Mitpatientinnen.[13] Psychisch eindeutig im Nachteil sind auch diejenigen, die sich von einer höheren Instanz für eigenes Fehlverhalten bestraft sehen.[14] Und auch die verbreitete Annahme, die Ursache eines Tumors läge in der eigenen Psyche, etwa in einem ungelösten Konflikt, bewirkt nicht nur eine hohe seelische Belastung, sondern sorgt auch für weniger Zuversicht in den Behandlungserfolg.[15] Betroffene unterwerfen sich dabei einer grausamen Logik, denn wenn die Krankheitsursache in den Tiefen der eigenen Psyche liegt, kann man leicht anzweifeln, ob Zellgifte oder OPs die Wurzel des Krebsübels überhaupt erreichen.[16] Alles in allem: Die Suche nach möglichen Ursachen der eigenen Krebskrankheit ist ein verständlicher seelischer Reflex. Aber sich unablässig damit zu beschäftigen scheint Patient:innen nicht besonders gutzutun, und die Suche nach einer Erklärung bleibt zumindest aus medizinischer Sicht vergeblich. Selbst bei Patient:innen, die eindeutige Risikofaktoren wie langjähriges Rauchen oder eine erbliche Vorbelastung mitbringen, kann man nicht sicher herausfinden, ob diese ihren Krebs tatsächlich (mit-)verursacht haben.

Betroffene, die die »Warum ich?«-Frage sehr umtreibt, rate ich zu Folgendem: Es geht nicht darum, Fragen und Gedanken zum Warum ganz aus dem Kopf zu verbannen. Aber man sollte überprüfen, ob die eigenen Gedanken letztlich an einem guten Ort ankommen oder ob man hängen bleibt im Vorwurf an sich und andere. Eine Patientin erklärte mir zum Beispiel, sie wisse, dass ihre subjektive Theorie, ihr Krebs sei durch Stress hervorgerufen, wissenschaftlich nicht untermauert sei. Aber ihr käme das stimmig vor und sie habe Freude daran, ein neues, weniger stressbelastetes Leben zu gestalten. Das kann man gut so stehen lassen, denn ihr tat dieses persönliche Ursachenmodell seelisch gut und half ihr, sich für die Therapie zu motivieren.

Zweitens sollte man sich klarmachen, dass die Ursachen- und Fehlersuche gar nicht das bringt, was sich Krebspatient:innen davon erhoffen, nämlich Hinweise darauf, wie mit dem Krebs umzugehen sei. Erkenntnisse über Entstehungsprozesse von Tumoren lassen sich nicht ohne Weiteres für deren Bekämpfung nutzen. Betroffene haben mehr davon, wenn sie ihre Energien möglichst nach vorne richten und sich auf das konzentrieren, was uns heute in der Krebstherapie zur Verfügung steht.

2.3 Krebspatient:innen im Schweinsgalopp

»Wir haben nie gegoogelt, nie nach Wahrscheinlichkeiten, Chancen, der Prognose oder der Zukunft gefragt (…). Anstatt in eine Million digitale Selbsthilfe-Wurmlöcher zu kriechen oder uns mit Grünkohl-Diäten zu befassen, haben wir alles auf eine Sache gesetzt: Einen Arzt finden, dem wir vertrauen, um ihn dann wie einen General zu behandeln, der uns an die Front schickt, in den Krieg. Dr. S. sagte uns, was wir zu tun und zu lassen haben – wir folgten seiner Order. (…) Das hat unsere Energien frei gemacht für alle anderen Aufgaben, die nonstop anstanden.«[17] So beschreibt der Partner einer Krebspatientin die Haltung, die seine Frau und er einnahmen, um durch ihre Therapie zu kommen. In Zeiten, in denen viel von Patient:innen-Selbstbestimmung und Empowerment gesprochen wird, kann man so eine Herangehensweise fast ein bisschen antiquiert finden. »Sich einfach dem Arzt anvertrauen? Alles auf eine Sache setzen? Du liebes bisschen! Wo bleibt da die Zweit- und Drittmeinung, wo die systematische Internet-Recherche, das Krebs-Homeoffice?« Patient:innen wird neuerdings schon ordentlich eingeheizt, sich intensiv und proaktiv um ihre Heilung zu kümmern, nicht zuletzt aus der Krebs-Selbsthilfe: »Du bist selbst Captain deines Bootes. Du hast das Steuer in der Hand«,[18] gibt beispielsweise eine Brustkrebsaktivistin anderen Betroffenen mit auf den Weg. Bestimmt fühlen sich viele Kranke mit solchen Leitsätzen sehr gut abgeholt. Und selbstverständlich kann man froh sein, dass die Figur des:r selbstherrlichen Ärzt:in, der:die gerne mal machohaft und von oben herab sagt, wo's langgeht, von der Bühne abgetreten ist. Stattdessen hat sich im medizinischen Versorgungsalltag die Vorstellung durchgesetzt, dass Heilen am besten dann gelingt, wenn Ärzt:innen und Patient:innen Behandlungsentscheidungen in einem Dialog auf Augenhöhe treffen. Aber die Entwicklung in Richtung Patient:innen-Selbstbestimmung hat auch ihre Schattenseiten. In der Logik der neoliberalen Optimierungsgesellschaft gilt bekanntermaßen, dass man sein Schicksal selbst zu formen und seine Chancen zu nutzen hat. Heilung scheint da eher denjenigen zuteilzuwerden, die sich ausreichend dafür ins Zeug legen, die ihren Ärzt:innen auf die Finger schauen, jede für sie infrage kommende Krebs-Studie kennen und so weiter. Patient:innen, so habe ich neulich eine Auslegung von Empowerment aufgeschnappt, seien eine »ungenutzte Ressource im Gesundheitssystem«[19]. Aber wie fühlt es sich an, wenn man in Momenten großer Bedrängnis auch noch als Ressource betrachtet wird, aus der nicht genug Information und Engagement herausgeholt wird? Zu allem Überfluss verquickt sich dieser Geist manchmal noch mit den Postulaten einer wissenschaftsfeindlichen Alternativmedizin, deren Geschäftsmodell auf der Behauptung basiert, man könnte auch im Falle von Krebs selbst zu seiner Gesundung beitragen.

Kein Wunder also, wenn Patient:innen mit heraushängender Zunge durch den Therapieprozess hecheln, wenn sie ihr ganzes Alltagsleben in eine Art Anti-Krebs-Programm zu verwandeln suchen, das mit einem speziellen Frühstück beginnt und mit der

Nutzung einer Entspannungs-App aufhört. Wenn das Ganze nicht so erfolgreich verläuft, stürzen sie in schlimme Selbstzweifel: »Vielleicht bin ich zu sehr von meiner Diät abgewichen, habe zu viel Zucker konsumiert? Vielleicht meditiere ich nicht genug? Oder mache nicht genug Sport?«[20] So verrutscht der sehr berechtigte Wunsch nach einer aktiven Rolle und Raum für Selbstbestimmung bisweilen in eine überfordernde Kontrollillusion. Empowerment im guten Sinne meint, mithilfe von Ärzt:innen Therapieentscheidungen zu treffen, Zugang über alle Informationen zur eigenen Krankheit sowie Kontrolle über die Verwendung eigener Daten zu haben. Aber man sollte sich auch fragen, ob man sich das rechte Maß an Verantwortung auflädt und inwieweit es der eigenen Kräftebilanz zuträglich ist, wenn man nächtelang im Internet über Krebsstudien grübelt, um sicherzugehen, dass der:die Onkolog:in diese Dinge auf dem Schirm hat. Erstens gibt diese Krankheit einem nicht so viel Handlungsspielraum, wie man es sich wünschen würde. Zweitens kann man sich Onko-Expertise nicht über Nacht aneignen, weshalb es ohne eine gute Portion Vertrauen in die Krebs-Generäl:innen nicht geht. Ein gutes Bündnis mit Ärzt:innen einzugehen heißt nicht, sich um gar nichts mehr zu kümmern. Aber es bedeutet, die eigene Anstrengung in puncto Wissensmanagement und Lebensstil in ein realistisches Verhältnis zu setzen zu dem, was dabei für die Genesung zu gewinnen ist.

Sexy Crazy Cancer

Für Frauen gibt es ja in allen möglichen Lebensbereichen gerne mal eine kleine Extraaufgabe. Besondere Aufmerksamkeit und Anerkennung erfahren Frauen, die es schaffen, ungebrochen attraktiv und idealerweise sexy durch alle möglichen Täler inklusive onkologischer Therapie zu gehen. Autobiografische Texte tumorkranker Frauen tragen Titel wie *Wilde, schöne Krebskriegerin*[21] oder *Jung. Schön. Krebs.*[22], und in Foto-Shootings speziell für Krebsbetroffene scheinen vor allem Patientinnen eine Art Krebs-Sexyness zu präsentieren. In der weiblichen Variante des idealen Rehabilitationserfolgs steigen besonders schöne Phönixe aus der Asche. Auf der einen Seite ist so etwas wie ein Krebs-Shooting eine große Gaudi, gar ein wunderbarer Akt des Widerstands: Toll, wenn trotz Krankheit der Prosecco-Korken knallt und man die eigene Schönheit und Weiblichkeit verteidigt gegen einen Krebs, der sich Haare und Nägel nimmt und dafür Narben zurücklässt. Es tut gut, als Krebskranke sichtbar zu sein, sich über Altersgrenzen hinweg zu solidarisieren, das Leben zu feiern und dabei noch ein bisschen PR für Selbsthilfeorganisationen zu machen.

Auf der anderen Seite fällt auf, dass es fast nur Frauen sind, die darum ringen, ihre körperliche Attraktivität gegen die Krankheit zu verteidigen. Dass viele es gewohnt sind, sich zu stylen und mittels Kosmetik und Klamotte zu verwandeln, hat auf den ersten Blick einen großen Vorteil: Mit Perücke und Make-up können Frauen sich auch mal krebsfrei geben, die Krankheit verbergen und zudringlichen Blicken entkommen. Viele Männer haben diese Option eher nicht. Aber ich fürchte, dass die hohen Anforderungen, denen Frauenkörper von jeher genügen sollen, einfach mit in die Krebsbehandlung genommen werden. Dass Patientinnen besonders darunter leiden, wenn ihr Äußeres sich unvorteilhaft verändert, und dass sie Druck spüren, bloß nicht aufzuhören mit Schminken und Wimpernankleben, damit sie trotz Glatze irgendwie superschön bleiben. Es ist für Frauen, ob gesund oder krank, einfach schwer, dem Perfektionswahn zu entkommen.

Wie könnten Betroffene ihre Weiblichkeit auf eine entspannte und gesunde Art ausdrücken und bewahren? Meiner Meinung nach geht das mit Selbstliebe, einem Bewusstsein für Diversität und einer Prise Humor.

Die Selbstliebe, die ich mir vorstelle, hat wenig zu tun mit dem, was als »Selbstfürsorge« für Frauen propagiert wird, sich allerdings als reine Konsum-Kampagne entpuppt: Gesichtsroller, rosa Bademäntel, Self-Care-Apps und der Besuch im Goop Lab. Die Millennial-Frauen geben zweimal so viel für Produkte zur Pflege ihres körperlichen Selbst aus wie ihre Boomer-Mütter, aber leider ohne positiven Effekt für Gesundheit oder Zufriedenheit.[23] Nach wie vor wird es ihnen durch gesellschaftliche Standards schwerer gemacht als Männern, ein gutes Verhältnis zu ihrem Körper zu entwickeln. Zum Klassiker »Gewichtsreduktion« sind noch ein paar neue To-dos für Frauen hinzugekommen: Sie sollen tunlichst Schambehaarung, Darmflora, Gluten-Intake und anderes kontrollieren. Feministische Autor:innen sehen hier die uralte Botschaft neu verpackt: Du bist eine Frau, also stimmt mit deinem Körper etwas nicht.[24] Krebskranke wie gesunde Frauen können sich vergegenwärtigen, dass sie das alles überhaupt nicht mitmachen müssen; und dass, wenn sie ihr »Selbst« pfleglich behandeln wollen, es noch etwas anderes gibt als ein konsumierendes Selbst. Echte Selbstfürsorge kann ganz einfach sein: Mit ausreichend Schlaf und Wasser ist schon viel getan. Darüber hinaus kann ich mich wie eine liebe Freundin behandeln und mich fragen, wie ich grundlegende Bedürfnisse nach Bewegung, Nähe, Kontakt, Anregung, Rückzug und Ähnlichem befriedigen könnte.

Diversität in puncto Weiblichkeit bedeutet, sich nicht von einem bestimmten Frauenbild vereinnahmen zu lassen. Kritisiert wird beispielsweise der »Pink Kitsch«[25], der krebskranken Frauen oft aus Kampagnen von Pharmafirmen und Selbsthilfeorganisationen entgegenschwappt. Dort wird meist eine frohe, gut zurechtgemachte Überlebende im eng anliegenden T-Shirt und mit intakter Körperkontur gezeigt; oder eine niedliche Frau, die mit rosa Teddys, Luftballons und anderen kindlichen Pink-Ribbon-Accessoires hantiert. All das trägt zu einer Kultur bei, die Frauen dazu auffordert, die körperlichen Veränderungen durch den Krebs zu verbergen, zu kaschieren, ja womöglich zu revidieren. In der Brustkrebstherapie gehen zum Beispiel viele Behandler:innen sehr selbstverständlich vom Primat einer Rekonstruktion der Brust aus. Diese hat in der Regel rein kosmetische Gründe und ist medizinisch gesehen mit Nachteilen behaftet. In den USA gibt es Selbsthilfeorganisationen, die die Variante »going flat« unterstützen; hierzulande stößt es auf Unverständnis, wenn man zu einer möglichen Rekonstruktion »Nein danke« sagt. Mit oder ohne

Prothese und Rekonstruktion: Beides sind legitime Varianten im Umgang mit dem Verlust des Organs Brust. Aber man sollte nicht allzu leichtfertig annehmen, dass Frauen aufwendige und risikoreiche Brustrekonstruktionen nur »für sich« vornehmen lassen. Sie können dem Blick einer selbstoptimierenden Kultur ja gar nicht entkommen. Der Druck, einen feminin wirkenden Körper mit den gängigen Attributen und dem gängigen Schmuck zu präsentieren, ist in Gesellschaft und Medien einfach da. Das Gleiche gilt für andere körperliche Veränderungen nach Krebs, von Haarverlust und Narben bis zu künstlichen Ausgängen. Ich erlebe zum Beispiel des Öfteren, dass Frauen ihre Perücke wenn, dann mit einem Gestus der Rebellion oder Provokation absetzen, nach dem Motto »Da habt ihr's, mir reicht's.« Einfach selbstverständlich mit einem Chemo-Kopf herumzulaufen, so lange, wie man ihn eben hat, dazu entscheiden sich auch im Sommer nicht so viele Frauen. Dabei wäre es Krebspatientinnen zu wünschen, dass sie ihre Weiblichkeit jenseits einengender Stereotype leben und ausdrücken können.

Mach hin – zügige Rehabilitation erwünscht

»Dort, wo man (vom Krebs) geheilt ist, beginnt die eigentliche Arbeit des Heilwerdens«,[26] beschreibt eine Betroffene ihr Lebensgefühl nach Therapieabschluss. Aber leider verhält es sich meist so, dass das gesamte Umfeld schon auf eine Rückkehr zur Normalität hofft, noch bevor die letzte Sitzung der Chemo absolviert ist: Partner:innen hätten gerne wieder jemand Fröhlichen an ihrer Seite, und Vorgesetzte stellen sich oft vor, dass ihre Mitarbeiter:innen die Therapie »durchziehen« und dann tatkräftig und mit flottem Kurzhaarschnitt an den Arbeitsplatz zurückkehren.

Als Klassiker erlebe ich es mittlerweile, dass Chef:innen Blumen schicken, ein verständnisvolles Gespräch führen – und nach wenigen Wochen Schonfrist in Gestalt der Wiedereingliederung 120 Prozent Arbeitsleistung erwarten. Nach außen hin kommunizieren Unternehmen oft Inklusion: Wir sind total aufgeklärt, und

Krankheiten gehören doch zum Leben. Wenn es dann aber um Beförderung, Karriere und interessante Projekte geht, dann zählt doch weiterhin ungebrochene Leistungskraft. Und immer wieder ist festzustellen, wie schwer sich die Arbeitswelt damit tut, dass der Zustand nach einer Krebskrankheit sich nicht so gut mit den Kategorien »krank« oder »gesund« beschreiben lässt. Wohlgemerkt: Wie viel und wann man als Krebskranke:r arbeiten kann oder möchte, variiert enorm. Manche Betroffene legen großen Wert darauf, trotz und mit Krebs weiterzuarbeiten. Sie nehmen manchmal Grenzwertiges auf sich, um im Arbeitsprozess zu bleiben: »Wenn ich jetzt aufhöre zu arbeiten, dann nehme ich den ganzen Tag Schmerzmittel, glotze Serien und liege in Embryostellung in der Ecke – das will ich nicht«, erklärte es eine Führungskraft, die auch während der Chemotherapie weiterarbeitete. Für andere ist das aber die einzig vernünftige Antwort auf die Belastungen der Krebstherapie: erst einmal die Embryostellung einnehmen und es nach Abschluss der Therapie vorsichtig angehen lassen.

Ehemalige Krebspatient:innen brauchen bei ihrer Wiedereingliederung in die Arbeitswelt also nicht einen grundsätzlichen Schonraum, sondern die Bereitschaft ihrer Arbeitgeber:innen, mit ihnen individuelle und möglichst flexible Vereinbarungen zu treffen. Beruhigend wäre für Betroffene etwa die Gewissheit, dass in ihrem Leben auch mal leistungsschwache Tage vorkommen dürften, ohne dass sie sich gleich krankmelden oder Urlaub nehmen müssen. Denn was soll man tun, wenn man nach der Wiedereingliederung mal einen Fatigue-Schub hat oder wenn Nachsorgediagnostik einem Kraft und Nerven rauben? Aus Sicht der Arbeitgeber:innen kann das dann so aussehen: Ein Mitarbeiter ist zwei Stunden zu einem Check-up weg, bei dem er sich eben mal ein grünes Häkchen abholt. Wird ja nicht so schlimm sein, er ist ja geheilt. Der ehemals Kranke hat aber vor lauter Angst schon mehrere Nächte sehr schlecht geschlafen und kann sich Stunden vor dem Arzttermin kaum mehr konzentrieren. Zudem verlaufen Nachsorgetermine häufig etwas unscharf. Das heißt, es taucht irgendein Verdachtsbefund auf, der weitere Untersuchungen nach sich zieht und den Betroffenen in erneute Anspannung versetzt. Ehemalige Patient:innen müssen sich überlegen, ob sie ihre Leistungstiefs und die wiederkehrenden Belastungen der Nachsorge an ihrem Arbeitsplatz eher verbergen oder damit nach vorne gehen. Allgemeine Ratschläge gibt es hier nicht, aber es spricht viel dafür, Aufklärungsarbeit in eigener Sache zu betreiben; also den Kolleg:innen und Vorgesetzten die vorübergehenden wie dauerhaften Einschränkungen, mit denen man lebt, zu verdolmetschen und um Verständnis zu werben. Zudem ist ein längerer Atem gefragt, um zu beurteilen, ob man seinen Job auf Dauer weitermachen kann. Oft zeigt sich erst Monate nach der Wiederaufnahme der beruflichen Tätigkeit, ob man den Anforderungen noch gewachsen ist. Dass ehemals Kranke nach ihrer Wiedereingliederung im Vergleich zu anderen ein doppelt so hohes Risiko tragen, arbeitslos zu werden,[27] liegt vielleicht auch an mangelndem Wissen und Kommunikation über die Realität der Krebsrehabilitation. Deshalb ist ihnen unbedingt zu empfehlen, sich für eine Rückkehr ins Arbeitsleben sozialrechtlich beraten zu lassen, zum Beispiel an den Krebsberatungsstellen, von Schwerbehindertenbeauftragten, Arbeitsmediziner:innen und Fachanwält:innen. Alles in allem: Das Tempo, das von Krebspatient:innen insbesondere in der beruflichen Rehabilitation erwartet wird, entspricht oft nicht der Dimension dessen, was ihnen in der Krebstherapie widerfahren ist. Daran müssen sich alle Beteiligten immer mal wieder erinnern.

Erleuchtung verlangt

Zu den diversen Kalenderweisheiten, die Krebskranken gerne angeboten werden, zählt auch das Horaz'sche »Carpe Diem«: Man solle den Tag »pflücken« und Freude pflegen über das, was sich gerade ereignet, wie klein und alltäglich es auch sein mag. Abgesehen davon, dass es grundsätzlich degoutant ist, wenn Gesunde Kranken raten wollen, wie es geht, ist dieser Appell ein gutes Beispiel dafür, dass es heutzutage offenbar nicht reicht, mit Anstand durch eine Krebstherapie zu kommen; sondern dass es zudem ein Stück Selbstentwicklung sein soll. Aber zum einen handelt es sich bei dem Thema Achtsamkeit und Gewahrsein der Gegenwart um eine der schwersten Übungen für Menschen überhaupt (siehe 5.1). Und zum anderen sollten Krebskranke selbst überprüfen, worin sie sich womöglich optimieren wollen. »Die Zeitspanne, in der ich in die Zukunft denke, oft keine zehn Sekunden mehr, teilweise regrediert auf den Gemütszustand eines Fünfjährigen. Und nicht nur den Zustand, auch das Benehmen. Da fahre ich mit dem Fahrrad das Nordufer entlang und freue mich wie wahnsinnig über Bäume und Autos und Licht. Dann taucht am Ende der Straße eine Kreuzung auf – und dann? Oh, ein neuer Weg! Neue Bäume, neue Autos, neues Licht, welche Freude!«[28] Der krebskranke Schriftsteller Wolfgang Herrndorf beschreibt hier einen »Gemütszustand«, den er erkennbar ambivalent findet. Er karikiert nicht ohne Bitterkeit die kindliche Gestimmtheit, auf die er sich zurückgeworfen fühlt. Letztlich resümiert er, dass, obwohl die Tatsache, »in jeder Minute beim Tod zu sein«, zwar eine Art eigenes Erfahrungswissen schaffe, ihn dies aber keinesfalls weise gemacht habe – »man kommt der Wahrheit nicht näher als jeder«.[29]

Viele Menschen, die unheilbar erkrankt sind, beschreiben diese Zwiespältigkeit. Einerseits erkennen sie manchmal für sich, dass eine starke Orientierung auf die Zukunft einschließlich ständigen Pläneschmiedens Druck erzeugt. Fällt mit der Diagnose Krebs diese Erwartungshaltung zumindest vorübergehend weg, finden sich manche Betroffene in einer Art neuen Freiheit wieder, in einem schaffenskräftigeren Zustand, als sie es vorher für möglich gehalten hätten. Gleichzeitig schmerzt der Verlust ihrer Zukunft. Kranke können es oft besser verkraften, konkrete Lebensziele aufzugeben als eine offene Perspektive. Dass sich der Blick auf die eigene Zukunft nicht mehr irgendwo am Horizont, im Ungefähren, in einem möglichen Vielleicht verlieren darf, ist die größte Pein. Der selbst an einem Gehirntumor erkrankte Autor Tom Lubbock erwähnte einmal den bekannten Fall eines Mannes, der seit einer Hirnhautentzündung nichts mehr behalten kann, was länger als Sekunden zurückliegt.[30] So ist er gezwungen, wirklich nur im Moment zu leben – und ist damit zugleich seiner Menschlichkeit und seelischen Tiefe beraubt. Auf den Ratschlag, er müsse jetzt halt sehr im Moment leben, wollte Lubbock deshalb gerne verzichten. Er sah sich außerstande, die ständige Begrenzung seiner Lebensperspektive wahlweise zu ignorieren oder das »Carpe Diem« als extreme Disziplin zu betreiben. »Nichts für mich«,[31] befand er.

Ein anderer Anspruch, mit dem Betroffene häufig behelligt werden, ist, den Krebs als Anlass für Lebensveränderungen zu begreifen. In den Wochen und Monaten nach der Erstdiagnose geht es aber ohnehin nicht darum, sein Leben umzukrempeln, sondern in der Krebstherapie einen Fuß auf den Boden zu kriegen. Die »Krise als Chance«-Ideologie macht unnötigen Stress, und oft ist Veränderung sogar das Letzte, was Kranke wollen. Denn auch wenn der sehnsuchtsvolle Aufschrei »Ich will mein altes Leben zurück!« sich eher nicht erfüllen wird, dürfen Betroffene sich ja wünschen, dass das meiste im Leben bleiben soll, wie es ist. Man kann also nach einer Krebsdiagnose auch auf Kontinuität oder Wiederherstellung alter Verhältnisse hinarbeiten.

2.4 Wissensmanagement: Informierte Patient:innen leben länger?

»Wenn ich meinen Ärzten erzähle, dass ich Mitglied im eskd.de (Eierstockkrebs Deutschland) bin und sogar eine Selbsthilfegruppe leite, werde ich komplett anders behandelt. Denn so merken die Mediziner ganz schnell, dass ich bestens informiert bin und mich nicht mit einer 0815-Lösung abspeisen lasse. Als mündige Patientin bekomme ich einfach die bessere Unterstützung«,[32] schreibt eine Betroffene. So oder ähnlich erleben es viele und so will es auch eine Formulierung, die gerne in der Selbsthilfe zitiert wird: »Informierte Patient:innen leben länger.«

Das ist erst einmal eine steile Ansage, denn wir wissen nicht, ob die Gesamtheit derjenigen Krebskranken, die sich große Expertise zu ihrer Krankheit aneignen, wirklich länger lebt als die Gruppe, die Therapieentscheidungen eher ihren Ärzt:innen überlässt.[33] Es gibt keine Daten, die das belegen würden. Der neue Anspruch, dass Patient:innen möglichst viel Gesundheitskompetenz erwerben sollten, ist unter dem Begriff »Wissensmanagement« allerdings schon in der medizinischen Forschung angekommen; und er wird an allen möglichen Stellen des Gesundheitssystems propagiert. Von Patient:innen, die vor dem Gott in Weiß auf Zwergengröße zusammenschrumpften, sind wir nun bei einem Ideal angekommen, bei dem Betroffene ihren Heilungsprozesses möglichst souverän selbst managen sollen.

Es gibt sicher etliche Patient:innen, die keine Probleme haben, durch die Welt der Onkologie zu navigieren. Aber es gibt auch diejenigen, für die der von Ärzt:innen geäußerte Satz »Das müssen Sie jetzt selbst entscheiden« eine Überforderung darstellt. Immerhin haben sich im stationären Bereich die sogenannten Case Manager etabliert, also Fachpersonen, die die vielen ineinandergreifenden Behandlungsschritte mit ihren diversen Akteuren für Patient:innen organisieren. Im ambulanten Bereich war bis vor Kurzem nichts Vergleichbares vorgesehen. Aber in Anbetracht der wachsenden Komplexität der Krebsmedizin gibt es nun immerhin den Versuch, eine neue Berufsgruppe einzuführen, die sogenannten Onko-Lotsen – speziell ausgebildete medizinische Fachkräfte, die Betroffene und Angehörige dabei unterstützen, sich besser im Gesundheitswesen und der Fülle an Informationen zurechtzufinden. Das Ganze steckt allerdings noch in den Kinderschuhen. Doch wie können Patient:innen derzeit bestmöglich mit den Informationen rund um ihre Krankheit umgehen?

Infoquellen

Im Nationalen Krebsplan stecken Gesundheitsexpert:innen nicht nur fortlaufend neue Ziele für die Tumorforschung und für verbesserte Therapien, sondern sie wollen auch Patient:innenrechte stärken und Abläufe in der Onkologie sinnvoller und menschenfreundlicher gestalten. Dazu gehört, dass man die Ära, in der Patient:innen wie unmündige Kinder behandelt wurden, endgültig hinter sich lassen möchte. Auch wenn es zum Teil noch gewöhnungsbedürftig ist, soll niemand mehr über den Kopf von Patient:innen hinweg entscheiden, sondern das Prinzip einer gemeinsamen Entscheidungsfindung gefördert werden. Denn es hat sich gezeigt, dass Patient:innen, die gemeinsame Therapieentscheidungen mit Ärzt:innen treffen, langfristig zufriedener mit ihrer Lebensqualität und ihrer Krebstherapie sind.[34]

Ein gemeinsames Nachdenken und Entscheiden ist nur dann möglich, wenn das Informationsgefälle zwischen Patient:innen und Ärzt:innen nicht allzu groß ist. Das lässt sich erreichen, wenn Ärzt:innen verständlich kommunizieren und auf Informationsquellen hinweisen, damit Patient:innen ein Stück medizinische Kompetenz erwerben.

Bis vor Kurzem rieten Ärzt:innen reflexhaft davon ab, sich im Internet über Krebs zu informieren, doch diese Empfehlung ist mittlerweile haltlos geworden. Im Gegenteil sind die Info-Portale, die mittlerweile von renommierten Krebs-Organisationen betrieben werden, ein wahrer Segen (siehe Anhang). Man merkt vielen der dort ständig aktualisierten Texte das Engagement für die Betroffenen an; der Tonfall ist ruhig, nicht bevormundend und mutmachend. Diese Schatzkammern des Wissens sind allen frei zugänglich, und manche Organisationen bieten darüber hinaus einen persönlichen Beratungsservice.

Außerdem gilt in der Onkologie schon lange das »Mehraugenprinzip«. Manche Kliniken oder Krankenkassen haben Zweitmeinungsprogramme und ermutigen Patient:innen, unterschiedliche Behandlungsansätze zu vergleichen. Auch im Internet finden sich sogenannte Zweitmeinungsportale, über die man seine Befunde an einem zertifizierten Krebszentrum auswerten lassen kann. Denn die Zweitmeinung verringert die Wahrscheinlichkeit für Fehldiagnosen und veraltete Empfehlungen, gibt zusätzliche Hinweise für die Therapieplanung und stärkt die Patient:innenkompetenz.

Weniger ist mehr

»Alles, was damals jemand in meiner Gegenwart sagte«, berichtet eine ehemals Betroffene über die Wochen nach der Diagnose, »das ging direkt in mich hinein.« In einem Wartezimmer hörte sie zufällig das Gespräch zweier Mitpatienten, die sich über ein umstrittenes Buch mit dem Titel *Krebszellen mögen keine Himbeeren*[35] austauschten. Sie resümiert: »Heute mache ich mir überhaupt keine Sorgen mehr um meine Ernährung. Aber damals, kurz nach der Diagnose, hat mich dieses Gespräch total erschrocken und verunsichert. Ich muss bis heute bei jeder Himbeere, die ich esse, daran denken.« Vor allem unerfahrenen Patient:innen passiert es, dass sie in Warteräumen und Gängen auf andere Menschen stoßen, die ebenso wie sie selbst in einem Ausnahmezustand sind. Das ist an sich nicht schlimm, allerdings sind kurz nach einer Krebsdiagnose innerlich alle »Antennen scharf gestellt«[36]; das heißt, dass man gleichzeitig informationsbedürftig und extrem alarmiert ist. Man ist getrieben von der Sorge, etwas zu verpassen, etwas falsch zu machen, womöglich eine schlechte Entscheidung zu treffen – eine Gemengelage, die sehr verletzlich macht.

Da also in dieser Lage oft die seelischen Filter ausfallen, muss man sich auf andere Weise schützen. Eine der wichtigsten Empfehlungen lautet, die Anzahl der Menschen, mit denen man über die eigene Erkrankung spricht, sinnvoll zu begrenzen. Ein, zwei Gespräche mit bewusst ausgewählten Ansprechpartner:innen bringen meist mehr als zehn Konversationen mit Menschen, die einem zufällig über den Weg laufen. Das gilt auch für Ärzt:innen. Denn dass man gerade an großen Zentren und Kliniken mit fast beliebig vielen Behandler:innen, Studierenden und Hilfskräften in

Kontakt kommt, gerät oft zu einem überraschend großen Stressor. Die Versuchung ist groß, jedem, der zur Tür hineinkommt, Fragen zum eigenen Fall zu stellen – aber die wichtigen sollte man sich doch lieber für federführende Ärzt:innen aufheben.

Letztlich ist der Zusammenhang zwischen Seelenfrieden und dem Umgang mit Informationsdichte kompliziert. Menschen, die auf eine Bedrohung wie die einer Krebsdiagnose reflexhaft damit reagieren, dass sie möglichst viel Information dazu einholen, werden in der Forschung »Monitor« oder »Sensitizer« genannt. Sie scannen gewissermaßen den Horizont nach potenziell gefährlichen Inhalten ab, wünschen sich mehr Tests, mehr Gespräch und Beratung. Konzentriert man sich aber nur auf das Sammeln von medizinischer Detailinformation, vernachlässigt man darüber vielleicht andere potenziell hilfreiche Bewältigungsstrategien.[37]

Das Recht, nicht zu wissen

In der derzeitigen Kultur der Selbstbestimmung und offenen Aufklärung wird ein Aspekt leicht vergessen: Es gibt auch das Recht darauf, etwas nicht wissen zu wollen. Als Patient:in selbstbestimmt zu handeln bedeutet manchmal auch, dem Gegenüber zu sagen, worüber man keine Information haben möchte.

Zum einen ängstigen manche medizinischen Informationen, ohne dass sie gleichzeitig Handlungsspielräume vergrößern würden. Und manchmal geht es für Krebskranke auch darum, zu bestimmen, wann sie über eine bestimmte Information verfügen wollen. Aus einer Sprechstunde zur genetischen Beratung bei Brustkrebs erzählte eine Patientin, dass sie – nach einigen unerfreulichen Nachrichten über ihre eigene Gen-Mutationen – den Genetiker bremsen musste, als er ihr auch noch ungefragt die Krebs-Risiken ihrer Kinder erläutern wollte: »Ich wollte über die Perspektive meiner Kinder gar nichts wissen zu dem Zeitpunkt. Ich war ja schon total bedient.« Diese Episode habe ihr gezeigt, dass man »sich schützen muss vor den Sätzen, die da geflogen kommen«.

Und schließlich ist es günstig, wenn man ungefähr einschätzen kann, zu welcher Sorte Mensch man gehört. Es gilt nämlich nicht einfach: Je mehr ich weiß, desto besser geht es mir. Vielmehr gibt es Hinweise darauf, dass Menschen aufgrund ihrer eher unveränderlichen Persönlichkeitseigenschaften mehr oder weniger gesundheitsbezogene Informationen brauchen, um gut funktionieren und entscheiden zu können. Jemand, der aus einer Ängstlichkeit heraus besonders viele Informationen zu seiner Krankheit sammelt, um sich damit zu beruhigen, tut sich oft schwerer, Entscheidungen seine Krankheit betreffend zu fällen.[38] Wolfgang Herrndorf schreibt dazu: »Ich habe das Gefühl, in guten Händen zu sein und mich mit der Sache nicht mehr befassen zu müssen. Der Verlust an Lebensqualität, der durch die Beschäftigung mit dem Elend eintritt, (…) wird durch das Ergebnis nicht aufgewogen. Ende des Googelns.«[39]

Für Krebskranke, die sich viel in sozialen Netzwerken bewegen, ist es besonders schwierig, die aus allen Ecken der Welt dringenden Stimmen und Meinungen zu filtern. Patient:innen profitieren auf mannigfaltige Weise von der dort gebotenen sozialen Unterstützung, weshalb ich dazu ermutige, sich umzusehen und auszuprobieren. Allerdings ist aus anderen Zusammenhängen bekannt, wie schlecht die Informationsflut aus den sozialen Medien zu steuern ist und dass vor allem das passive Konsumieren ihrer Inhalte sich negativ auf die Psyche auswirkt. Patient:innen schildern mir immer wieder lebhaft, was passiert, wenn sie – meist eher absichtslos – durch Accounts von Krebsbetroffenen scrollen. Ruckzuck geraten sie in einen Strudel von Kurznachrichten aus dem Leben fremder Krebskranker mit oft beunruhigenden Botschaften. Und auch wenn man über einen Post ein kleines emotionales Päckchen loswird, muss man damit rechnen, Hunderte andere meist leidgefüllte Päckchen zurückzubekommen. Auch der soziale Vergleich, der das eigene Selbstwertgefühl anknabbert, bleibt Betroffenen in der digitalen Krebswelt nicht erspart. Auf Instagram sehen auch die anderen Kranken irgendwie souveräner, besser, pinker aus, haben perfekt tätowierte Augenbrauen oder scheinen ihr Krebsschicksal besonders gut zu meistern – während man selbst gerade durchhängt und sich hässlich fühlt.

Als »Doomscrolling« wird das Durchblättern schlechter Nachrichten und das sich damit einstellende Gefühl des drohenden Untergangs bezeichnet. Auch die medialen Bewegungen von Krebspatient:innen auf Plattformen wie Instagram, Twitter oder Facebook werden von den Algorithmen der Software abgetastet, was dazu führt, dass immer mehr Krebsnachrichten serviert werden und das Scrollen nur schwer ein Ende findet. Zusammen mit der Tendenz des menschlichen Gehirns, bedrohlichen Inhalten besonders viel Aufmerksamkeit zu schenken, wird daraus ein toxisches Gemisch. Es stellt sich einfach kein Trost durch Erkenntnis ein. Patient:innen sollten sich deshalb immer wieder fragen, was sie denn außer der Krebskrankheit noch ausmacht und welche nicht krebsbezogenen Accounts ihre Leidenschaften, Träume und Interessen widerspiegeln. Der Geist kann unmöglich zur Ruhe kommen, wenn er mehrfach am Tag mit den Wasserstandsmeldungen anderer krebskranker User konfrontiert wird. Das ist in etwa zu vergleichen mit der seelischen Lage von jemandem, der ständig auf dem Facebook-Account seines Ex-Partners herumgeistert. Wenn ich lese, dass irgendwo jemand mit ähnlichen Krankheitsmerkmalen beunruhigt feststellt: »Oje, ich habe einen verdächtigen Knoten getastet!«, dann fühle ich mich diesem Menschen vielleicht innerlich verbunden und checke jeden Tag kurz mal, ob es Neuigkeiten gibt – aber das kostet auch Kraft und ängstigt. Also: sich immer mal wieder daran erinnern, dass man sich von Accounts auch verabschieden kann.

Expert:innen für digitale Balance empfehlen, sich für solche Online-Aktivitäten ein Zeitfenster zu setzen; und idealerweise auch einen bestimmten physischen Ort, an dem man eben nicht absichtslos, sondern gezielt nach Informationen und Kontakten sucht und den man dann auch wieder verlässt. Sich digital treiben zu lassen kann ganz nett sein, wenn es um irgendein Hobby geht, ist aber keine gute Idee für das heikle Krebsterrain. Und es ist ratsam, Posts und Tweets nicht passiv auf sich einrieseln zu lassen, sondern möglichst aktiv am digitalen Austausch teilzunehmen. Das stärkt das Gefühl von Handlungsfähigkeit. Man muss auch abwägen, wann es einem guttut, vom digitalen in den analogen Raum zurückzukehren. Denn es ist ein Riesenunterschied, ob ich mich mit der Krankengeschichte eines Menschen beschäftige, den ich persönlich kenne und mag, oder ob ich permanent scrollend anonyme Krebsschicksale in mein Bewusstsein dringen lasse. Und hat man sich doch mal eine Überdosis von digitalem Krebs verpasst, sollte man sich wieder erden, am besten über einfache körperliche Aktivitäten: laufen, duschen, Sterne anschauen, frische Luft atmen.

2.5 Finde dein Krebsnarrativ

»Erschrecken Sie jetzt bitte nicht ...«, leitete eine Krebspatientin es gewohnheitsmäßig ein, wenn beim Ausziehen ihre Brustamputation sichtbar wurde. Dieser entschuldigende Satzanfang diente ihr seit der Operation als eine Art Prophylaxe gegen das Erschrecken. Weder wollte sie ihr Gegenüber durch den Anblick der fehlenden Brust und der Narben am Oberkörper irritieren, noch wollte sie sich selbst der möglichen Gefahr aussetzen, eine verunsichernde Reaktion auf ihre Entstellung zu erfahren. Aber irgendwann hatte sie diese Art der Kontaktaufnahme satt. Sie beschloss, die obligatorische Entschuldigung aus ihrem sprachlichen Repertoire zu streichen, und nutzte ab da die sachliche Ankündigung »Ich habe links keine Brust mehr«, wenn sie sich unbekleidet zeigen musste. Man könnte das lediglich für eine subtile Kurskorrektur in der Alltagskommunikation halten, aber die Frau, die mir das erzählte, hatte letztlich an ihrer Geschichte der Krebserkrankung gefeilt – und zwar deutlich. Ihre persönliche Geschichte, so beschloss sie, sollte nun anders erzählt und verstanden werden. Sie sollte nicht mehr von der versehrten Frau handeln, die durch die Krankheit an physischer Schönheit und damit womöglich an Wert verloren hatte, und deren Aufgabe es war, nicht zu einer Zumutung für die Augen anderer zu werden. Indem sie anders formulierte als vorher, kommunizierte sie zugleich eine neue Version ihres Lebens mit der Krankheit. Darin trug sie als Protagonistin zwar deutlich erkennbare Spuren der überwundenen Krankheit, sah das aber nicht mehr als Anlass, sich zu verstecken oder zu entschuldigen.

Spätestens im Moment einer Krebsdiagnose beginnen Menschen, eine Geschichte zu diesem Ereignis zu entwickeln. Sie müssen dazu nach Worten, Begriffen und Bildern suchen, vielleicht auch nach einer Überschrift oder einer Art Arbeitstitel für die Ereignisse: Sind sie ihnen Herausforderung, Kampfansage, Aufbruch? Oder eher Katastrophe, Drama, Anfang vom Ende? Erzählt ihre Geschichte vielleicht vom Glück im Unglück, von einer Unterbrechung der Normalität, einem Schuss vor den Bug? »Zunächst schien sich alles noch zu einer Anekdote fügen zu können. Sehr lange habe ich versucht, an der üblichen Pointe festzuhalten: Wie wir mit dem Schrecken davonkommen würden. (…) Wir mussten nur mal durch etwas hindurch. Dahinter würde das gute alte Ende geduldig auf uns warten.«[40] Und nicht nur auf Gegenwart und Zukunft müssen sich frisch Erkrankte einen Reim machen, sondern es muss auch das Zurückliegende, das im Licht der Diagnose vielleicht plötzlich fremd erscheint, in die neue Erzählung eingepasst werden: »Aber der Sommer war doch so schön«, »Du sahst doch so gut aus damals« und »Wie ging es uns doch gut, als ich noch gesund war«.

Die Krankheitsgeschichte eines Menschen ist nie eine sachliche Rekapitulation von objektiven Sachverhalten. Unser Erinnern und Erzählen funktioniert grundsätzlich so, dass wir Gedächtnisinhalte neu arrangieren, sie miteinander verknüpfen und nachträglich emotional einfärben. Im Erzählen lassen wir Bestimmtes hervor-, anderes zurücktreten, schaffen aus losen Enden und Bruchstücken ein zusammenhängendes Ganzes. Wir geben unseren Geschichten einen Kontext und weben eine Art Plot, der nicht nur Kausalitäten, sondern womöglich eine Botschaft oder Moral transportiert. »Ehrt und schätzt eure Männer, die neben euch stehen«, appelliert eine Patientin, die mehrere Krebsepisoden hinter sich hat. »Das sind nämlich die Betroffenen. Ich finde mich nicht betroffen. Mein Mann ist betroffen, und der muss viel aushalten. (…) Ich ziehe immer wieder den Hut vor den Lebensgefährten, den Männern, Ehemännern, Freunden (…), wenn sie so hinter uns stehen und manchmal viel abfangen müssen.«[41] Das sind nur ein paar Sätze, doch sie formen schon eine ganze Geschichte: Die Patientin erzählt hier zum einen von sich selbst als einer emotional weniger bedürftigen, nicht »betroffenen« Person und vom Partner als dem wertgeschätzten und belasteten Angehörigen. Mit ihrem moralischen Appell zeigt sie sich außerdem als Krebsveteranin und (Rat-)Gebende, keinesfalls als Opfer der Situation. Vieles weist darauf hin, dass wir – bisweilen in freier Ausdeutung der Realität – ständig solche Geschichten über uns selbst kreieren und dass dieser Mechanismus für die Psyche vielfältige Funktionen erfüllt – sowohl im Alltag als auch in Krise und Krankheit: »In unseren Erzählungen versuchen wir zu verstehen, warum und auf welche Weise wir krank sind. Wir suchen nach biografischer Bedeutung und Sinn, bilden subjektive Theorien zur Entstehung und Aufrechterhaltung des Leidens und erproben Mittel seiner Überwindung.«[42]

Immer wieder neue Erzählungen über sich selbst zu verfertigen und die alten zurechtzuschleifen ist also nicht deshalb unverzichtbar für die Seele, weil dadurch Erlebtes besonders akkurat sortiert würde, sondern weil wir so aus dem Chaos des Lebens eine möglichst kohärente, stimmige Geschichte formen – eine, mit der wir gut leben können: »Mein Körper ist meine Reise, die wahrheitsgetreueste Aufzeichnung all dessen, was ich getan und gesehen habe, der Sitz all meiner Freuden und all meines Kummers, all meiner Irrtümer (…), alles (steht) in Runen auf meinem Körper geschrieben. Selbst seine Zellen erinnern sich daran, an all die Sonne, in der ich als Kind gebadet habe. Zu viel, wie es scheint.«[43] So erzählt die an Hautkrebs erkrankte Schriftstellerin Cory Taylor vor ihrem nahenden Tod. Es ist eine versöhnliche und großzügige Geschichte, in der ihr kranker Körper samt den entarteten Hautzellen ihr nicht zum Feind geworden ist; und auch nicht zum Anlass, mit der eigenen Vergangenheit zu hadern. Sie fügt das Krebsgeschehen als ein letztes Kapitel in eine Lebensgeschichte, die sie mit allem annimmt, was darin vorkam, und von der sie schreibend erzählt: »Das Schreiben – auch wenn es die meiste Zeit nur im Kopf stattfindet – formt die Welt und macht sie erträglich. (…) Es hat mir schon viele Male das Leben gerettet und tut es auch jetzt. (…) Denn während mein Körper auf eine Katastrophe zusteuert, ist mein Geist (…) auf diese andere, lebenswichtige Aufgabe konzentriert: Ihnen etwas Bedeutungsvolles mitzuteilen, bevor ich gehe.«[44] Indem wir die Geschichten unseres Lebens – von den Sozialforschern Narrative genannt – mündlich, schriftlich oder bildlich erzählen, verbinden wir uns mit Menschen und kommunizieren, wie wir gerne gesehen werden wollen, welche Werte wir hochhalten.

Bei einem Thema, das so viele Menschen beschäftigt wie Krebs, bleibt es jedoch nicht bei individuellen Schilderungen. Aus unzähligen Krankheitsberichten entstehen, so wie sich Bäche am Ende zu einem Strom zusammenfinden, mächtige Krebsnarrative mit großer Strahlkraft. Und wie in Märchenerzählungen stecken auch in den großen Krebsnarrativen Botschaften, die Kranke warnen, ermahnen oder ermutigen. Weitverbreitete Bilder, Mythen und Ideologien drängen sich manchmal in ihrer scheinbaren Autorität einzelnen Krebskranken auf und erschweren es, eine eigene Geschichte zu schreiben.

Gegen den Strom

»Ich hasse es, wenn Leute sagen, dass ihnen das mit meinem Krebs leidtut. *Echt jetzt?* Haben die mich schon mal getroffen? Ich bin niemand, der einem leidtun muss. Ich bin ein original ›Böses Mädchen‹, und jetzt spiele ich auch noch die Krebs-Trumpfkarte. Ich kann mich einfach in die erste Reihe setzen. Und das war immer schon so. Ich bin einfach die, die sich in der Schlange nach vorne drängelt.«[45] Das Bad Girl, das hier über sich und eine fortgeschrittene Brustkrebserkrankung spricht, ist die amerikanische Autorin Elizabeth Wurtzel – ihre gleichermaßen lustvollen wie politisch unkorrekten Texte zum Thema haben wenig gemein mit all den vorsichtigen Krebsgeschichten, die man üblicherweise liest. Schon in ihrem Tonfall gibt Wurtzel zu erkennen, dass sie, nur weil sie krebskrank ist, nicht gedenkt, sich demütig in ein Eckchen der Betroffenheit zu verziehen, und dass sie auch kein Interesse daran hat, Teil einer Cancer Community zu werden: »Es darf ruhig jeder den Krebs hassen. Ich tu's nicht. Es kann sich auch jeder fürchten vor Krebs. Ich habe keine Angst. Der Krebs ist Teil von mir. Er ist mein Begleiter. Ich lebe mit ihm. Er ist in mir. Der Krebs und ich, wir sind uns intim verbunden.«[46] Krebs, so stellt sie zudem klar, muss einen nicht zwangsläufig bescheiden machen. Sie fordert sowohl sprachlich wie inhaltlich die Deutungshoheit über ihre Situation, wozu für sie in erster Linie gehört, Bedauern oder gar Mitleid als eine übergriffige Fehlinterpretation ihrer Lebenslage zurückzuweisen. Für sie ist das Leben nach der Tumordiagnose von der gleichen Neugier und Leidenschaft geprägt wie vorher, und ihr ausgeprägter Erlebnishunger macht auch nicht vor Erfahrungen, die ihr der Krebs beschert, halt. Wenn es Salman Rushdie während seiner Jahre unter permanenter Todesbedrohung durch eine Fatwa gelungen sei, zwei wunderschöne Frauen zu finden und zu heiraten, so gebe es laut Wurtzel auch für sie als Krebskranke keinen Anlass, kleine Brötchen zu backen. Sie stellt sich damit quer zu einem der mächtigsten Mainstream-Narrative der Krebswelt: der in zahllosen Variationen erzählten Geschichte vom bedauernswerten und zum Kompromiss gezwungenen kranken Menschen, deren Leben nach der Diagnose sich die meisten nur als ein Weniger oder Schlechter vorstellen können. Auch wenn Wurtzel eine Frau der Extreme ist – die Geschichte vom »armen Krebskranken« lehnen auch andere Patient:innen ab, und manchmal tut es einfach gut, vom Befreiungsschlag so einer Frontfrau (oder eines Frontmannes) zu hören.

Eine Rose ist eine Rose ist eine Rose

Gesellschaftlich dominante Bilder und Geschichten zu Krebserkrankungen kommen oft ganz selbstverständlich daher. Das lässt Gesunde wie auch Kranke leicht vergessen, dass solche Narrative nur vergängliche und manchmal fragwürdige soziale Konstruktionen sind. Die mehrfach an Krebs erkrankte amerikanische Intellektuelle Susan Sontag sezierte in den 1970er-Jahren in dem damals aufsehenerregenden Aufsatz *Krankheit als Metapher*[47] eine bis zu diesem Zeitpunkt kaum hinterfragte Sicht auf Krebs. Sontag betrachtete sich die Medizingeschichte und erkannte, dass gerade besonders gefährliche, komplexe Erkrankungen wie Krebs oder Aids Menschen dazu verlocken, das Bild von ihnen mit Fantasien und Symbolen anzureichern und ihnen quasi eine soziale Gestalt zu geben. Die Krankheit bekommt so ein Wesen, einen Charakter. Wo es kaum Antworten auf das Warum und das Wie einer Krankheit gibt und auch Gott als Lenker allen Geschehens für viele abgetreten ist, da tut sich ein Bedeutungs- und Erklärungsvakuum auf, das gefüllt werden will. Die Krankheit ist dann nicht nur die Krankheit als biologisches Phänomen, sondern es gibt noch ein Dahinter oder Darunter, die Erkrankung *bedeutet* etwas. Krebskrankheiten sind stets in besonderem Maße interpretiert worden, und sie standen schon immer für den Tod an sich oder für das Böse und Dämonische. Davon zeugt auch die gängige Formulierung vom »bösartigen« Tumor – eine Metapher, die den Körperzellen zuschreibt, sich irgendwie moralisch verhalten zu können. Ab den 1960er-Jahren kamen zwei weitere Bedeutungsebenen hinzu: Zum einen nahm man Krebs verstärkt als eine psychosomatische Krankheit wahr, als Ausdruck fehlgeleiteter seelischer Prozesse; zum anderen begann man, eine Sprache des Kampfes und Krieges hinsichtlich der Bewältigung und Therapie von Krebs zu benutzen. Doch diese Metaphern hatten höchst problematische Konsequenzen für Millionen von Patient:innen. Dass Krebs als Symbol für Tod und Bösartigkeit betrachtet wurde, führte bekanntermaßen dazu, dass Krebskranke auf vielfache Weise – und zum Teil bis heute – sozial ausgegrenzt wurden. Die psychosomatischen Krebskonzepte, die in die allgemeine Wahrnehmung sickerten, ohne dass es eine wissenschaftliche Basis dafür gegeben hätte, machten ihn zu einer Krankheit des Versagens: Mangelnde Selbstreflexion, unterdrückte Gefühle, gehemmte Sexualität, ein irgendwie falsch gelebtes Leben. Populäre Bücher wie *Heile deinen Körper*[48] interpretieren Krebs als Resultat von seelischen Verletzungen oder tief sitzendem Groll und zementierten diese Metaphorisierung. Krebspatient:innen bekommen es zusätzlich zur Krankheit also auch noch mit Schamgefühlen, Straf- und Schuldfantasien zu tun – und die verbreitete Kampfmetapher bürdet ihnen obendrein die Verantwortung fürs Gesundwerden auf.

Sontag war der Auffassung, dass das Interpretieren und Psychologisieren von Krebs nicht nur Patient:innen mit der Schuld für die Krankheit belastet, sondern vor allem davon ablenkt, sich mit ihrer medizinischen Realität zu beschäftigen. Ihr Text galt als Meilenstein und schien die pseudowissenschaftliche Krebsmetaphorik zunächst wegzufegen, aber gut vierzig Jahre später muss man resümieren, dass Totgesagte offenbar länger leben. Denn nach wie vor drängt man Krebspatient:innen zur Erforschung der vermeintlichen Bedeutung ihrer Krankheit: »Na, jetzt ist es aber echt Zeit, dass du dir mal die Themen in deinem Leben vorknöpfst«, bekam ein Krebspatient nach der Diagnose von seiner Schwester zu hören. Von solchen Äußerungen fühlen sich viele, wie es Sontag vermutet hatte, verunsichert oder angegriffen. Besagter Patient zeigte sich aber unbeeindruckt: Zum einen war er mit seinem Leben hinsichtlich der wesentlichen »Themen« sehr zufrieden. Zum anderen verlieh er der Krebserkrankung keine Bedeutung, keinen Sinn, keine Botschaft: Der Tumor war und blieb für ihn ein molekularer Unfall. In Anlehnung an Gertrude Steins berühmten Satz von der Rose, die eine Rose ist, und nur eine Rose, war für ihn Krebs nur Krebs.

Landschaft in Rosa

Lange Zeit als gültig empfundene Narrative werden abgelöst, weil sie einer kulturellen Emanzipation nicht standhalten oder weil die Realität selbst sie überflüssig macht. Nachdem Robert Koch ein Bakterium als Erreger von Tuberkulose im Mikroskop erkannt hatte, veränderte sich das Sprechen über die gefürchtete »weiße Pest«. Aus der mysteriösen Krankheit der Leidenschaftlichen und Sensiblen, der vielfach literarisierten Schwindsucht wurde: eine Infektionskrankheit mit eindeutiger Ursache. Auch über Krebs wird neuerdings etwas ruhiger und aufgeklärter gesprochen, weil sich nicht nur die Überlebenschancen verbessert haben, sondern die Mechanismen des Tumorwachstums zunehmend besser verstanden werden. Die Gleichsetzung von Tod und Krebs wird durch ein neues Narrativ ersetzt: Das vom Krebsüberleben, von Survivorship. Allerdings birgt auch diese neue, auf den ersten Blick rundum positive Mainstream-Erzählung ein paar Tücken.

Da ist zum einen die Exklusivität des Überlebensnarrativs: Medial besonders präsent sind Patient:innen, die scheinbar immer optimistisch und leidenschaftlich gekämpft und am Ende über den Krebs triumphiert haben. Der Tod, so viel ist klar, hat hier keinen Platz. Viele Patient:innen mit rezidivierenden Verläufen und fortgeschrittenen Krankheitsstadien fühlen sich dieser pinkgewaschenen Krebslandschaft denn auch nicht zugehörig: »Jeder liebt Gewinner. Als ich das erste Mal Krebs hatte, war ich eine solche Gewinnerin (…). Ich hatte mit fliegenden Fahnen eine Melanomdiagnose, eine schwierige (…) OP und die Reha überstanden. Ich war, wie mir Freunde und auch Fremde bewundernd mitteilten, ›eine Überlebende‹. Dann, ein Jahr später, kam die Rezidiv-Diagnose, diesmal mit Metastasen. Und plötzlich war ich keine Gewinnerin mehr«,[49] beschreibt die hautkrebskranke Bloggerin Mary Elizabeth Williams, wie es sich anfühlt, wenn diese einflussreiche Geschichte auf einen selbst nicht mehr zutrifft und man aus der Gemeinschaft der Survivor herausfällt. Patient:innen fühlen sich oft geradezu beschämt, wenn sie sich und anderen das eingestehen müssen.

Problematisch ist auch, dass die neue Geschichte vom Krebsüberleben verquickt ist mit der Ideologie der Selbstoptimierung. Es wird der Eindruck erzeugt, das Weiterleben hinge nicht vor allem davon ab, zu welcher medizinischen Versorgung man Zugang hat und wie gut die Therapien ansprechen, sondern vom persönlichen Engagement. All die Posts, Blogs, Online-Communitys, die vom Überleben erzählen und damit auch Mut machen wollen, transportieren fast immer noch eine zusätzliche Message: Jeder ist seines Krebsglückes Schmied. Wenn die.mammo.mädels auf Instagram aufrufen »GIB ACHT AUF DICH«[50] oder man überall unter dem Hashtag »Stay Positive« dazu aufgefordert wird, die Selbstfürsorge ganz oben in der Prioritätenliste zu verankern, dann ist das unterstützend gedacht. Aber es entsteht auch ein moralisches Hintergrundnarrativ, nämlich: Dass man sich das Überleben verdienen muss und eher diejenigen den Krebs überwinden, die sich anstrengen. Da gelingt es nur schwer, nicht auch den Umkehrschluss mitzudenken, nämlich, dass, wer nicht gut genug auf sich achtet, den Krebs geradezu heraufbeschwört. Aber man sollte sich trauen, von den vorherrschenden Erzählungen abzuweichen – sei es, weil man es nicht zur obersten Priorität im Leben machen will, gesundheitliche Risiken zu vermeiden, weil man nichts von grünen Smoothies und 5-km-Läufen hält oder weil man eine andere Geschichte erzählen will als die vom »Kurvenkratzen«.

Sprachmacht

Menschen verlieren nach einer Krebsdiagnose bisweilen in atemberaubendem Tempo die Selbstbestimmung in wichtigen Lebensbereichen. Über Nacht bekommen sie einen Namen, den sie sich nicht ausgesucht haben, werden zur »Patient:in« und zum »Betroffenen«. Sie sind auf einmal nicht mehr in jeder Hinsicht ein handelndes Subjekt, das viele Aspekte seines Lebens steuern kann, sondern werden mitunter zum Objekt, an dem andere Handlungen vornehmen, dem Abläufe und Begegnungen aufgezwungen werden und das von anderen beurteilt, interpretiert und eingeordnet wird; zum Beispiel in die Kategorien »kurativ zu behandeln« oder »Palliativpatient«.

Viele dieser entmachtenden Erfahrungen lassen sich nicht gänzlich verhindern, sondern meist nur aushalten oder abmildern. Aber umso wichtiger erscheint es mir, dass Patient:innen die Deutungshoheit über ihre Situation immer wieder einfordern. Kürzlich sprach ich mit einer ehemaligen Patientin über ihre lang zurückliegende Krankheit und nannte sie in diesem Gespräch ganz selbstverständlich eine »Überlebende«. Ich hielt diesen Begriff nicht nur für korrekt, sondern auch für positiv konnotiert. Sie dagegen ließ mich wissen, dass diese Bezeichnung sie befremdete. Tituliere man sie als Überlebende, so habe sie das Gefühl, dass dadurch die Dramatik der zurückliegenden Erkrankung unnötig wachgerufen würde; und dies kollidiere mit ihrem Wunsch, sich einfach normal und alltäglich zu fühlen. Das neuerdings sehr selbstverständlich benutzte Wort »Krebsüberlebende:r« wirkt also offenbar auch als ein Label, das Menschen letztlich auf diese Identität festlegt, und sei es als ehemalig Kranke:r. »Erzähle deine Geschichte, sonst wird es jemand anders tun«, hört man öfter in diesem Zusammenhang. Gerade im Fall einer schweren Krankheit mit all dem dazugehörigen Kontrollverlust könnte das ein brauchbarer Rat sein.

Die besagte Deutungshoheit für sich zu reklamieren heißt also, sich als Betroffene:r nicht von anderen – Gesunden oder Mitpatient:innen – eine Sichtweise zur eigenen Krankheit aufdrängen zu lassen. Aber es geht beim Erzählen nicht nur ums Kommunizieren nach außen, sondern auch darum, die eigene Realität ein Stück weit mitzuformen. Die Krebs-Bloggerin Kathrin Lubig ließ ihren Krebs zur »Schakeline« schrumpfen, der Tod wurde ihr Dutzkumpel »Todd«, und statt Metastasen hüpften bei ihr nur noch »Metahasen« herum, die sie als »Metahasenbändigerin« im Zaum zu halten versuchte.[51] Sie schuf sich – und das war ihr angesichts einer fortschreitenden Erkrankung sicher bewusst – eine provisorische Realität. Aber sie kreierte zugleich etwas Neues, Hilfreiches wie unter anderem den Kontakt zu ihren Leser:innen, die diese Art des Sprechens zu schätzen wussten. Lubig nutzte den von Therapeut:innen als »Reframing« bezeichneten Kniff: Dabei wird einem Sachverhalt – hier dem lebensbedrohlichen Krebs – ein anderer Rahmen gegeben und so die Wirklichkeit umgedeutet. Aus der verstörenden Krebswelt machte die junge Frau ein Panoptikum und bevölkerte es mit Figuren, die sie selbst dirigieren konnte.

Das Bloggen und öffentliche Sprechen mag die augenfälligste Art sein, von sich und der Krebskrankheit zu erzählen. Im Alltag der meisten ist das Gespräch mit nahen Menschen und der Dialog mit sich selbst bedeutsamer. Hier ein Narrativ zu finden, also eine gute Art, über das eigene Leben mit der Krankheit zu denken und zu sprechen, heißt keinesfalls, dass man überhaupt offen oder viel von der eigenen Krankheit erzählen muss. Denn zum:r Autor:in der eigenen Geschichte zu werden, bedeutet auch, zu entscheiden, worüber man lieber schweigen möchte.

2.6 »Zeige deine Wunde« – Krebs und Öffentlichkeit

Die längste Zeit wurde über Krebs nur hinter vorgehaltener Hand geraunt und geflüstert; heute scheint man im öffentlichen Raum explizit und viel darüber zu sprechen. Zum Thema wird gebloggt, gepodcastet, getwittert und gefilmt, dokumentiert und fotografiert, von Betroffenen selbst, von Angehörigen, von Autor:innen und Künstler:innen. Geschichten von unbekannten Patient:innen stehen neben denen Prominenter aus Pop- und Hochkultur, Berichte von Heilung und Überleben[52] neben solchen, in denen der Krebs irgendwann die Oberhand gewinnt.[53] Wer sich dafür interessiert, was krebskranke Menschen denken oder fühlen, ist jeweils nur einen Hashtag oder Klick von Erfahrungsberichten entfernt: Von der jungen Frau, die ihre Perücken der Stimmung entsprechend wechselt,[54] vom Mediziner, der sich plötzlich nicht mehr in der Rolle des Arztes, sondern in der des Krebspatienten wiederfindet,[55] oder vom Ehepaar, das einer Tumorerkrankung als Team entgegentritt.[56] Entsprechend vielfältig sind auch die Gestimmtheiten dieser Texte und das Bild, das von der Krankheit und der sie umgebenden sozialen Wirklichkeit gezeichnet wird. Krebskranke Autor:innen präsentieren ihren Leser:innen eben ihren ganz eigenen Reisebericht aus dem Krebsland; und der kann sowohl mit heißer Feder als auch nachdenklich, zärtlich oder humorvoll geschrieben sein.

Die Frage ist, wer von diesem lebhaften Diskurs profitiert und ob Krebsbetroffene selbst etwas davon haben. Unterstützt es die Krankheitsbewältigung, wenn man sich mit Berichten unbekannter Mitpatient:innen beschäftigt? Trägt die Häufigkeit und Vielfalt, mit der neuerdings öffentlich über Krebs geredet wird, zu einem aufgeklärteren Umgang mit der Krankheit bei?

Unter Nicht-Betroffenen gibt es Anzeichen von Zweifel und Überdruss. »Lasst mich mit Eurem Krebs in Ruhe!«,[57] formulierte politisch unkorrekt und ein wenig rüde ein Literaturkritiker angesichts der Häufung von individuellen Krebsberichten. Tatsächlich könnte man sich fragen, wie einzigartig eine Erzählung über diese Krankheit eigentlich sein kann. Wird nicht vom Schock der Diagnose, über den Tag, an dem die Haare ausfielen und die Strapazen der Chemotherapie begannen, bis hin zur Ankunft in einer neuen Normalität fast immer wieder die gleiche Geschichte erzählt? Ich möchte aber dennoch ein Hohelied singen auf die Bücher und Texte, in denen Krebskranke von ihrem persönlichen Schicksal erzählen. Manche dieser Publikationen haben ein großes Publikum erreicht, eine ganze Generation von Betroffenen bewegt wie getröstet und zudem Freund:innen, Angehörigen und Behandler:innen geholfen, sich besser in die Situation der Kranken einzufühlen. Einige Autor:innen wurden Rollenmodelle für ein gutes Leben mit Krebs und haben gezeigt, wie man einer lebensbedrohlichen Krankheit im besten Fall begegnen kann, unter anderem mit Aufrichtigkeit, Leidenschaft und Würde oder auch in großer Freiheit, ironisch und selbstbewusst. Die lebensfrohe Schriftstellerin und Brustkrebspatientin Maxie Wander porträtierte in den 70ern erstmals die von einer Kultur der Lügen und Bevormundung geprägte Krebsmedizin ihrer Zeit.[58] In seinen *Diktaten über Sterben und Tod* nahm der Jurist Peter Noll die Debatte über Patient:innenrechte und Therapiebegrenzung vorweg, indem er selbst entschied, seine Krebstherapie rechtzeitig zu beenden.[59] Mit einer aufmüpfigen Krebskorrespondenz im E-Mail-Format wurde die Autorin Ruth Picardie in den 1990ern zu einer Identifikationsfigur für junge Krebskranke.[60] Sie wehrte sich mit Händen und Füßen dagegen, auf den Status als Krebspatientin reduziert zu werden, blieb bis zu ihrem Tod leidenschaftliche Journalistin, Fashionista und kosmopolitische Spötterin. Auch Wolfgang Herrndorf, der an einem Hirntumor erkrankte deutsche Schriftsteller, fürchtete eine Betroffenheitskultur, die Krebskranke kleinmacht. Er hatte keine Lust auf das Genre »Armer Hirnkranker schreibt sein letztes ergreifendes Buch«[61] und erzählte in *Arbeit und Struktur* eher beiläufig von seiner fortschreitenden Krankheit, dafür umso mehr vom Leben und Arbeiten im Berlin der 2010er-Jahre. Dass der sanfte Intellektuelle irgendwann keinen anderen Weg mehr sah, als sein Leben mittels einer illegal erworbenen Waffe zu beenden, stellte der Palliativmedizin in Deutschland kein gutes Zeugnis aus und trug dazu bei, die Debatte um den assistierten Suizid zu intensivieren.

All diese besonderen Selbstzeugnisse stellten und stellen gängige Wahrnehmungen infrage, brechen mit Tabus oder suchen eine neue Sprache für die Erfahrungen rund um Krebs. Manche dieser Texte behalten ihre Strahlkraft, obwohl die Gesellschaft und die Krebsmedizin, von der sie berichten, schon gar nicht mehr existieren. Ich persönlich hoffe also, dass Krebskranke die anderen nicht in Ruhe lassen, sondern dass immer wieder neue Texte entstehen, die uns alle herausfordern, über das Leben und Sterben und über unseren Umgang mit der Krankheit Krebs nachzudenken.

Zumutungen

Wie aber wirken autobiografische Krebstexte auf mich, wenn ich selbst betroffen bin? Wenn ich meinen Blick gerade auf Heilung und Überleben gerichtet habe und vom Sterben ganz sicher nichts hören will?

Das Magische an autobiografischen Texten ist ja, dass man Menschen kennenlernt, die einem sonst vielleicht nie über den Weg gelaufen wären – man kann sich sozusagen am inneren Kamin verabreden. Dann kann es aber auch passieren, dass einem in den wirklich tollen Texten Menschen ans Herz wachsen: Der amerikanische Neurochirurg Paul Kalanithi legt in einem Buch über Leben, Familie und Arbeiten nach einer Lungenkrebsdiagnose so ziemlich alle Karten auf den Tisch, und Leser:innen wissen von Anfang an, dass das Ende der Erzählung auch das Ende eines vielversprechenden Lebens sein wird. Wer ein solches Buch liest, erfährt viel darüber, wie man dem Leben mit der Krankheit Glück und Liebe abringt. Aber man erlebt eben auch einen unermesslich traurigen Abschied mit, und krebskranke Leser:innen sind mit einer bitteren und auch ängstigenden Realität konfrontiert.

Zudem ist dem Genre der sogenannten Krebsliteratur eigen, dass über die Zumutungen der Krebsbehandlung sehr anschaulich bis drastisch geschrieben wird. Immer noch brechen viele solcher Erzählungen die Tabus der Nacktheit, des Ekels, der Versehrtheit oder des Todes. Das ist und bleibt eine zwiespältige Sache, denn, was im Einzelfall über eine Krebstherapie an womöglich Bedrohlichem erzählt wird, muss ja für eine:n betroffene:n Leser:in überhaupt nicht zutreffen. Allerdings hat es auch Vorteile, wenn Betroffene ihre eigenen Krebsrealitäten ungeschönt darstellen, dann sie zeigen ja auch sehr glaubwürdig auf, wie man Schwieriges überstehen kann. Eine Betroffene, die darüber schreibt, wie schlecht man ohne Schamhaare zielgerichtet pinkeln kann, lotet zum Beispiel aus, was Krebshumor so hergibt. Dass ihr im Rahmen einer stationären Chemotherapie von den Ärzt:innen aufgetragen wird, zur Flüssigkeitsbilanzierung ihr eigenes Erbrochenes zu wiegen, zeigt dann auf bestürzende Weise, welche extreme Gestalt der Alltag von Krebspatient:innen annehmen kann. Aber man liest und lernt auch: Ich kann als Patient:in auf meine Selbstbestimmung pochen. Denn die junge Frau entscheidet: genug ist genug. Sich unbeobachtet ins Waschbecken übergeben und »das Elend wegspülen« zu dürfen war für sie während einer aggressiven Stammzelltherapie »so ziemlich das Einzige, was mir vom Menschsein blieb«.[62]

Viele Texte Betroffener kritisieren die medizinische Versorgung, so wie sie sie erlebt haben. Dazu besteht oft Grund, denn Krebspatient:innen sind auf ihrem Weg durch Krankenhausflure, diagnostische Röhren, Therapien und Sprechzimmer häufig niederschmetternden Erfahrungen ausgesetzt. Erlebnisberichte oder gar »Kampfschriften«[63] aus der Onkologie tragen hoffentlich ihren Teil dazu bei, dass die Krebsmedizin irgendwann ein menschlicheres Gesicht bekommt. Knirschende Abläufe und Kommunikationsdesaster müssen erst einmal mitgeteilt und beschrieben werden, damit man sie verändern kann und damit die Krebsmedizin sich fragt: Geht das auch anders? Vorsicht ist lediglich dann geboten, wenn Autor:innen ihre individuellen Erfahrungen zur einzigen Wahrheit erheben. Manchmal wird nämlich aus der Enttäuschung über die begrenzten Möglichkeiten der Tumortherapie eine wütende Anklage gegen die onkologische »Schulmedizin« als solche, heftiges Ärzt:innen-Bashing inklusive. So schreibt die Bestsellerautorin Charlotte Link über die Krebskrankheit ihrer Schwester und porträtiert dabei nicht nur eine in Hilflosigkeit erstarrte Patientin, sondern zeichnet auch das Bild einer durchgehend gleichgültigen bis menschenverachtenden Onkologie. Solche Wellen der Bitterkeit bewirken leider nichts anderes, als Hoffnung auf Heilung und Zutrauen in Ärzt:innen zu schwächen. Aber es wird zum Thema Krebs eben sehr viel aus einer bedrängten oder verzweifelten Position heraus veröffentlicht. Diese gerne einmal als »schonungslos« bezeichneten Berichte sind das im Wortsinn: Sie haben nicht das Wohl potenzieller Leser:innen im Blick, sondern dienen der Entlastung der Autor:innen: »Was raus muss, muss raus!«, bloggt eine Betroffene. »Alles alleine zu meistern und in sich zu stopfen tut auf Dauer nicht gut. Rede mit Freunden, Ärzten, Patienten oder schreibe einen Blog, Tagebuch, Briefe oder dreh Videos. Hauptsache: Kotz dich aus! Also verbal.«[64]

Alles in allem bleibt es eine sehr subjektive und intime Entscheidung, worauf man sich einlässt. Beim Satz »Das musst du unbedingt lesen!« sollte man sich als Krebskranke:r das Recht nehmen abzuwinken. Medizinische Informationen über Krebs werden an anderer Stelle verlässlicher und gezielter präsentiert als in der Betroffenheitsliteratur; und Gelegenheiten, sich mit anderen Betroffenen auszutauschen, finden sich auch zuhauf. Also: Niemand *muss* ein »Krebsbuch« lesen, um ein:e gute:r Patient:in zu sein.

Sharing is caring

In Dave Eggers' Science-Fiction-Roman *The Circle*[65] wird die völlige Preisgabe privater Informationen zum Nutzen anderer mit dem fiesen Slogan »Sharing is Caring« verbrämt, also: Wer Privates teilt, der punktet in der Dystopie als prosozial eingestellter Mensch. Aber was bringt es, in der Realität der 2020er-Jahre seine eigene Krankheitsgeschichte mit anderen zu teilen, in irgendeiner Form öffentlich zu machen – haben nur andere etwas davon oder auch die Schreibenden selbst? Schreiben über die eigene Lage kann für Krebskranke eine wirksame Strategie im Umgang mit Stress, Angst und anderen Gefühlen sein (siehe 5). Aber Notizen für die eigene Schublade sind etwas anderes, als sie im Netz oder in gedruckter Form öffentlich zugänglich zu machen. Medienprofis deuten das Posten im Internet als eine Art Tauschgeschäft, bei dem man Informationen über sich und seine Krankheit bietet und dafür eventuell Unterstützung und Aufmerksamkeit zurückbekommt.[66] Das hat jedoch Schattenseiten. Zum einen hat sich nichts daran geändert, dass das Internet ein ziemlich gutes

Gedächtnis hat und sich eine Öffnung in der Hülle der eigenen Intimsphäre nie mehr schließen wird. Ich gehe davon aus, dass viele bloggende Betroffene hier recht optimistisch andere vor Augen haben, die sozusagen zu Krebsstars werden; deren Tauschgeschäft also gut aufgegangen zu sein scheint. Manche in diesem Sinne erfolgreichen Texte haben nach Abschluss der Krebstherapie in eine neue Existenz als Unternehmer:in, Coach:in, Trainer:in oder Autor:in geführt. Mit der Veröffentlichung ihrer Geschichte scheinen die Krebsstars Limonade aus Zitronen gemacht zu haben – aber so vorteilhaft geht es doch nur für eine kleine Minderheit aus. Sollte man sich also zu einer nicht-anonymisierten Veröffentlichung persönlicher Informationen entscheiden, ist es wichtig zu bedenken: Man beraubt sich damit ein für alle Mal der Möglichkeit, in zukünftigen Situationen die Krebsdiagnose für sich zu behalten. Kurz nach der Diagnose oder in der Behandlung mag es sich gut anfühlen, das Private ohne viel Federlesen öffentlich zu machen. Aber es gibt ein Leben nach dem Krebs, Jahre und Jahrzehnte danach. Darin kommt es nach meiner Erfahrung zu Kontaktsituationen im Privaten wie im Arbeitsleben, in denen man froh ist, die Wahl zu haben, ob man als ehemals Krebskranke:r in Erscheinung tritt oder in einer anderen Rolle. Niemand kann vorhersehen, welche Identität er später einmal kultivieren möchte, und in einem aufgewühlten, verletzlichen Zustand kann man solche Abwägungen vielleicht nicht mehr so gut treffen. Also lieber ein paar Nächte über einen Publikationsimpuls schlafen und einen vertrauenswürdigen Menschen auf die Idee schauen lassen.

Die zweite große Unwägbarkeit ist, dass nicht jede Kommunikation über die eigene Notlage gut aufgenommen wird. Krebspatient:innen müssen gewahr sein, dass auch über sie unerwartete Shitstorms hinwegziehen können, dass sie überraschend von Trollen oder Toren geschmäht werden können: Als das Model Chrissy Teigen kürzlich auf Instagram Fotos von sich und ihrem totgeborenen Baby aus dem Kreißsaal postete, erlebte sie viel Anteilnahme, aber auch scharfe Ablehnung. Die Bilder der weinenden Mutter mit dem toten Kind im Arm seien abstoßend, hässlich und niemand wolle das sehen, hieß es. Teigen beharrte auf ihrem Recht auf informationelle Selbstbestimmung und zeigte sich unerschütterlich denjenigen verbunden, die Ähnliches erlebt haben: »Ich kann gar nicht ausdrücken, wie unwichtig es mir ist, dass ihr diese Fotos hasst. Wie egal es mir ist, dass ihr das nicht getan hättet. Ich habe das durchlebt, ich habe mich entschieden, das zu tun, und vor allem sind diese Fotos (...) nur für diejenigen, die sie brauchen.«[67] Wer diesen zusätzlichen Kampfgeist in sich ausmachen kann, wer seinen Post mit allen Konsequenzen da draußen sehen will, der kann dann vielleicht die Verbundenheit erleben, die Chrissy Teigen andeutet. Und für den ist das »Sharing«, das Teilen in guten wie in schlechten Zeiten, tatsächlich etwas, das der eigenen Krankheitsbewältigung nützt.

2.7 Den Tod entgiften

Wenn in Rat gebenden Büchern über Krebs die Rede auf das Sterben oder eine palliative Behandlung kommt, passiert das oft ganz am Ende, als wäre das Thema ein Anhängsel wie der Blinddarm. Erst, wenn alles andere beredet ist, bleibt nichts mehr übrig, als auch den Tod abzuhandeln; und zwar so, als wäre er nur eine seltene, der Vollständigkeit halber zu erwähnende Komplikation. Es wirkt, als gäbe es eine natürliche Chronologie, mit welchen Themen man sich als Erkrankte:r beschäftigt: Erst Überleben, dann Tod – wenn überhaupt. Entsprechend irritierend kann man den Vorschlag der Autorin und Betroffenen Sophie Sabbage finden, den Spieß umzudrehen und sich von Beginn der Krankheit an mit der eigenen Sterblichkeit auseinanderzusetzen. Als Krebskranke:r auch ohne zwingenden Anlass über den Tod nachzudenken hat ihrer Auffassung nach nichts damit zu tun, sich aufzugeben oder pessimistisch zu sein. Es bedeute lediglich, »sich der Wahrheit der menschlichen Natur sowie ihrer Endlichkeit zu öffnen (...), auf die wir letztlich alle so sicher zählen können wie darauf, dass die

Sonne abends untergeht und die Blätter fallen, wenn der Sommer zur gegenüberliegenden Hemisphäre wandert. Mit dieser Tatsache müssen wir als Erstes zurechtkommen, wenn wir mit der Diagnose Krebs konfrontiert werden, nicht als Letztes.«[68] Diese Lebensphilosophie muss man natürlich nicht unbedingt teilen. Und ganz zu Beginn der Krebskrankheit, wenn es ums Entscheiden und Kämpfen geht, wenn der Blick aufs Überleben gerichtet ist, wäre eine intensive Auseinandersetzung mit dem Tod womöglich überfordernd. Aber als Psychoonkologin kann ich bestätigen, dass es konkrete Nachteile hat, wenn man die Lebensgefährdung durch die Krankheit dauerhaft zum unaussprechlichen Tabu macht und sie so lange verdrängt, bis es nicht mehr anders geht. Vermeidet man den Umgang mit der eigenen Sterblichkeit, dann »wird sie stets als Angst in der Dunkelheit lauern und sich auf uns stürzen, wenn wir zur nächsten Untersuchung oder zur Chemo gehen«[69].

Auch der Begriff »palliativ«, der alle medizinischen Maßnahmen bezeichnet, die eher lindernd als heilend wirken, wird oft weiträumig umschifft, weil ihm der Hauch des Todes anzuhaften scheint. Das ist sehr schade, denn wer von Palliation nichts hören will, der verpasst oft, im entscheidenden Moment Hilfestellungen in Anspruch zu nehmen, die Lebensqualität, ja sogar Lebenszeit verschaffen können. Dazu gehört die kostbare Neuerung der ambulanten Palliativ-Teams (SAPVs), die Krebskranke zu Hause in der Symptom- und Schmerzkontrolle unterstützen, auch dann, wenn der Tod noch nicht in Sicht ist.

Psychotherapeut:innen schlagen vor, das Thema Tod quasi zu »entgiften«. Damit ist gemeint, dass man die Auseinandersetzung mit dem eigenen Sterben als eine Art selbstverständliche Dehnübung des seelischen Muskels betrachtet; sich also im Nachdenken und Sprechen über die unterschiedlichen Aspekte des eigenen Todes übt. Kulturell bekommt man dabei nicht die volle Rückendeckung. Zwar sind an vielen Stellen Bemühungen zu beobachten, ein mutigeres Verhältnis zu unserer Sterblichkeit herzustellen: Ein lebhafter Diskurs beschäftigt sich mit den Themen Palliativmedizin und Sterbehilfe, und auch die zeitgenössische Philosophie greift den Tod auf geradezu populäre Weise auf.[70] Zudem wird sehr realistisch und zugleich entängstigend über den Prozess des Sterbens geschrieben[71], und mancherorts entsteht eine neue Bestattungskultur mit vielen tröstlichen Aspekten. Aber diese Entwicklungen reichen noch nicht aus, um den Tod aus unserem kulturellen Giftschrank zu holen. Gesamtgesellschaftlich sind wir, wie Journalist Max Scharnigg schreibt, von »einem warmen Sicherheitspudding« umgeben, »weil hier seit 75 Jahren Frieden herrscht (und) weil die Natur sich recht maßvoll gebärdet, die Eifel-Vulkane stillhalten, Gifttiere selten sind und die Knollenblätterpilz-Aufklärung funktioniert«.[72] Und so meinen wir wohl, ein »verbrieftes Recht auf ein Happy End«[73] zu haben, und der Tod erscheint uns eher wie eine Art Fehler, »der eines Tages behoben werden wird«[74]. Dazu passt, dass es keinen konkreten alltäglichen Umgang mit dem Tod mehr gibt. Viele Menschen fürchten sich mittlerweile vor einem durch Krankheit veränderten oder toten Körper. Natürlich sollte man das Sterben zu Hause weder romantisieren noch fordern; und es ist ein wahrer Segen, dass es Hospize gibt, in denen man versorgt und begleitet wird. Aber dass der Tod in unseren Breitengraden fast nur noch unter medizinischer Betreuung vorstellbar ist, dass überwiegend in Institutionen und Kliniken gestorben wird, trägt zu einem sehr theoretischen Verhältnis zum Tod und seiner körperlichen Wirklichkeit bei. Letztlich, so die unheilbar erkrankte Autorin Cory Taylor, »haben (wir) unsere gemeinsamen Rituale und unsere gemeinsame Sprache des Sterbens verloren und müssen deshalb entweder improvisieren oder auf Traditionen zurückgreifen, denen wir äußerst zwiespältig gegenüberstehen«.[75]

Was es für den:die Einzelne:n bedeutet, den Tod als Thema zuzulassen, sich vorzubereiten und ein Stück weit zu desensibilisieren, ist sehr verschieden. Die eine wird sich mit Jenseitsvorstellungen beschäftigen, der andere mit dem, was ihm Lebensbegrenzung bedeutet. Aber fast immer gehört das Gespräch mit einfühlsamen und belastbaren anderen dazu. Das kann ein psychosozialer Profi oder ein:e Seelsorger:in sein, genauso wie jemand aus der Familie oder dem Freundeskreis, der sich mit existenziellen Themen schon auseinandergesetzt hat. Mutig auf das Thema Sterben zuzugehen heißt jedoch nicht, dass das Sprechen über den Tod je etwas Leichtes und Gewöhnliches werden müsste. Es ist weder realistisch noch wünschenswert, darüber wie über andere Lebensangelegenheiten zu reden; er wird immer ein aufwühlendes Gesprächsthema bleiben.

3. Die Kunst der Bewältigung

»Krebs macht ziemlich viel Arbeit.«

Eine Betroffene

Obwohl ich schon so lange in der Psychoonkologie arbeite, gibt es etwas, das mich immer wieder aufs Neue verblüfft: Bei fast identischer medizinischer Ausgangslage und vergleichbarer Prognose erleben Patient:innen ihre Situation vollkommen unterschiedlich. Schnell kommt einem das abgenudelte Bild vom halb vollen oder halb leeren Glas in den Sinn: Bei einem kleinen, lokal begrenzten Tumor mit guten Behandlungschancen berichtet jemand recht froh: »Ich habe eigentlich nur einen Peanuts-Krebs«, während jemand anderes mit einem ähnlichen Befund gelähmt ist vor Entsetzen. Die eine Brustkrebspatientin verzweifelt angesichts eines befallenen Lymphknotens in der Achselhöhle, während die nächste fast gut gelaunt ist, weil nur einer von zehn betroffen ist. Vom Aufenthalt auf derselben Klinikstation berichtet der einer wütend und enttäuscht, der andere empfindet Dankbarkeit darüber, wie gut er vom Team umsorgt wurde. Und auch wie sehr Patient:innen davon überzeugt sind, dass die Sache für sie gut ausgehen könnte, hängt offenbar viel weniger von der tatsächlichen Überlebensprognose ab als von ihrer seelischen Verfasstheit und subjektiven Wahrnehmung.

Bevor man sich darüber zu sehr wundert, muss man sich erst einmal klarmachen: Menschen gehen mit sehr unterschiedlichen Voraussetzungen in eine Krebsbehandlung, weil weder die Natur noch die Gesellschaft dazu neigen, ihre Füllhörner gleichmäßig über uns auszukippen. Persönlichkeit, Geld, Familienverhältnisse – all diese Grundlagen menschlichen Lebens, die so besonders ungleich verteilt sind, entscheiden unter anderem darüber, wie gut man der Wucht einer Krebsdiagnose standhält und wie die seelische Anpassung an die Krankheit gelingt. Eine besonders prominente Rolle für die Krankheitsverarbeitung spielt dabei die subjektive Bewertung der eigenen Lage. Bereits die Pionier:innen der modernen Stressforschung fanden heraus, dass die Intensität der menschlichen Stressreaktionen – einschließlich aller dazugehörigen körperlichen Prozesse – nicht so sehr davon abhängt, was sich objektiv ereignet.[1] Sie ergibt sich vielmehr daraus, wie man einen Belastungsfaktor persönlich bewertet und wie man die eigenen Bewältigungsmöglichkeiten einschätzt.

Die große Variabilität im Umgang mit der Diagnose Krebs wurde ab den 1980er-Jahren zu einem der wichtigsten Forschungsthemen der jungen Disziplin der Psychoonkologie. Da man erstmals in der Geschichte der Krebsmedizin nach Wegen suchte, Menschen in ihrem Umgang mit der Krankheit professionell zu unterstützen, fragte man sich, welche Art der Verarbeitung die »beste« sein könnte, und hoffte, eine Art Bewältigungstraining entwickeln zu können. In Interviews mit Krebspatient:innen suchte man deshalb nach Mustern in der Krankheitsbewältigung (englisch »coping«); damit ist alles gemeint, was Menschen tun, sagen, denken und fühlen, um sich mit einer Erkrankung zu arrangieren. Zum Beispiel: Mobilisiere ich mein soziales Umfeld oder ziehe ich mich eher zurück? Ignoriere ich die Krankheit so gut es geht oder schaue ich ihr ins Gesicht? Neige ich dazu, Schuld bei mir oder anderen zu suchen? Sind mir Humor, Religion oder Suchtmittel ein Trost?[2] Die Coping-Forscher:innen fanden recht bald heraus, dass kein Königsweg existiert, allein schon deshalb, weil es ja auch kein allgemeingültiges Bewältigungsziel für alle Betroffenen gibt. »Gut bewältigen« bedeutet nämlich auch Unterschiedliches: Für den einen heißt es, das Maximum im Kampf gegen die Krankheit herauszuholen, für die Nächste, sich möglichst ausgeglichen zu fühlen, für andere, trotz Krankheit möglichst intensiv und vielleicht sogar riskant zu leben. Auch stellte sich heraus, dass Bewältigungsmechanismen erst im Kontext beurteilt werden können: Ob Betroffene sich mit ihrer Art von Coping einen Gefallen tun, hängt davon ab, ob sie ihre Strategien kurz- oder langfristig einsetzen; an welcher Stelle im Krankheitsprozess sie sie nutzen; ob sie sie flexibel variieren können und ob sie zu Alter, Geschlecht und Persönlichkeit passen. Man weiß beispielsweise, dass Männer die Coping-Strategie »Informationssuche« bevorzugen, während Frauen im Krankheitsfall stärker auf soziale Unterstützung zurückgreifen.[3] Auch ist das intensive Recherchieren zur Krankheit nicht in allen Phasen gleich nützlich, und es kann Menschen mit einer etwas ängstlicheren Natur wichtige Entscheidungen erschweren.

Wie man als Krebskranke:r am besten mit den eigenen Gefühlen umgeht, ist nicht für alle einheitlich zu beantworten. In der Laienpsychologie wird ein offener Gefühlsausdruck tendenziell als positiv und hilfreich bewertet. Das macht es introvertierteren und schweigsamen Menschen schwer, denn sie hören oft: »Sag doch, wie es dir geht« oder »Lass es raus«. Es gibt aber keine Anhaltspunkte dafür, dass es grundsätzlich und für jeden wohltuend oder gar gesundheitsfördernd ist, Gefühle nach außen zu tragen. Im Gegenteil hat sich sogar gezeigt, dass Betroffene, die sich vergleichsweise intensiv mit den eigenen Gefühlen rund um den Krebs beschäftigen, indem sie zum Beispiel häufig mit anderen über ihre emotionale Belastung sprechen und viel Trost und Zuspruch suchen, seelisch belasteter sind als Kranke, die eher auf aktives Problemlösen setzen.[4] Ich glaube allerdings nicht, dass eins das andere ausschließen muss – auch aktive Problemlöser können einen lebendigen, vielleicht sogar expressiven Umgang mit den eigenen Gefühlen pflegen. Und mit einem:r Liebsten auf dem Sofa zu kuscheln und sich gut zureden zu lassen ist eben in manchen Situationen genau das Richtige, damit man am nächsten Tag wieder zupacken kann. Heute beschäftigt man sich in der Coping-Forschung etwas weniger mit der Frage »Wohin mit meinen Gefühlen?« als mit ihren Entstehungsbedingungen. Dazu gehören unter anderem ungünstige Denkgewohnheiten. Man weiß zum Beispiel, dass Betroffene, die viel grübeln, mit der Diagnose hadern und nach Schuldigen für das Geschehen suchen, mehr unter Scham, Wut oder Angst zu leiden haben.[5]

Ähnlich vorsichtig sollte man auch depressiv getönte Antworten auf die Krankheit beurteilen. Sich von anderen und den Geschehnissen um einen herum zurückzuziehen und sich nicht mehr in eigener Sache zu engagieren wird als »Disengagement« bezeichnet. Dazu gibt es ein klares Statement in der Psychoonkologie: Die Auseinandersetzung zu vermeiden und sich ins Schneckenhaus zurückzuziehen führt dazu, dass man der ganzen Situation und vor allem anstrengenden Therapien schlecht gewachsen ist.[6] Für die längerfristige Anpassung an die Krankheit rät man eher zu einem aktiven und problemorientierten Bewältigungsverhalten. Aber: Sich als Krebspatient:in vorübergehend depressiv zu fühlen ist nicht gleich ein Zeichen für missglückende Krankheitsbewältigung. Im Gegenteil kann die Niedergestimmtheit auch ein wichtiger Teil der Auseinandersetzung sein beziehungsweise ein Ausdruck von Trauerprozessen.

Coping – wie es euch gefällt

Wir tendieren alle zu starken persönlichen Überzeugungen, welche Reaktionsweisen in einer Krise gut und hilfreich sind. Betroffene können ein Lied von den Ratschlägen singen, die sie zur »angemessenen« Krankheitsbewältigung bekommen (siehe 6.2): »Du solltest mal mit jemandem reden«, »Du musst unbedingt positiv denken«, »Selbstmitleid hilft jetzt auch nichts« und so weiter. Aber mir scheint es, als würden Krebspatient:innen auch aus eigenem Antrieb innerlich vor einen strengen, imaginären Richter treten. Vor eine vermeintliche Krebsinstanz, die festlegt, was richtig und was falsch im Umgang mit der Krankheit ist. Als Psychoonkologin werde ich manchmal offenbar diesem Inquisitionstrupp zugeordnet, und nicht selten bin ich erschüttert darüber, unter welchen Druck Kranke sich setzen: »Jetzt bloß nix falsch machen, sonst werde ich nicht mehr gesund!« Die persönlichen Bewältigungsanstrengungen sollen dann bitte nicht nur der seelischen Stabilität dienen, sondern am besten auch noch auf den Krankheitsverlauf einwirken. Seit Jahrzehnten hält sich beispielsweise die nicht belegte Annahme, eine kämpferische Haltung dem Krebs gegenüber würde die Heilungschancen verbessern (siehe 3.2). Aber auch die Patient:innen, die eher nicht an solche Zusammenhänge glauben, wollen sich gerne vorbildlich verhalten und die Erkenntnisse der Psychoonkologie nutzen, um tadellos zu »copen«.

Die Bewältigung einer Krankheit ist aber keine Technik. Sie ist auch keine Spezialstrategie, mittels derer man ein Problem ein für alle Mal eliminiert oder die einem hilft, endgültig eine Ziellinie zu erreichen. Krankheitsbewältigung ist ein langer, manchmal sogar lebenslanger Anpassungsprozess, der immer wieder neu in Gang gesetzt wird. Deshalb forciert man in der Psychoonkologie auch nicht eine bestimmte Art des Umgangs mit Krebs, sondern unterstützt Kranke dabei, ihr Repertoire an Strategien möglichst gut zu kennen, flexibel zu nutzen und eventuell zu erweitern.

3.1 Alles auf Abwehr – Verleugnung, Vermeidung, Verdrängung

Wenn wir einen Anblick nicht ertragen können, dann wenden wir uns ab, und wenn uns alles zu viel wird, schlagen wir die Hände vors Gesicht – aber manchmal sitzt das Grauen schon im Kopf. Was passiert, wenn irgendeine Information oder Erkenntnis, die wir unerträglich finden, schon in unserem Denken und Fühlen angekommen ist? »Habe ich gerade richtig gehört? Hat die Ärzt:in gesagt, es könnte eine Metastase sein?« Die Seele kann in solchen Situationen mit einigen Schutzmechanismen aufwarten, sodass wir handlungsfähig bleiben. Ihre Hauptstrategie: Sie lässt nur einen Teil der Informationen aus der Umwelt über unsere Sinne in unser Bewusstsein dringen, also nur einen Ausschnitt der Realität. Alltagssprachlich bezeichnen wir diesen Mechanismus mit Begriffen, die bereits ein bewegtes Leben hinter sich und deshalb auch keinen tadellosen Ruf mehr haben, nämlich: Verleugnung, Verdrängung, vielleicht auch Vermeidung und Verschiebung. In der Psychoanalyse wurden mit diesen Begriffen sogenannte Abwehrmechanismen bezeichnet, also Bewältigungs- und Kompensationsmechanismen, die bisweilen als unreif, kindlich oder sogar primitiv verstanden werden. Und auch in unserem modernen Leben kommt Verdrängung nicht gut weg: Wir schätzen Menschen, die hart im Nehmen und an Problemlösungen orientiert sind. Wer die Realität verleugnet, der scheint uns nicht stark genug, sie auszuhalten.

Für den Umgang mit Krebserkrankungen schlage ich vor, all diese Assoziationen abzuschütteln und als Erstes zu akzeptieren, dass Verdrängung zu unserem Menschsein gehört – im Sinne einer ausschnitthaften Wahrnehmung der Welt. Jeder Mensch blendet täglich Informationen unterschiedlichen Wichtigkeitsgrades aus, von unangenehmen Einsichten im Privatleben bis hin zum Leid derer, die auf der anderen Erdhalbkugel leben. Aber mehr noch: Wem es gelingt, Teilaspekte seiner Krankheitserfahrung für eine Weile in eine abgelegene Hirnkammer und damit einen unbewussten Raum zu verlagern, der kann sich glücklich schätzen. Denn Krebspatient:innen müssen mit Angst und Ungewissheit leben, und da ist die Fähigkeit, abzuschalten und Grübelschleifen zu unterbrechen, eine wichtige Voraussetzung für gute Lebensqualität.

Die zeitweise Verdrängung von angst- und sorgenerregenden Dingen ist allerdings nicht gleichzusetzen mit der anhaltenden Verleugnung der Tatsache, dass man krank ist. Nur wenige Menschen, die eine Krebsdiagnose erhalten, weisen das Wissen darüber für längere Zeit von sich oder verhalten sich so, als hätten sie gar keinen Krebs. Diesen Patient:innen geht es seelisch nicht so gut. Denn ohne das Anerkennen der Realität – wenigstens in groben Zügen – schneidet man den Ast ab, auf dem man sitzt. Indem man das Problem oder die Bedrohung nicht als solche anerkennt, beraubt man sich jeder Möglichkeit, dem etwas entgegenzusetzen.[7] Das passt gut zu dem Befund, dass Menschen, die zwar nicht die Krankheitsdiagnose, aber deren Konsequenzen negieren und die Auseinandersetzung damit vermeiden, im Verlauf der Krankheit stärker um ihr Leben und ihre Gesundheit fürchten als andere.[8] Die Verdrängung alarmierender Fakten kann in der Onkologie zudem zu einer Frage des Überlebens werden: Wenn jemand beispielsweise nach einem auffälligen Stuhltest die zur Früherkennung von Darmkrebs nötige Koloskopie aufschiebt, weil er das Ergebnis nicht wahrhaben will, bringt er sich in erhebliche Gefahr. Denn wenn man die Darmspiegelung um nur zwanzig Monate verzögert, ergibt sich bereits eine um mehr als 50 Prozent höhere Sterberate.[9]

Wovon Patient:innen manchmal verwundert, manchmal zufrieden berichten, ist dagegen die Fähigkeit, die Krebsrealität etwas einzufärben; sie vielleicht ein Stückchen zu verbiegen, sodass sie etwas besser erträglich wird. Autor Tom Lubbock beschreibt plastisch, wie es ihm gelingt, die wiederkehrenden schlechten Nachrichten über seinen unheilbaren und weiterwachsenden Hirntumor zu verarbeiten: »Also, nachdem es mal wieder einen Haufen schlechte Nachrichten gegeben hat, stelle ich mir eine Erholung vor. Und dann noch eine. In anderen Worten, ich habe da so eine Art, nicht an das Versagen der Therapie zu glauben. Es ist, als ob meine Gefährdung nicht schlimmer wäre als *riskant*. Es werden früher oder später schlechte Nachrichten kommen – aber irgendwie werde ich mich wieder erholen. Das heißt: Es gibt noch Therapien und dann weitere Therapien.«[10] Lubbock betreibt hier also eine Art doppelte emotionale Buchführung: Er ertappt sich bei einer Schönfärberei und heißt sie doch gut. Der psychoonkologische Alltag zeigt, dass Verdrängung nicht schwarz-weiß betrieben wird, sondern dass lebensbedrohlich Erkrankte sich eher in einer Art Zwischenreich des Wissens einrichten, einer »middle knowledge«[11], also in etwa: »Ich weiß, dass mein Krebs nicht heilbar ist, aber ich kann es nicht glauben.«[12] Das funktioniert überraschend gut. Ein gewisser Grad an Verleugnung und eine aktive problemorientierte Form der Bewältigung schließen sich überhaupt nicht aus.

Eine Fähigkeit, die viele Betroffene kultivieren und die ebenfalls auf der Kunst der Verdrängung basiert, ist der rasche Wechsel zwischen Hinwendung zum Krebsthema und Abwendung davon. Eine Betroffene berichtete mir einmal von einem Abendessen mit ihrem Mann in einem besonders schönen Restaurant. Auf der Toilette musste die Patientin wie sonst auch einen Katheter benutzen, da ihre Harnröhre von einem Tumor abgedrückt wurde. Dabei kam es zu einer heftigen Blutung, woraus sie schließen konnte, dass die Situation an ihrer Blase sich verschlechtert hatte. Als erfahrener Patientin war ihr klar, dass sie sich am nächsten Tag wieder an die Universitätsklinik begeben und vermutlich unerfreulichen Tatsachen ins Auge würde sehen müssen. In diesem Moment entschied sie aber, sich den Abend davon nicht wegnehmen zu lassen – und dazu gehörte für sie, an den Tisch zurückzukehren, das Ereignis zunächst nicht zu thematisieren und sich stattdessen weiterhin auf die schöne Zeit zu konzentrieren. Dieser Fall soll jedoch nicht die Heldenhaftigkeit der Frau illustrieren, sondern ihren Willen, Wichtiges zu schützen und dafür anderes vorübergehend zur Seite zu schieben.

Die Pendelbewegung zwischen Hinschauen und Wegschauen ist wiederum nicht gleichzusetzen mit dem, was Psycholog:innen das Vermeiden innerer Erlebnisse nennen. Damit ist gemeint, dass Menschen sich angewöhnen, schmerzvollen, leidvollen, unangenehmen emotionalen Zuständen wie Trauer und Angst aus dem Weg zu gehen. Sie schneiden das Erleben und Reflektieren solcher Zustände möglichst ab und zwar immer wieder. Dazu gehört auch, Körpergefühle grundsätzlich zu ignorieren und sich möglichst wenig von seinem Innenleben anmerken zu lassen. Viele Studien zeigen, dass dieser Umgang mit dem eigenen Gefühlsleben sich sehr unvorteilhaft auf die psychische Gesundheit auswirkt. Wer so eine Gefühlskultur pflegt, verliert den Kontakt zu sich selbst, ist in der Begegnung nicht präsent und nicht lebendig mit anderen verbunden. Er wird zu einer leblosen Hülle, während in seinem Inneren die drei Affen sitzen, die nichts hören, sehen und nicht sprechen wollen. Interessanterweise geht dieser

Versuch sogar nach hinten los und bewirkt emotional das Gegenteil des Erwünschten: Die Gefühle, die man loswerden und kontrollieren will, werden eher stärker und penetranter. Die einseitige Vermeidungstaktik führt dazu, dass emotional Schwieriges nicht verarbeitet wird, denn weder findet ein kreativer Umgang damit statt noch ein Loslassen oder Akzeptieren. Und vor allem kommt man vor lauter Kontrollieren und Vermeiden nicht dazu, Lebensziele anzupeilen und möglicherweise etwas Positives im Alltag zu erleben.[13]

Eine andere Art des Umgangs wäre, Gefühle besser auszuhalten und sie ohne Bewertung wahrzunehmen – egal welche Qualität sie haben.[14] Gerade das emotional sehr herausfordernde Leben mit einer schweren Krankheit gelingt besser, wenn man das Kommen und Gehen schmerzhafter Zustände nicht so sehr bekämpft. Anstatt sich also unter Druck zu setzen, dass man diese Zustände meistern, eindämmen, vermeiden muss, beobachtet man sie eher. Aber bevor diese Art des lebendigen Umgangs mit Emotionen zur reinen Theorie oder Schablone verkommt: Am Ende entscheidet man als Kranke:r selbst, welche emotionalen Risiken man eingeht und wo man vielleicht auch mal den Schwanz einzieht und damit die bessere Entscheidung für die seelische Stabilität trifft. Eine Betroffene und Autorin erzählt beispielsweise davon, wie sie sich mitten in der Krebstherapie gegen die nähere Bekanntschaft mit einem attraktiven Mitpatienten entschied: »Meine Überlebensstrategie bestand darin, mich vom Tod abzugrenzen, und nicht darin, ihn als Bestandteil meines Lebens zu akzeptieren.«[15] Damit entscheidet sie sich gegen das Eingehen emotionaler Risiken und für die Abschottung. Und das kann in der Situation – so enttäuschend es vielleicht für jemand anderen ist – genau das Richtige für die Kranke sein.

Ist Wegschauen also eine Option? Wenn man sich diese Frage stellt, sollte man sich verdrängte Inhalte, Gedanken und Gefühle nicht wie ein atomares Endlager vorstellen. Tatsachen und Bedrohungen, denen wir noch nicht ins Auge sehen können, verschwinden nicht einfach, sondern werden uns von der Seele bisweilen in abgemilderter Form präsentiert, zum Beispiel im Gewand eines Traums. So entstehen immer wieder neue Möglichkeiten, sich mit dem Schweren und Schwierigen auseinanderzusetzen. Beispielsweise begann eine junge Krebskranke, der nur noch wenig Lebenszeit blieb, sich intensiv mit Hunden zu beschäftigen. Sie bot sich als vorübergehende Pflegerin für Tierschutzhunde an, was auch bedeutete, dass sie immer wieder von den Tieren, die sie ins Herz geschlossen hatte, Abschied nehmen musste. So übte sie sich in einer Art Abschiednehmen, erlebte immer wieder die Trauer des Loslassens, und zwar so lange, bis es ihr eines Tages möglich wurde, ihren eigenen nahenden Abschied mit ihren Angehörigen zu thematisieren.

3.2 Zwischen Kampf und Akzeptanz

Beim Leben nach einer Krebsdiagnose wird kein anderes Bild so stark bemüht wie das des »Kampfes«: Nicht nur in Medizin und Gesellschaft bekämpfen wir den Krebs mit allen Mitteln, auch Betroffene scheinen mit der Diagnose in ihre jeweils eigene Arena zu ziehen. Was dann folgt, wird oft als wahlweise derber Nahkampf beschrieben – Kranke »zeigen dem Krebs die Zähne« und »hauen ihm in die Fresse« – oder als gnadenlose chemische Kriegsführung, mittels derer der Krebs »aus seinen Löchern gebombt« wird. Aber nicht nur im eher alltäglichen Diskurs, sondern auch in der Psychoonkologie sah es eine Zeit lang so aus, als müsse man Patient:innen beibringen, mit geballten Fäusten auf den Krebs loszugehen, um gesunden zu können. Unter dem Begriff »Fighting Spirit«, zu Deutsch etwa »Kampfgeist«, wurde von amerikanischen Psychoonkolog:innen erstmals in den 80er-Jahren dieser angebliche Königsweg für Körper und Seele beschrieben – und der verlangte Betroffenen einiges ab: Sie sollten nicht nur der Realität ins Auge sehen, sondern im Umgang damit grundsätzlich sehr positiv eingestellt sein, das Leben auf Optimierungsmöglichkeiten abklopfen, die von Ärzt:innen empfohlenen Behandlungen brav mitmachen und – besonders wichtig – niemals ans Aufgeben denken. Diese Haltung schien nicht nur plausibel, sondern auch zeitgemäß, passte sie doch sehr gut zum neuen Typus aufgeklärter, aktiver und selbstbestimmter Patient:innen. Nicht nur Betroffene, sondern auch die psychoonkologische Forschungsgemeinschaft waren daher fast enttäuscht, als Studien recht bald zeigten: Zumindest für das Überleben nach der Krebsdiagnose macht es keinen Unterschied, ob man der Krankheit gegenüber mental kämpferisch eingestellt ist oder die Dinge eher nimmt, wie sie kommen, und den eigenen Einfluss auf die Situation nicht allzu hoch einschätzt. Und auch bei mehrfachem wissenschaftlichem Nachfassen in den letzten Jahren hat sich dieser Befund erhärtet.[16]

Aber es geht ja nicht nur um Überlebensraten, sondern auch darum, wie man eine Krebstherapie seelisch und körperlich durchhält, und da könnte eine kämpferische Ausrichtung vielleicht für manche Patient:innen Vorteile bieten. Schließlich haben Menschen schon immer um ihr Leben gekämpft. Und zwar nicht nur um Nahrung und Schutz, sondern auch gegen lebensbedrohende Kräfte und nicht zuletzt gegen andere Wesen. Für viele fühlt es sich tatsächlich so an, als hätte sich mit dem Krebs ein feindliches Geschöpf im eigenen Körper eingenistet. Die bisweilen hasserfüllten Ansagen, die Patient:innen ihrem Krebs machen (»Fuck you, cancer« oder »Ich trete dir in den Arsch, du Scheißkrebs«), lassen keinen Zweifel daran, dass viele den Tumor als einen vom eigenen Ich getrennten Feind empfinden – einen Feind, dem man sich nicht hilflos ergibt, sondern dem man am besten mit maximaler Aggression begegnet. Dabei werden Patient:innen von ihrem Umfeld und in den sozialen Medien oft regelrecht angefeuert, und wem das zusagt, der sucht sich als »Onkobitch«[17] oder »Krebskriegerin«[18] ein größeres Publikum. Dass Krebspatient:innen so gerne in der Rolle aktiv Kämpfender gesehen werden, ist sicher von der menschlichen Erfahrung gespeist, dass Zorn besser auszuhalten ist als Hilflosigkeit; und dass Wut als starkes, körperlich gut wahrnehmbares Gefühl große

Kräfte mobilisieren kann. Auch Psychotherapeut:innen würden zustimmen, dass »nicht nur die willfährige ›Annahme‹, sondern auch die aggressive Empörung eine geeignete Umgangsweise mit Schicksalhaftem sein kann«.[19]

Aber vielleicht spricht für manche Patient:innen auch etwas dagegen, die Strapazen einer Krebstherapie als persönlichen Kampf zu definieren und gedanklich und emotional mit den entsprechenden Bildern im Kopf zu jonglieren? Könnte es womöglich auch Nachteile haben, wenn die Aggression zur Titelmelodie, zum Leitmotiv des Lebens mit Krebs wird?

Kampf und Aggression fokussieren unsere Wahrnehmung; wir sehen dann in erster Linie den Feind durchs Zielfernrohr und nicht mehr viel drum herum. Im Umgang mit Krebs ausschließlich auf die Kriegsmetapher zu setzen engt also den Spielraum von Patient:innen eher ein. Wenn wir nur kämpfen wollen, gerät die Vielfalt der möglichen emotionalen Antworten auf die vielen Aspekte dieser Krankheit aus dem Blick: Annahme, Gelassenheit, Trauer, Hingabe, Ergebenheit, Geduld, Loslassen und vieles mehr. Auf dem Kampfplatz haben diese Nuancen wenig Raum, obwohl sie für die Verarbeitung einer Krisensituation so bedeutsam sein können. So muss man sich beispielsweise die Monate der Chemotherapie nicht zwingend als eine schmutzige Schlacht vorstellen, sondern könnte sich alternativ darauf ausrichten, diese Zeit möglichst ruhig und selbstfürsorglich zu durchschreiten. Und vielleicht tut es in manchen Situationen durchaus gut, eine passivere Haltung einzunehmen; sich also auch mal zurückzulehnen, zu vertrauen, mal die anderen machen zu lassen und die Augen zu schließen.

Auch mit der Sehnsucht der Krebskranken nach Heilung und Heilwerden ist der militärisch unterfütterte Kampfbegriff nicht immer so gut in Einklang zu bringen. Vernichtung, Kollateralschäden, unbedingte Opferbereitschaft und ein verächtlicher Umgang mit dem Feind passen nicht so gut zu dem fürsorglichen, eher sanften Verhältnis zum eigenen Körper, das sich viele Patient:innen wünschen: »Wenn mir jemand gesagt hat, ›Du musst jetzt irgendwie gegen den Krebs kämpfen‹, (…) hat (es) sich schon immer irgendwie falsch angefühlt. Als würde ich damit auch gegen einen Teil von mir selbst kämpfen, einen inneren Krieg führen müssen, was sich für mich nicht nach Heilung angefühlt hat.«[20] In diesem Sinne beschreibt die Kampf- und Kriegsmetapher eher einen Bürgerkrieg innerhalb unseres eigenen Körpers, unserer eigenen Zellen. Siddhartha Mukherjee, der Harvard-Onkologe, der in seinem Bestseller dem Krebs die Krone aufgesetzt hat, geht so weit zu formulieren: »Zellteilung ist die Voraussetzung dafür, dass unser Organismus wächst, sich anpasst, sich erholt, sich repariert – und lebt (…) Krebszellen wachsen schneller und passen sich besser an. Sie sind im Grunde perfektere Versionen unserer selbst.«[21] Auch wenn Betroffene diese wissenschaftliche Faszination für das Potenzial maligner Zellen nicht teilen, hat der Mediziner hier den Finger in eine psychologische Wunde gelegt: Wenn wir den Krebs in uns bekriegen, bekriegen wir auch uns selbst, und dieser Gedanke ist für viele Betroffene dann doch zutiefst verstörend: »Ich hatte ja nicht geahnt, dass sich der Körper auch gegen sich selbst wenden und seinen eigenen Feind ausbrüten kann. (…) Ich kann mich noch an den Augenblick erinnern, als ich meinen Körper im Spiegel sah, als sei es das erste Mal. Über Nacht war mir mein eigenes Fleisch fremd geworden, der Saboteur all meiner Hoffnungen und Träume. Das war so unbegreiflich und so beängstigend, dass ich anfing zu weinen.«[22]

Der Kampfbegriff kann sich insbesondere dann gegen Patient:innen und ihre Bewältigungsanstrengungen wenden, wenn er etwas Unbedingtes bekommt; wenn der angestrebte Sieg über die Krankheit zum ultimativen Ziel wird. In Buchtiteln und Botschaften, die manche Krebspatient:innen in die Welt entsenden, heißt es zum Beispiel, dass für sie Sterben »keine Option«[23] sei, ganz so, als wäre Überleben nur eine Sache von Willen und Entschlossenheit. Psychoonkolog:innen beobachten, dass Patient:innen dabei auch von ihrem sozialen Umfeld – und dazu gehören manchmal auch Ärzt:innen oder andere Behandler:innen – nahezu unter moralischen Druck gesetzt werden, keinesfalls zu schwächeln:

»Ja, wollen Sie etwa aufhören zu kämpfen?«, fragte ein Onkologe eine palliativ behandelte Patientin, die sich nach Jahren der Chemotherapie weniger medizinischen Maßnahmen ersehnte. Vor dem Hintergrund des Kampf-Imperativs erleben Patient:innen, bei denen sich die Krankheit doch nicht dauerhaft aufhalten lässt, also nicht nur das Leid des Krankheitsprogresses, sondern auch noch eine demütigende Niederlage. »Gefühlt läuft mein Leben gerade den Bach runter. Anscheinend habe ich nicht genügend gekämpft. Herr Störenfried ist wieder bei mir eingezogen. Diesmal hat er wahrscheinlich noch jemanden mitgebracht. Ich will nicht mehr kämpfen müssen, ich will einfach nur leben«, formuliert eine Patientin auf Instagram ihr Erleben eines Rezidivs samt Metastasen. Man spürt in ihrem Post neben der Verzweiflung über die neue Realität deutlich auch das Gefühl des persönlichen Versagens. Und die Kriegsmetapher lässt auch Patient:innen als Verlierer im Rückzug dastehen, die selbst vielleicht längst inneren Frieden mit der Situation geschlossen haben. Verständlich also, wenn neuerdings manche Betroffene die Kampfideologie, die ihnen in letzter Konsequenz die Verantwortung für den Krankheitsverlauf aufbürdet, rundweg ablehnen: »Sagt hinterher bloß nicht, ich hätte meinen Kampf verloren«,[24] trägt eine Video-bloggende Krebspatientin ihren Followern auf. Und nach dem Tod der an Brustkrebs erkrankten Opernsängerin Erin Wall postet jemand nach ihrem Tod wütend auf Twitter: »Ich hasse, hasse, hasse den Satz ›Sie hat den Kampf gegen Krebs verloren‹. Wie viel Kraft jemand hat, das hat doch einen Scheißdreck damit zu tun. Sagt doch: ›Sie ist an Krebs gestorben.‹ Benutzt doch einfach diese Formulierung. Die kann man den Leuten schon zumuten.«[25]

Eines ist sicher: Es ist sehr erschöpfend, sich über lange Strecken im Kampfmodus zu halten. In dieser Anspannungssituation ist der Organismus von adrenergen Körpersäften durchströmt, um Höchstleistungen zu bringen. Das ist sehr nützlich für akut herausfordernde Situationen, weniger vorteilhaft dagegen für den Krebsmarathon, den die meisten über Monate oder Jahre laufen müssen – niemand kann im permanenten Alarmzustand leben.

Sollten wir also Susan Sontags Ratschlag folgen und Begriffe und Bilder von Kampf und Krieg »den Kriegern zurückgeben«[26]? Ich meine, es empfiehlt sich für Krebskrieger:innen zumindest, nicht blindwütig, sondern wenn, dann besonnen zu kämpfen. Dazu gehört neben guter Planung am grünen Tisch auch, Feuerpausen einzulegen, mal in die Defensive zu gehen, Heimaturlaub zu beantragen oder Rückzugsgefechte zu führen. Der Kampfbegriff kann meines Erachtens dann hilfreich werden, wenn Betroffene einen flexiblen oder sogar augenzwinkernden Umgang mit ihm finden. So erklärte mir ein Patient kürzlich sein Entscheidungsdilemma anhand einer galaktischen Kriegsszene: Sein Körper schien ihm wie ein Raumschiff, das von feindlichen Druidenkräften attackiert worden war. Diese hatten dabei leider, so erläuterte er mir, die frontalen Schildgeneratoren beschädigt und somit die Energieproduktion des Raumschiffs beeinträchtigt. Als Commander musste er nun abwägen, ob diese Schlacht überhaupt noch zu gewinnen war. Da ihm die Druidenarmee übermächtig erschien, entschied er für sich, die Energie, die seine Triebwerke noch erzeugten, zu benutzen, um sich aus dem Druidenschwarm hinaus vorübergehend in Sicherheit zu bringen. Nur diejenigen Angreifer, die ihm unmittelbar im Weg standen, würden bekämpft, weitere Kampfhandlungen aber eingestellt. Sprich: Nur dort, wo ihn die Krankheit in seiner Mobilität oder durch Schmerzen einschränkte, wollte er behandelt werden. Ansonsten galt für ihn: nicht vorzeitig in einem sinnlosen Kampf untergehen. Mit dieser fantasievollen Szene im Kopf fiel es dem erkrankten Mann leichter, die anstehenden Therapieentscheidung emotional auszuloten.

Solange wir uns Krebs als »das gefürchtete Andere« vorstellen, als das böse Fremde, wird die Sprache des Krieges für viele stimmig bleiben. Und solange Krebs eine derart gefährliche Krankheit ist, sollten Patient:innen, denen die Kampfmetapher zusagt, ihre Waffen nach Belieben wählen können.[27] Wer aber für sich und seine Haltung der Krankheit gegenüber nach anderen Bildern und Vorstellungen sucht, dem seien zwei Alternativen ans Herz gelegt, nämlich: Protest und Reise. Auf eine einigermaßen friedliche Weise gegen den Krebs zu protestieren würde bedeuten, ihn nicht als einen vom Ich getrennten Feind zu sehen, sondern als so etwas wie eine Unruhe stiftende Erweiterung des Körperselbst; der man streng widerspricht, die man aber nicht unbedingt aggressiv bekämpft. Indem Erkrankte zum Beispiel innovative Therapien nutzen und an Studien teilnehmen, drücken sie Ablehnung gegenüber den Plänen aus, die die bösartigen Zellen für den Körper hegen, bleiben aber mit dem Körper insgesamt im Reinen. Diese eher von kaltem als heißem Krieg sprechende Protest-Metapher scheint zumindest für das Langzeitüberleben ganz brauchbar zu sein.[28] Auch wer sich seine Krebsbehandlung eher als Reise denn als Kampf vorstellt, kann der Schwarz-Weiß-Logik des Gewinnens und Verlierens entkommen. Im angenehm vieldeutigen Bild der Reise oder der Wanderung kann man als Krebskranke:r die unterschiedlichsten Erfahrungen einordnen; man kann Täler durchschreiten, sich Weggefährt:innen suchen und gegebenenfalls Ziele wechseln. Eine Kehrtwende oder ein Umweg ist dann noch lange keine Niederlage.[29]

Akzeptanz

Im psychosozialen Diskurs wird das Wort Akzeptanz gerade großzügig verwendet, und sie scheint so gut wie allen seelischen Problemen gut zu bekommen. Eine neuere Therapieform, die Akzeptanz- und Commitment-Therapie (ACT), führt diesen Begriff sogar im Namen. Was hat es also damit auf sich und wie kann das Konzept für Krebskranke hilfreich werden?

Vor einer Weile rang ich gemeinsam mit einer Patientin um die Frage, inwieweit ein Akzeptieren der Krebskrankheit überhaupt möglich ist. Für Frau R. kam es zunächst nicht infrage, die Tumorerkrankung anzunehmen, alles in ihr rebellierte dagegen. Wie sollte es hinnehmbar sein, so fragte sie mich, dass eine sozial engagierte Frau in ihrer Lebensmitte, die sich nichts zuschulden habe kommen lassen, lebensbedrohlich krank wird? Eine Seite in ihr schien sich mit Händen und Füßen gegen die Realität der Erkrankung zu wehren. Zu Frau R.s Auflehnung gegen ihre Diagnose gehörte unter anderem, das Wort »Krebs« nicht in den Mund zu nehmen und stattdessen von »der Krankheit« zu sprechen. Sie hatte sogar den Versuch unternommen, auch mir den Gebrauch des giftigen Wortes zu untersagen. Indem sie also den Boten mit der schlechten Nachricht Krebs wissen ließ: »Annahme verweigert«, war es ihr zunächst möglich, das Rad der Zeit innerlich zurückzudrehen und die Katastrophe scheinbar ungeschehen zu machen. Dieser psychische Mechanismus ist nichts Pathologisches, wir haben ihn alle im Repertoire: »Es kann nicht sein, was nicht sein darf!« Im Weltbild der Patientin spielte zudem Gerechtigkeit eine große Rolle. Und so litt sie unermesslich darunter, dass ihr in Gestalt des Krebses aus ihrer Sicht große Ungerechtigkeit widerfahren war; ihre Psyche pochte auf die Wiederherstellung einer fairen Ordnung. Auf der Suche nach wenigstens einer kleinen Veränderung der Perspektive schlug ich Frau R. das Bild einer Art Lebensbuch vor, das in ihrem Fall bereits einige sehr schöne Kapitel enthielt und zu dem nun neuerdings ein schmerzhafter Abschnitt hinzugekommen war. Dieser handelte von der – ab jetzt zu ihrem Leben gehörenden – Krebserkrankung. War es vielleicht denkbar, weiterzublättern und neue Kapitel zu schreiben?, fragte ich sie. Tatsächlich schien meine Patientin mit dem Bild etwas anfangen zu können, sie wurde nachdenklich. Aber die Freude der Therapeutin währte nur kurz: »Ich kann Ihnen sagen, was ich machen würde mit diesem Buch: Das verdammte K-Kapitel würde ich rausreißen! Ich würde es packen und aus dem Buch fetzen und alle Seiten in die Isar schmeißen. Das Kapitel über ›die Krankheit‹ gehört in mein Buch nicht rein!« Tja, da war die Akzeptanz dann, zumindest im ersten Anlauf, dahin.

Es gab, das sei verraten, bei Frau R. später eine für sie befriedigendere Entwicklung und somit eine Art Happy End, wenn auch ein zähneknirschendes. Was allerdings bis dahin passierte, ist genau der Grund, warum es sich lohnt, über Krebs, Schicksal und Akzeptanz nachzudenken. Frau R. musste sich nämlich – Jahre nach der eigentlichen Krebsdiagnose – erst einmal durch die Tiefen einer Depression kämpfen. Um in den Worten des bekannten Psychotherapeuten Arnold Retzer zu sprechen, verweigerte Frau R. die »Leichenschau«[30]. Obwohl sie herbe Verluste erlitten hatte – ihre körperliche Unversehrtheit, ihr Vertrauen und ihre frohen Zukunftsaussichten waren dahin –, zeigte sich bei ihr lange Zeit keine Spur von Trauer. Und wie andere Menschen, die über einem Verlust depressiv werden, war auch sie eine »gnadenlose Gläubiger(in)«. Sie hielt »zäh an Soll-Werten fest, auch wenn der gegenwärtige Zustand weit vom Soll-Wert entfernt«[31] war. Im psychoanalytischen Verständnis ist Trauer aber eine Voraussetzung, um sich nach einem Verlust irgendwann wieder dem Leben zuwenden zu können. Die Trauer braucht zuerst »die Feststellung und Anerkennung des Umstandes, dass es den Verlust tatsächlich gibt«. Das mag banal klingen, »ist in Wirklichkeit aber ein anspruchsvoller Erkenntnisprozess. Es geht um die komplizierte Frage: Wie erkenne ich, dass etwas nicht mehr ist?«[32]

Dieser Erkenntnisprozess ist nicht nur steinig, er ist vor allem schmerzensreich – und obendrein sind unsere Vorstellungen von Trauer von einer regelrechten Kitsch-Plaque verklebt. Wer in der populären westlichen Bildkultur trauert, sieht tragisch-schön aus, und bevor es richtig wehtut, kommt der Schnitt. Die Filmästhetik der Trauer ist uns im Grunde sehr viel vertrauter als ihre Realität und das, was sie für uns persönlich bedeuten kann. In einem Juwel unter den TED-Talks versucht die unheilbar an einem Lungentumor erkrankte Sophie Sabbage ihre Zuhörer:innen spüren zu lassen, wie sich ihre Trauer anfühlt. Sie beschreibt einen Schmerz und Kummer, der uns »in die Knie zwingt, den Brustkorb zerreißt und in einen Tränenstrom mündet«[33]. Als Sabbage von ihren Ärzt:innen erfährt, dass sie ihre kleine Tochter wohl nicht aufwachsen sehen wird, erlebt sie einen Gefühls-Tsunami, bei dem nicht nur alle Dämme brechen, sondern auch ihr Herz. Nach Wochen des Trauerns und Weinens tritt sie das populäre und immer noch einflussreiche Trauermodell von Elisabeth Kübler-Ross in die Tonne. Studien haben längst gezeigt, dass Trauernde nicht, wie von der Schweizer Psychiaterin seit den 70ern propagiert, die verschiedenen Phasen der Verleugnung, der Wut, des Verhandelns und der Depression vollständig und in schöner Ordnung durchschreiten, bevor sie als Krönung in einen Zustand der Akzeptanz finden. Sabbage tauft dieses alte, schlüssig wirkende Konzept frech um in ein »Wehre-dich-mit-Händen-und-Füßen-gegen-die-Trauer-Modell« [34]. Emotionale Reaktionen auf einen Verlust wie Verleugnung oder Wut sind nach ihrer Auffassung keine Stufen oder gar Ausdruck der Trauer: Verleugnung ist ihr nur eine Art Stoßdämpfer, der den Schmerz vorübergehend abfedert. Im Zorn und in der Wut wiederum klammern wir uns an eine Illusion von Kontrolle, wir beschuldigen, klagen an und fordern zurück. Wut und Verleugnung, so Sabbage, tun sich zusammen, um mit Gott und der Welt zu verhandeln: Gib mir zurück, was mir gehört! Und in der Depression bricht der zornige Verhandler in uns schließlich erschöpft zusammen – doch ohne die Realität eines Verlusts anerkannt zu haben.[35]

Die Kernbotschaft verlusterfahrener Menschen wie Sabbage, aber auch von Fachleuten ist also: Akzeptanz ist nicht etwa der Endpunkt eines Anpassungsprozesses, sondern das Tor zur Trauer und erst der Auftakt zu einer womöglich schmerzhaften Auseinandersetzung. Wer Unabänderliches irgendwann akzeptieren kann, »der sieht dem Verlust (…) ins Auge und bleibt dadurch lebendig. Er gewinnt sich selbst neu, während ihm ein wichtiger Teil seiner Welt und seines Glaubens verloren geht.« Bei Frau R. war die Depression wohl in der Tat eine »Glaubenskrise«. Ihre tiefe Überzeugung, dass guten Menschen nichts Schlechtes passiert und dass man für Leid irgendwie kompensiert wird, musste sie letztlich über Bord werfen, um seelisch gesunden zu können. Erst, als sie den Verlust dieses Weltbildes hingenommen hatte und ihr »der Verzicht auf das Einklagen der Ansprüche«[36] an das Leben gelang, konnte sie traurig werden und schließlich ein Stück freier.

Krankheitsfolgen zu akzeptieren und dadurch zu mehr Seelenfrieden zu finden ist weniger etwas, das sich von selbst ereignet, als eine aktiv getroffene Wahl: Man kann sich entscheiden, etwas zu akzeptieren – oder auch nicht. David Rieff, Sohn der Intellektuellen Susan Sontag, widmete den letzten Wochen seiner an Krebs verstorbenen Mutter einen Text, der mit dem deutschen Titel *Tod einer Untröstlichen*[37] auf den Punkt gebracht ist: Sontag gehörte offenbar nicht zu den Patient:innen, die sich einem vermeintlichen Schicksal ergeben, sie wollte »überleben, nicht vergehen – überleben unter allen Umständen«[38]. Sontag war in der Tat eine Cancer-Survivorin und hatte schon zwei Krebskrankheiten viele Jahre lang überlebt – davon eine entgegen allen ärztlichen Prognosen. Mit 71 Jahren bekam sie in einer dritten Episode einen unheilbaren Blutkrebs. Trotz verschwindend geringer Überlebenschancen unterzog sich Sontag radikalen, experimentellen und wenig aussichtsreichen Therapien und blieb bis zu ihrem letzten Atemzug unversöhnt mit ihrer Sterblichkeit. So kompromisslos und wider besseres Wissen hoffend durch die Krankheit und in den Tod zu gehen – das lief auch bei ihr nicht ohne Kollateralschäden ab. Im unmittelbaren Umfeld der Kranken wurden alle, insbesondere der Sohn, in die Rolle gedrängt, an ihrer Seite gegen die Realität anzuhoffen. Vom Sohn wollte die Mutter nichts anderes hören »als gute, vernünftige Gründe, warum ihr Kampf nicht sinnlos war«[39]. »Wenn meine Mutter nur nicht so viel gehofft hätte«,[40] schrieb David Rieff nach ihrem Tod, und in diesem Seufzer schwingt viel Trauer darüber mit, was ihm im Kontakt zur sterbenden Mutter wohl verloren gegangen war. Vielleicht, das lässt Rieffs intime Geschichte befürchten, ist es der Abschied selbst, der durch zu viel Hoffnung verloren geht.

Menschen mit ähnlicher Kampfbereitschaft und unstillbarem Hunger auf Leben wie Sontag wollen vom Akzeptieren unter anderem deshalb nichts wissen, weil ihnen das zu nahe an der Resignation liegt. Dabei geht es bei Akzeptanz gar nicht um ein Entweder-oder im Sinne von Weitermachen oder Aufgeben. Es geht vielmehr darum, herauszufinden, wie man sich zwischen Akzeptieren und Festhalten flexibel hin- und herbewegen kann, so wie es der Krankheitsverlauf erfordert und zulässt. Und es geht darum, herauszufinden, worauf man seine Lebensenergien richten will. Akzeptieren bedeutet nämlich auszusortieren, wofür man im Umgang mit dem Krebs kämpft, bei welchen Themen sogar aktives Problemlösen gefragt ist und wo man sich seine Kräfte lieber spart, weil nichts zu gewinnen ist. Ich lernte einmal eine junge krebskranke Frau kennen, die vor der Krankheit als Model gearbeitet und einen entsprechend hohen Anspruch an ihr Aussehen hatte. Sie liebte ihre langen und voluminösen Haare, die im Lauf einer Strahlenbehandlung immer schütterer geworden waren. Gegen diesen Verlust arbeitete sie lange Zeit mit allen Mitteln an und ließ immer wieder teure Prozeduren vornehmen, in denen das Problem mit angeklebtem Kunsthaar ausgeglichen wurde – alles mit dem Hintergedanken, dass dies nur überbrückend geschah und sie irgendwann die verlorene Schönheit zurückgewinnen würde. Aber nachdem sie lange viel Zeit und Geld investiert hatte, begann sie sich doch irgendwann mit der Tatsache auseinanderzusetzen, dass die Haare nicht mehr so wachsen würden wie früher und sie diesen Teil ihres körperlichen Selbst für immer verloren geben musste. »Mein Big Hair, das war einfach immer ich. Es wird mir so fehlen«, meinte sie, bevor sie ihre Anstrengungen einstellte und die Haare kurz schneiden ließ. Aber sie erlebte mit dem Ende ihres vergeblichen Kampfes nicht nur Wehmut, sondern auch Erleichterung und fand letztlich andere Möglichkeiten, ihr Verständnis von Weiblichkeit auszudrücken.

Etwas Wichtiges im Leben unwiederbringlich verloren zu geben schließt nicht aus, dass man an dem festhält, was einem im Kern wichtig ist. Für Kranke, die kleine Kinder haben, ist es beispielsweise ein hohes Gut, trotz der Erkrankung ihre Elternrolle bestmöglich auszufüllen. Wenn dann bei fortschreitender Krankheit und körperlichen Handicaps bestimmte Aktivitäten mit dem Kind nicht mehr möglich sind, dann ist das immer ein sehr trauriger und schmerzhafter Abschied. Aber selbst im sehr kranken Zustand lässt sich das Ziel, so eine Mutter oder so ein Vater zu sein, wie man es will, meist auf irgendeine Weise noch im Blick behalten. Ich lernte eine Mutter kennen, die eine sehr nebenwirkungsreiche Chemo durchmachte und wusste, dass sie ihrer Tochter in dieser schweren Zeit oft nur vom Sofa aus beim Spielen würde zusehen können. Sie hatte vorher einen besonderen Kalender für das Kind gebastelt. Darauf war für jede Chemo-Runde eine neongelbe Spritze gemalt, die man abreißen konnte und unter der dann ein hübsches Tierbildchen zum Vorschein kam. Diese Bilder fügten sich zu einer Geschichte und verwiesen auf einen nach der Chemo geplanten Zoobesuch. Auf diese Weise gelang es ihr, ein paar Dinge zum Ausdruck zu bringen, die ihr am Muttersein immer wichtig waren: Liebe und Verbundenheit, Kreativität und der Glauben an eine hellere Zukunft.

So wie sich die ursprüngliche Schönheit einer Van-Gogh-Sonnenblume über viele Kalenderblätter hinweg abnutzt, verschleißen auch gute und schöne Worte: Die alltagspsychologische Empfehlung, »die Trauer zuzulassen«, ist mittlerweile trivialisiert – dabei ist die Bereitschaft, zu akzeptieren und zu trauern, für unsere psychische Anpassung an die Wechselfälle des Lebens äußerst kostbar. Als Alltagsimperativ geäußert klingt es jedoch so, als könnte man den besagten Erkenntnisprozess mit etwas gutem Willen auf Knopfdruck in Gang setzen oder komplexe Anpassungsleistungen absolvieren wie einen Saunagang. Eine akzeptierende Haltung in ihrer ganzen Komplexität ist aber eher wie eine Pflanze, die nicht schneller wächst, wenn man an ihr zerrt, sondern die gute Erde braucht, um zu gedeihen.

Als Krebskranke:r einer akzeptierenden Haltung den Boden zu bereiten, heißt, auf die eigenen Gefühle und Gedanken als möglichst wohlwollender, wenig wertender Beobachter zu blicken. Annahme stellt sich dort ein, wo wir nicht ausschließlich aufs Handeln und Problemlösen setzen, sondern die Gegenwart so wahrnehmen, wie sie eben ist, und die Vergangenheit nicht bekämpfen, sondern sie respektieren:[41] »Ja, diese Diagnose, diese Krankheit, diese Metastase, dieser Organverlust hat sich in meinem Leben und an meinem Körper ereignet, obwohl ich so sehr wünschte, es wäre anders.« Grundbedingung ist letztlich eine Lebensphilosophie, die leidvolle Erfahrungen als einen normalen Bestandteil unseres Lebens ansieht. Wenn wir der Trauer um erlittene Verluste ihren Lauf lassen, dann, so verspricht es uns die erfahrene Langzeitpatientin Sophie Sabbage, wird diese Trauer uns über eine Brücke helfen; eine Brücke, die uns wegführt von dem Leben, wie wir es eigentlich geplant hatten, zu dem Leben, das wir – samt aller Tragödien und Tiefschläge – tatsächlich bekommen haben.[42]

3.3 Positiv Denken – oder auch nicht

Wenn jemand, der sich einer halbwegs stabilen Lebenssituation und eines gewissen Wohlergehens erfreut, einem anderen Menschen, der gerade an einem existenziellen Abgrund entlangtaumelt, etwas gönnerhaft auf die Schulter klopft und ihm sagt: »Du musst jetzt positiv denken«, dann ist das nichts weniger als ein aggressiver Akt. Krebskranke sind dem, insbesondere kurz nach der Diagnose, häufig ausgesetzt, und ich glaube, oft verhindert nur Erschöpfung oder Höflichkeit der Tumorkranken, dass die Freund:innen des Positiven Denkens nicht öfter mal eins auf die Zwölf kriegen. Die unreflektierte Aufforderung, positiv sein oder denken zu sollen, erwischt ohnehin verunsicherte Krebskranke manchmal kalt und stürzt sie noch weiter in Sorge und Zweifel. Außerdem passt dieser Appell gut zum Bild engagierter Patient:innen, die sich mitverantwortlich für ihre Gesundung fühlen. Eine irgendwie positiv zu nennende Haltung steht allgemein im Ruf, den Heilungsprozess zu begünstigen, während »negative« Einstellungen angeblich Gesundungsprozesse sabotieren. Im viel gelesenen Journal einer Brustkrebs-Selbsthilfe schreibt eine Betroffene von ihrer tiefen Überzeugung, »dass die Konzentration auf ein negativ besetztes Objekt oder einen unerwünschten Zustand die negativen Kräfte ungünstig bündelt. Worauf ich meine Aufmerksamkeit richte, das wächst – im Guten wie im Schlechten, möchte ich hinzufügen«[43]. Einen an Krebs erkrankten Menschen, der solche Aussagen nicht unheimlich findet, möchte ich erst noch kennenlernen.

Viele Betroffene werden also, wenn sie in schwierigen Phasen mit dem Imperativ des Positiven Denkens konfrontiert werden, nach innen lauschen und dabei manchmal bestürzt feststellen: »Positiv sein? Das schaffe ich gerade überhaupt nicht!« Der Künstler Christoph Schlingensief notierte in den aufwühlenden Tagen kurz nach der Diagnose eines Lungentumors: »Wenn in meinem Gehirn schon Metastasen sind, dann ist das hier für mich vorbei, dann ist das Thema durch. Dann verschiebe ich die OP, dann laufe ich vom Pfarrer bis zum Schamanen, setz mich auf einen Ausflugsdampfer, was weiß ich, was ich mache. Vielleicht noch die Lunge raus und Chemo, aber eine Gehirnoperation gibt's nicht. Dann ist Verwesung angesagt. Dann wird in meinem Körper eben ein Zerfallsprodukt produziert, dann findet Auffressen satt, dann lass ich mich zerlegen.«[44] Hinter dem Schlingensief'schen Furor und dem aufgebrachten Pochen auf Selbstbestimmung spürt man Entsetzen und Furcht vor einer womöglich ausweglosen Situation. Es ist schon beim Lesen alles andere als leicht, sich so einer verzweifelten Gefühlsintensität auszusetzen. Und vermutlich ist das einer der Gründe, warum Gesunde so oft den Impuls verspüren, ihrem krebskranken Gegenüber, egal wo diese Person gerade im Krankheitsverlauf steht, zu einer optimistischen Ausrichtung zu raten. Es ist eben viel einfacher und angenehmer, jemandem rasch mal einen Tapferkeitsorden umzuhängen – »Toll, wie positiv du eingestellt bist!« –, als sich womöglich mit etwas Traurigem, Ängstigendem oder gar Verstörendem auseinanderzusetzen. Krebskranke fühlen sich allerdings von all der Positivität, die ihnen attestiert wird, oft weggelobt: »Meine Freunde haben mich auf ein Podest gestellt und mir gesagt: ›Du bist so tapfer, ich weiß überhaupt nicht, wie du das schaffst, du bist eine echte Inspiration‹ (...) Aber das machte es mir nur schwerer, mich menschlich zu fühlen, Schmerzen haben, wütend oder deprimiert sein zu dürfen.«[45] Wenn Krebskranke nicht die Erlaubnis des Umfelds spüren, auch mal negative Gefühle oder Gedanken haben zu dürfen, neigen sie dazu, Positivität zum Ausdruck zu bringen, weil es ihnen dann wenigstens das Gefühl gibt, den an sie gerichteten sozialen und moralischen Erwartungen zu entsprechen – keine besonders befriedigende Vorstellung.[46] Auch wissen wir, dass angesichts der vielen Facetten, die das Konzept oder die Ideologie des Positiven Denkens haben, Menschen sehr Unterschiedliches damit verknüpfen und dies ein guter Nährboden für Missverständnisse ist. In einer Studie an einer Klinik definierten Krebspatient:innen »positiv sein« überwiegend als den Versuch, ihr Leben »so normal wie möglich zu leben«. Pfleger:innen jedoch legten den Begriff ganz anders aus und assoziierten mit einer positiven Einstellung im Kontext einer Krebskrankheit eher persönliche Eigenschaften wie Tapferkeit, Akzeptanz, Kampfgeist, Hoffnung und Optimismus.[47] Aber egal, wie man den Begriff versteht – Gesunde sollten einem an Krebs erkrankten Menschen nicht ihr eigenes Verständnis von Positivem Denken aufnötigen. Da sich Krebskranke aber selbst oft danach sehnen, irgendwie positiv sein, denken oder fühlen zu können, wäre es schade, wenn man sich vor lauter Ärger über billige Ratschläge nicht fragen würde, ob sich hinter dem schlecht definierten Begriff nicht doch etwas Hilfreiches verbirgt. Wie geht das also überhaupt, positiv denken?

Optimismus – vom Glauben an das Happy End

»Wir sitzen zwar am Rand des Abgrunds, und irgendwann fällt einer hinein, aber warum sollen wir uns darüber jetzt schon den Kopf zerbrechen.«[48] So hat der Psychoanalytiker Wolfgang Schmidbauer einmal das Lebensgefühl beschrieben, das wir gemeinhin als Optimismus bezeichnen. Und er ist nicht der Einzige, der vermutet, dass es ohne eine ordentliche Portion Verdrängung nicht zu haben ist: »Jedem denkenden Menschen ist doch klar, dass das Leben schlecht ausgeht. Erst verlieren wir alle uns lieben Menschen, und am Ende sterben wir selbst. Ich würde sagen, diesen schlechten Ausgang ignorieren zu können – das nennt man Optimismus.«[49] Wie auch immer er entsteht – Optimismus ist wohl eine derjenigen menschlichen Eigenschaften, die nun wirklich niemand von der Bettkante stoßen würde. Menschen, die von der Zukunft eher positive Ereignisse erwarten und ihr Handeln an dieser Grundeinstellung ausrichten, sind hochgeschätzt – ob als Partnerin, die schon beim Frühstück frohe Pläne für den Tag schmiedet, oder als Kollege, der überzeugt ist, dass man das gemeinsame Projekt noch rechtzeitig fertig bekommt. Optimistische Menschen scheinen wie Sonnen, an denen sich die anderen, weniger Zuversichtlichen wärmen können. Auch in der Krebswelt wird der Typus des:der Patient:in mit positiver – und das heißt in der Regel irgendwann krankheitsfreier – Perspektive bevorzugt. Medialen Applaus erhält, wer öffentlich zuversichtliche Sätze sagt wie: »Ich habe den Krebs besiegt.« Sein soziales Umfeld macht am ehesten glücklich, wer es spüren lässt, dass er auch im Angesicht schlechter Nachrichten von einem guten Ausgang der Dinge überzeugt ist. Auch Tumorpatient:innen müssen erfahren, dass Optimismus gesellschaftlich hocherwünscht ist und sich bisweilen moralisierende Untertöne in den Diskurs mischen: Wenn sie im Hinblick auf Krankheitsverlauf oder Therapiechancen eine nüchterne bis pessimistische Haltung zum Ausdruck bringen, legt man es ihnen womöglich sogar als charakterliche Schwäche aus und sie könnten von Angehörigen oder auch Mitpatient:innen in irgendeiner Form abgestraft werden. Das ist besonders schwierig für Patient:innen, die sich positives Denken ohnehin nicht erlauben, weil sie sich vor enttäuschten Hoffnungen fürchten. Sie wollen lieber zweckpessimistisch bleiben, um ihre Fallhöhe nicht hochzuschrauben. Und für manche ist optimistisches gleichbedeutend mit illusionärem, naivem Denken und vor allem mit mangelnder Wachsamkeit.

Das Thema Optimismus ist also ganz schön hoch aufgehängt und zwar nicht nur in der Alltagswahrnehmung. Auch die medizinische und die psychologische Forschung hat sich intensiv damit beschäftigt und festgestellt, dass Optimismus als Persönlichkeitsmerkmal tatsächlich markante Vorteile in fast allen wichtigen Lebenssphären hat: Derart veranlagte Menschen führen vergleichsweise gedeihlichere Liebes- und Familienbeziehungen, sie formen attraktivere soziale Netze, erleben mehr soziale Unterstützung und erziehen psychisch gesündere Kinder. Dies alles könnte damit zusammenhängen, dass sie sich im Glauben an eine gute zukünftige Entwicklung generell stärker engagieren als andere. Persönlichkeitsforscher:innen konnten zeigen, dass zuversichtlichere Menschen nicht nur anders denken und fühlen, sondern offenbar motivierter sind, sich für das Erreichen ihrer Ziele einzusetzen. Und genau diese Fähigkeit bringt Menschen natürlich auch in Krisen wie einer schweren Krankheit Vorteile. Eine optimistische Haltung macht resilienter gegenüber seelischen Stressoren und, wen wundert's, weniger anfällig für depressive Verstimmungen.[50] Der zuversichtliche Blick in die Zukunft in Kombination mit einem stärker ausgeprägten Glauben an die eigenen Einflussmöglichkeiten scheint zu einem anderen Umgang mit der Krankheit zu führen. Studien zeigen, dass pessimistisch veranlagte Menschen den Stress einer Krebsdiagnose unter anderem dadurch zu bewältigen suchen, dass sie sich sozial zurückziehen und Informationen, die ihnen Angst machen, aus dem Weg gehen – beide Strategien sind weniger gut geeignet, seelische Belastungen abzufedern. Optimistische Tumorpatient:innen verhalten sich hingegen zupackender, gehen Probleme direkter an und suchen dabei die Unterstützung anderer Menschen – das wirkt wie ein Puffer gegen jede Art von Stress. Und dadurch, dass sie auch Zuversicht in die Wirkung ihres eigenen Gesundheitsverhaltens haben, setzen sie günstige Maßnahmen wie Bewegung und gute Ernährung öfter als andere ein.

Wahrscheinlich liegt es aber gar nicht an den psychologischen Vorzügen einer positiven Grundeinstellung, dass sie so hartnäckig in der Krebswelt propagiert wird. Es ist vielmehr die tief sitzende Überzeugung, dass die optimistische Geisteshaltung Überlebensvorteile mit sich bringt. Wie attraktiv und doch trügerisch diese Annahme ist, wurde in Kapitel 1.2 bereits ausführlich erklärt, aber hier noch einmal in aller Deutlichkeit: Optimist:innen mit einer Tumorerkrankung leben im Schnitt nicht länger als ihre pessimistisch gestimmten Mitpatient:innen.[51] Eine Chemotherapie verrichtet ihre Arbeit unabhängig davon, wie viel man ihr zutraut. Und eine Krebszelle muss man sich wohl eher autistisch vorstellen: Es ist ihr einfach egal, ob wir schwarzsehen oder zu den Sonnenscheinchen gehören. Das macht die Tumorzelle zum Glück nicht unverwundbar, aber Optimismus-Kurse für Krebspatient:innen mit dem Ziel der Lebensverlängerung kann man sich sparen. Krebskranke sollten ruhig in dem Wissen entspannen, dass sie, ohne sich damit selbst zu schaden, bei Bedarf auch mal in einer pessimistischen Wolke auf dem Sofa liegen und sich fragen dürfen, wie es wäre, wenn die Dinge nicht gut ausgehen würden.

Im Übrigen könnte es ohnehin müßig sein, zu Optimismus zu raten, da einiges dafür spricht, dass wir es dabei mit einer recht stabilen und nicht ohne Weiteres veränderbaren Persönlichkeitseigenschaft zu tun haben. »Die Welt, in die wir hineingeboren werden, ist roh und grausam und zugleich von göttlicher Schönheit. Es ist Temperamentsache zu glauben, was überwiegt, die Sinnlosigkeit oder der Sinn.«[52] So sah es der Psychoanalytiker Carl Gustav Jung vor einem knappen Jahrhundert, und heute weiß man: Ob man mental zur Sonnenseite hin orientiert ist, ist in der Tat zu einem guten Teil genetisch bedingt[53] und zu einem ebenfalls wesentlichen Teil eine früh in der Kindheit angelegte Eigenschaft. Faktoren wie Geborgenheit, elterliche Wärme und wirtschaftliche Sicherheit in den ersten Lebensjahren lassen vertrauensvolle und optimistische Persönlichkeitsanteile gedeihen – und das ist nun mal eher ein Geschenk des Lebens als das Resultat von Selbstdisziplin.[54] Wie robust dieses Persönlichkeitsmerkmal ist, zeigt sich auch daran, dass manche Patient:innen ihr optimistisches Lebensgefühl auch dann nicht verlieren, wenn ihre Erwartungen durch ein Fortschreiten des Krebses eigentlich enttäuscht werden.[55] So stellt ein an einem unheilbaren Gehirntumor Erkrankter nach zahllosen gesundheitlichen Rückschlägen nicht ohne Erstaunen fest: »Und auf der Stelle kehrt mein Optimismus, mein Schwung zurück, ohne plausiblen Grund (…) Ich glaube, ich bin einfach mit solcher Leidenschaft am Leben – wie sollte es also anders sein?«[56] Gerade Angehörige von Krebspatient:innen sollten sich vergegenwärtigen, dass Menschen ihr Naturell nicht gänzlich ändern können, schon gar nicht in einer tiefen Krise kurz nach einer Krankheitsdiagnose. Aus der Sorge heraus, dass mangelnde Zuversicht schaden könnte, versuchen sie oft, ihre vielleicht nicht besonders optimistisch veranlagten Lieben zu animieren: »Sei doch mal ein bisschen positiver.« Alttestamentarisch ist das Lieben bekanntermaßen auch als ein Erkennen beschrieben – und gerade wenn es um Leben und Tod geht, hilft es dem eher schwerblütigen Menschen mehr, in seinem Wesen erkannt, als zu einer unmöglichen Metamorphose gedrängt zu werden.

Benefit Finding – das Gute im Schlechten

Als »sehr schätzenswerthe Eigenheit« bezeichnete Johanna Schopenhauer die Fähigkeit, »auch dem schwersten Mißgeschicke irgendeine leidliche, einigermaßen Trost gewährende Seite abzugewinnen«.[57] Um 1800 wurde diese Form des Positiven Denkens offenbar als nationaler, typisch deutscher Charakter verstanden, denn »die Franzosen pflegten spottend zu behaupten, daß wir Deutsche, wenn irgend jemand etwa ein Bein gebrochen hat, ihn immer noch glücklich preisen, weil er nicht zugleich den Hals brach, was doch leicht hätte geschehen können. Sie nennen das le bonheur allemand«.[58] Gutes im Schlechten sehen zu können ist sicher kein »deutsches Glück«, sondern ein universeller Seelen-Mechanismus, den die psychologische Forschung zeitgemäß »Benefit Finding« nennt und der bisweilen mit Positivem Denken gleichgesetzt wird. Gemeint ist damit deutlich mehr, als dass man ein Abendessen genießen kann, obwohl man am nächsten Tag zur Chemo anrücken muss. Unter dem Guten-im-Schlechten verstehen manche Betroffene vielmehr, dass Unglück und Glück ursächlich miteinander verknüpft sind; dass also bestimmte positive Erfahrungen oder Entwicklungen ohne die Krebskrankheit gar nicht erst möglich gewesen wären. Für manche bedeutet das in letzter Konsequenz sogar, den Krebs als Wink des Schicksals zu begrüßen.

Diese Betrachtungsweise lässt sich als ein persönliches Krebsnarrativ verstehen, das sich für die Erzählenden sehr stimmig anfühlen kann. Und wie beim Thema »Krebsnarrative« schon verdeutlicht: Wenn es darum geht, der eigenen lebensbedrohlichen Krankheit einen Kontext und eine Bedeutung zu verleihen, dann sollte man auf Pippi Langstrumpf hören und sich die Welt so machen, wie sie einem gefällt. Irgendeinen positiven Nebeneffekt der Tumorerkrankung erkennen zu können nimmt dem Krebs vielleicht manchmal den Stachel von Willkür und Sinnlosigkeit. Das Benefit Finding sollte man dennoch nicht zu einer Tugend erheben, denn laut Forschung kommen diejenigen, die ihrer Krebserkrankung keine positiven Konsequenzen abgewinnen können, seelisch auch nicht schlechter zurecht.[59] Gutes im Schlechten zu sehen ist möglicherweise auch eine Selbstsuggestion, die in wirklich schwierigen Lagen nicht mehr trägt. Ich sehe Patient:innen ganz gut gedeihen, wenn sie das Schöne, Gute, Sinnstiftende im Gefolge ihrer Krankheit bewusst und vielleicht dankbar wahrnehmen – auch ohne den Krebs als eine schicksalhafte Notwendigkeit zu verstehen. Häufig lässt sich dem gesundheitlichen Super-GAU sowieso nur mit Ironie etwas Positives abgewinnen: »Mit einigem anderen haben sie mir den Perfektionismus rausoperiert«,[60] kommentiert beispielsweise der Schriftsteller Wolfgang Herrndorf eine Wesensveränderung nach seiner Hirntumor-Operation. Und die Künstlerin Tracey Emin entgegnet ihren Ärzt:innen, die sie über zu erwartende körperliche Veränderungen nach einer großen OP aufklären, gewohnt drastisch: »Aha, ich werde also jede Menge Gewicht verlieren und eine wirklich enge Vagina haben – was soll daran schlecht sein?«[61] Aber wem der Sinn weder nach solch schwarzem Benefit Finding noch nach womöglich ernsthafter Dankbarkeit angesichts der Diagnose steht, der darf dem ganzen Konzept – ohne seelische oder gesundheitliche Nachteile zu riskieren – auch eine komplette Absage erteilen: »Ich habe durch den Krebs so viel gelernt – bloß niemals eine Perücke im Internet bestellen!«[62]

Die Gefühle sind frei

Krebspatient:innen wird im Rahmen der Ideologie vom Positiven Denken letztlich nahegelegt, als negativ verstandene Gefühlsqualitäten zu vermeiden. Das ist aus mindestens zwei Gründen problematisch: Zum einen ist es, wie wir alle leidvoll erfahren, nicht so einfach möglich, starke und/oder wohlbegründete Gefühle abzuschalten. So habe ich zum Beispiel noch nie Krebskranke kennengelernt, die ihre große Sorge vor einem Rezidiv so ohne Weiteres hätten ablegen können. Zum anderen ist es von fragwürdigem Nutzen, Gedanken und Gefühle als wahlweise positiv oder negativ zu klassifizieren. Den meisten unserer zentralen menschlichen Emotionen wird man nämlich mit dieser groben Einteilung nicht gerecht. Tränen, Trauer, Angst, Wut, angespannte und sorgenvolle Gedanken und Stimmungen zu etwas Negativem zu deklarieren, das Krebskranke vermeiden sollten, um gesund zu werden – das würde einen Menschen seiner Ausdruckskraft, seiner Lebendigkeit und letztlich seiner Humanität berauben. Es würde ihn im psychologischen Sinne verarmen lassen. Zu unserem evolutionären Erbe und somit natürlichen Gefühlsspektrum gehören auch Emotionen, die quälend, grausam, beschämend und schwer auszuhalten sind. Wir müssen uns immer mal wieder vergegenwärtigen, dass auch diejenigen Gefühle, die wir nicht gerne erleben, kostbar für uns sind, weil sie uns nicht nur ermöglichen zu überleben, sondern auch, uns an Belastungen und Veränderungen anzupassen. Ein Hoch also auf die Wut, die uns Feuer unterm Hintern macht, auf Ängste, die uns Hilfe suchen lassen, und auf die Trauer, die unseren Verlusten Bedeutung verleiht.

Krebspatient:innen werden Myriaden von schwer auszuhaltenden Emotionen erleben. Seelische Gesundheit und Stabilität heißt in diesem Zusammenhang nicht, immer möglichst guter Dinge zu sein, sondern den unvermeidlichen Ausschlägen in unserem Gefühlsleben nach oben oder unten einigermaßen akzeptierend und möglichst flexibel begegnen zu können. Wie dynamisch Gefühle und auch die düstersten Stimmungen sind, wird gerne vergessen. Viele emotionale Zustände, insbesondere Ausnahmeverfassungen, erschöpfen sich von selbst. Niemand bleibt ewig verliebt, und auch die schlimmste Panikattacke geht irgendwann selbst dann vorbei, wenn man gar nichts dagegen unternimmt. Es ist für Patient:innen wie Angehörige wichtig, sich die Labilität von Gefühlen in Zeiten einer Krise als etwas Normales zu vergegenwärtigen. Dann reagiert man auf das, was man vielleicht als schlechte Stimmung und negative Gefühle begreift, erst einmal nicht so alarmiert und reitet die Welle, anstatt sich gegen sie zu stellen. Für viele intensive und kaum erträgliche Gefühle gilt also: auf ihr Auf und Ab, ihre natürliche Wellenbewegung vertrauen. Dabei hilft eine beobachtende Position, in der man die eigenen Gefühle lediglich registriert, und zwar auch als körperliche Empfindung – etwa einen zugeschnürten Hals oder Herzklopfen –, und sie in ihrer Qualität oder Intensität nicht unmittelbar bewertet. Sollte ein angstvoller Gedanke auftauchen, wie: »Ich kann einfach nicht mehr daran glauben, dass ich wieder gesund werde«, dann hilft es nicht, diesen Gedanken als negativ zu etikettieren und noch einen zweiten (»negativen«) obenauf zu pfropfen: »So darf ich nicht denken, das schadet mir.« Natürlich darf man so denken! Und man darf gegebenenfalls auch andere dazu auffordern, einem die gewünschte Gedanken- und Gefühlsfreiheit zu gewähren:

»Krank zu sein eröffnet dem Grübeln übermäßig Raum, und übermäßiges Grübeln eröffnet Todesgedanken den Raum. Aber ich habe mich immer nach Erfahrung gesehnt, nicht nach ihrem Ausbleiben, und wenn Grübeln die einzige Erfahrung war, die mein Körper mir, von den Schmerzen abgesehen, bereitstellen konnte, musste ich diese unbändigen Todesgedanken zulassen. ›Versucht nicht‹, warnte ich meine Freund:innen in einer Hinweisliste, die ich per E-Mail verschickte, ›mich vom Nachdenken über den Tod abzuhalten.‹«[63]

Hier wird ein Erfahrungshunger beschrieben, der auch vor vermeintlich negativem Erleben nicht haltmacht. So eine Neigung beziehungsweise Fähigkeit, sich dem ganzen Spektrum der Gefühle, einschließlich der weniger angenehmen, unvoreingenommen zuzuwenden, gilt in der psychologischen Forschung schon länger als ein wichtiges Attribut von seelisch gesunden Menschen.[64] Eine plump aufs »Positive« orientierte Alltagspsychologie stellt sich dieser lebenswichtigen Aufgeschlossenheit entgegen, indem sie bestimmte emotionale Qualitäten tabuisiert und damit letztlich entwertet.

Vielfalt pflegen, Positivem Raum geben

Viele Patient:innen, die ich kennenlerne, praktizieren etwas, das man eine feinere Spielart der Positivität nennen könnte: Sie streben durchaus danach, positive Gefühle zu stärken und herbeizuführen, aber können auch gut akzeptieren, wenn zugleich bestimmte Lebensbereiche sehr schmerzerfüllt sind. Die Erfahrung zeigt, dass viele onkologisch erkrankte Menschen auch ohne einen besonderen Optimismus in puncto Überleben ganz gut und somit »positiv« leben. Diese Betroffenen verzichten darauf, sich mit ihrer Prognose näher zu beschäftigen oder einen guten Ausgang ihrer Krankheit zu beschwören. Sie können sich in der Ungewissheit über die Zukunft einrichten, ohne dass es ihnen deshalb schlecht geht: »›Ich werde das Ding besiegen‹ – so was sage ich einfach nicht. Zum einen, weil ich die Sprache des Kampfes ablehne (…), und weil ich von Anfang an von den Ärzten gesagt bekommen habe, dass ich diesen Krebs einfach nicht besiegen kann.«[65] Dass man die eigenen Heilungschancen oder die verbleibende Lebenszeit vielleicht nicht so hoch beziffert, heißt weder, dass man alle Hoffnungen aufgibt, noch, dass man überhaupt keine optimistischen Gefühle mehr hat. Man kann immer noch guter Hoffnung sein, einen bevorstehenden Nachsorgetermin gut zu überstehen, oder fest daran glauben, trotz fortgeschrittener Krankheit noch eine große Reise mit den erwachsenen Kindern unternehmen zu können. Was wir gemeinhin als positiv empfinden, etwa Dankbarkeit, Verbundenheit und Lebendigkeit, ist nicht darauf angewiesen, unter der großen Überschrift »Hier wird positiv gedacht!« zu stehen. Solche Gefühle gedeihen am besten spontan, und sie brauchen Freiheit, nicht Druck.

Positivität fördern

Hat man sich einmal vom Anspruch des ausschließlich Positiven Denkens befreit, dann kann man darüber nachdenken, wie sich positive emotionale Strömungen unterstützen lassen. Denn zuversichtlichere, helle oder gar frohe Gedanken und Gefühle sind, wie wir aus der Therapie depressiver oder angstbelasteter Patient:innen wissen, zumindest in gewissen Grenzen förderbar.

Die Resilienz-Forscherin Lucy Hone, die ihre Tochter im Teenageralter bei einem Autounfall verlor, wollte aus der eigenen Betroffenheit heraus noch besser verstehen, was Menschen ausmacht, die sich nach solchen schlimmen Ereignissen eine positive Grundstimmung erhalten oder wiederherstellen können (siehe 4.4). Diese Menschen, so Hone, stehen vor der gleichen Problematik wie wir alle: Unsere Gehirne sind evolutionär einfach so verdrahtet, dem Negativen, Bedrohlichen mehr Aufmerksamkeit und Raum zu geben als allem anderen. Wenn ein Urzeitmensch aus seiner Höhle tretend links einen Säbelzahntiger und rechts einen schönen Regenbogen sah, wäre er nicht gut beraten gewesen, sich allzu lange in der Betrachtung der Naturschönheit zu verlieren. Er musste sich der Gefahr zuwenden und ums Überleben kämpfen. Dass negative und somit häufig bedrohliche Wahrnehmungen und Gedanken wie Kletten an uns hängen bleiben, während positive tendenziell wie an Teflon abrutschen, das sei eben unser aller Natur. Wenn leidgeprüfte Menschen sich Lebenszugewandtheit erhalten können, dann deshalb, weil sie ihre Aufmerksamkeit ganz bewusst und beharrlich auf den Regenbogen richten. Hone beschreibt, wie sie irgendwann trotz tiefer, jahrelanger Trauer um die Tochter die Entscheidung traf, sich im Alltag systematisch und immer wieder neu auf das Gute und Schöne zu konzentrieren. Dazu gehörten beispielsweise die Freundschaft und Unterstützung, die sie und ihr Mann erlebt hatten. Weiterzuleben bedeutete ihr nicht, den erlittenen Verlust zu relativieren, sondern das verbliebene oder neu entstandene Positive in ihrem Leben *auch* zu erleben.[66] Und wenn wir wollen, dass das Gute neben oder nach einer Lebenskatastrophe Bestand hat, müssen wir es in alltäglichen Handlungen immer wieder wachrufen, es in die Hand nehmen, drehen, wenden, beschreiben, darüber sprechen oder schreiben, kurz, es uns vergegenwärtigen. So kann das von Trauma, Katastrophe und Krise gestresste Gehirn sozusagen eine kleine Serotonin-Dusche nehmen.

Es gibt Therapieverfahren, die den Einfluss von Gedankenmustern auf das Gefühlsleben für sehr bedeutsam und ein Überwiegen negativer Gedanken für so etwas wie eine schlechte Angewohnheit halten. Negativ getönte Denkmuster werden nicht nur als Resultat von, sondern auch als maßgebliche Ursache für Stimmungsprobleme wie Depressivität oder Ängstlichkeit gesehen. Mittels der als »kognitiv« bezeichneten Verfahren lernen Menschen, ihre Gedankenwelt »umzustrukturieren« – ähnlich, wie wenn man seine Ernährung oder Bewegungsgewohnheiten umstellt. Klopft man die eigene Gedankenwelt ab, stellen viele Menschen fest, dass dort fast automatisch ablaufende Bewertungen, Interpretationen oder bestimmte innere Bilder vorherrschen. Diese gedanklichen Reflexe verzerren in vielen Fällen die eigene Realität eher ins Problematische: »Das hat doch alles keinen Sinn mehr«, »Das ist ja mal wieder schön schiefgegangen«, »Jede Wette, dass der Krebs zurückkommt«. Für diese niederdrückenden Automatismen werden beim kognitiven Umstrukturieren gezielt neutrale, differenzierte oder positive Alternativen ausformuliert – »Meine Chancen stehen doch insgesamt nicht schlecht«, »Mal abwarten, was die Zukunft bringt« – und deren gedanklicher Abruf im Alltag trainiert. Es kommt darauf an, Verhaltensänderungen vielfach einzuüben und als neue Gewohnheit zu etablieren. Das Ziel ist nicht eine allumfassende Positivität im Denken, sondern eine ausgewogenere Gedankenkultur, die die vorherrschende negative ablöst – frei nach dem Motto »Ich muss nicht alles glauben, was ich denke«.[67] Das lässt sich auf vielfältige Weise umsetzen und üben, unter anderem, indem man bildliche oder szenische Vorstellungen, Imaginationen genannt, benutzt. Man nimmt Alltagsgeschehnisse dann durch eine andere Brille wahr und erschließt sich dabei auch Handlungsspielräume für schwierige Situationen. Ein Beispiel: Man sieht eine Nachsorgesituation auf sich zukommen und ist in zweifacher Hinsicht pessimistisch. Man erwartet einerseits, dass das Gespräch mit der grimmigen Radiologin wieder ähnlich misslingen wird wie beim letzten Mal, und andererseits, dass die MRT-Bilder ein Rezidiv zeigen. Eine kleine Imagination könnte dahin gehen, dass man sich das Gespräch mit der Ärztin möglichst bildhaft als ruhig und freundlich ausmalt. Man verteilt quasi Vorschusslorbeeren, indem man sich ihr Gesicht fürsorglich lächelnd vorstellt – und sich selbst als gut aufgehoben. Sich so einzustimmen macht eine gelingende Begegnung ein Stückchen wahrscheinlicher. Für die Resultate der Diagnostik hieße positives Imaginieren nicht, sich unbedingt vorzustellen, dass alles gut ausgeht, sondern vielleicht sogar den gefürchteten Ausgang zu fantasieren – aber die eigene Reaktion darauf in der Vorstellung zu variieren. Ich kann mir vorstellen, wie sehr mich ein schlechtes Ergebnis zunächst niederdrückt, bleibe aber dabei nicht stehen, sondern imaginiere weiter, wie ich mich dann zu Hause in eine Decke hülle und weine, mir dabei aber jemand Liebes beisteht und ich die schlechte Nachricht allmählich verdaue. Solche simplen und leicht googlebaren Strategien zur Förderung positiver Gedanken und Gefühle werden oft verlacht, gerade im Kontext existenzieller Herausforderungen. »Ich habe unheilbaren Krebs und soll jeden Abend drei Dinge aufschreiben, die gut waren? Ja, wo sind wir denn? Und als Nächstes dann der Stuhlkreis?« Aber die Empirie beweist: Wer gelernt hat, seine Aufmerksamkeit auf Erwünschtes zu lenken, dem hilft das nachweislich, die eigene Stimmung zu verbessern. In mancher Hinsicht sind wir doch recht simpel gestrickte Wesen; so wie wir unser Haustier mit einem Leckerchen trainieren, können wir hier und da auch unserem zweckpessimistischen Gehirn etwas Neues beibringen.

3.4 Hoffnung

Die Hoffnung hat sich im Lauf der Zeit schon einige Gemeinheiten anhören müssen. Sie sei nur zu erzeugen und aufrechtzuerhalten, wenn man »erheblich unter seinem Niveau bleibt«[68], heißt es; und natürlich, dass sie lächerlich spät stirbt. Dieser Spott nimmt wenig Rücksicht auf menschliche Verletzlichkeit, denn ganz offenkundig ist unsere Psyche oft so sehr aufs Hoffen angewiesen, dass wir selbst im Angesicht des Untergangs gar nicht anders können. Sogar jemand wie der Schriftsteller Wolfgang Herrndorf, der seine Krebserkrankung und deren schlechte Prognose äußerst realistisch betrachtete, wollte auf ein Quantum Hoffnung nicht verzichten: »Mit der Diagnose leben geht, Leben ohne Hoffnung nicht.«[69] Dass eine schwere Diagnose sich damit besser aushalten lässt, ist durch Studien vielfach belegt: Hoffnungsvoll gestimmte Kranke entwickeln seltener Depressionen oder Angststörungen, setzen aktivere und damit oft hilfreichere Bewältigungsstrategien ein, sind körperlich in besserer Verfassung und entwickeln eine höhere Schmerztoleranz.[70] In die mythologische Büchse der Pandora steckten die Götter neben all dem Unheil, das beim Öffnen entfleuchte, auch die Hoffnung hinein – ob als Spott oder Trostpflaster, bleibt dahingestellt.

Aufgeklärt hoffen

Wolfgang Herrndorf gelang es, die Überlebensstatistik für seinen Tumortyp so zu lesen, dass sie ihm nicht alle Hoffnung auf ein Weiterleben zunichtemachte. Er richtete seinen Blick sehr bewusst nicht nur auf das Wahrscheinlichste und damit Bedrohliche, sondern auf das ganze Spektrum möglicher Szenarien: »Die (…) Gauß'sche Glockenkurve (…) rettet in den ersten Nächten mein Leben. Sie brennt sich in mein Hirn. Es ist absolut unwahrscheinlich, weit über den Median auszureißen, aber das Diagramm mit seinen grauen Flächen und Prozentzahlen gibt mir etwas von der Ungewissheit zurück, die man braucht, um zu leben.«[71] Er benennt hier eine wesentliche Grundlage für hoffnungsvolle Gefühle, nämlich Unschärfe. »(Die Hoffnung) behauptet nicht, etwas zu wissen. Sie will einfach nur. Das sollte man respektieren«, [72] heißt es an anderer Stelle.

Die Dinge im erträglich Unklaren zu lassen wäre für Patient:innen allerdings selbst dann, wenn sie es so wollten, nicht ohne Weiteres möglich. Ärztliche Aufklärung darf Patient:innen heute nicht mehr durch das Verschweigen wichtiger medizinischer Fakten bevormunden, wie es in Zeiten einer paternalistischen Medizin üblich war (und wie es das in manchen Kulturen immer noch ist). Die Krebsdiagnose und ihre wahrscheinlichen Konsequenzen offen zu kommunizieren ist in Deutschland eine gesetzlich verankerte ärztliche Pflicht. Mediziner:innen müssen dieser ungefragt nachkommen und das Mitgeteilte zudem gut dokumentieren, da Patient:innen sie bei fehlender Aufklärung juristisch belangen können. Dazu gehört auch das Sprechen über die Prognose, also »die approximative Quantifizierung der Überlebenschancen«[73], wie es kürzlich im Deutschen Ärzteblatt zu lesen war. Diese technokratische Formulierung lässt das Unbehagen erahnen, das manche Ärzt:innen wohl befällt, wenn sie mit ihren Patient:innen über deren Überlebensprognose sprechen müssen.

Mediziner:innen bewegen sich dabei in der Tat in einem Spannungsfeld: Sie wissen, dass Patient:innen realistische Einschätzungen ihrer Zukunftschancen brauchen, um Entscheidungen rund um ihre Krankheit treffen und ihr Leben planen zu können. Das empfinden Krebskranke selbst auch so, denn Studien zeigen, dass nahezu alle Betroffenen sich von Ärzt:innen das wahrhaftige und offene Gespräch wünschen, und zwar auch dann, wenn es Unerfreuliches mitzuteilen gibt.[74] Vor dem Hintergrund einer neuen Kultur der Patient:innen-Selbstbestimmung hat sich in den letzten zwanzig, dreißig Jahren eine solide Bereitschaft herausgebildet, nicht nur wie früher ausgewählte gute, sondern eben auch schlechte Nachrichten zu übermitteln. Aber trotz des Wunsches nach Offenheit fühlen sich Betroffene von ärztlichen Prognosemitteilungen bisweilen vor den Kopf gestoßen – anscheinend gibt es in puncto Informationsdichte, Timing und Wortwahl weiterhin viel Spielraum für missglückende Kommunikation.[75]

So bringen Ärzt:innen immer wieder die verständliche Sorge vor, Patient:innen mit zu konkreten Einschätzungen zu Krankheitsverlauf und eingeschränkter Lebenserwartung die Hoffnung und damit womöglich Lebensqualität zu rauben.[76] Engagierte Onkolog:innen sind keine Zahlen ausspuckenden Rechner, sondern Menschen, die oft mit ihren Patient:innen hoffen und es als belastend empfinden, wenn ihre Therapien nicht gegen den Krebs ankommen. Deshalb ist es nicht überraschend, dass der Blick der Onkolog:innen auf Lebenschancen weniger objektiv ist als angenommen: Sie neigen im Falle metastasierter Krebserkrankungen dazu, die wahrscheinlich verbleibende Lebenszeit zu überschätzen, und zwar oft um das Mehrfache. Situationen tendenziell rosiger zu sehen, als sie sind, ist weder eine Reaktion auf die seelische Verfassung von Patient:innen, noch hat sie mit mangelnder onkologischer Erfahrung zu tun. Man hat herausgefunden, dass ärztliche Prognoseschätzungen vor allem davon beeinflusst sind, wie lange Mediziner:innen ihre Patient:innen schon behandeln. Je länger die Beziehung besteht und je vertrauter sie ist, desto eher neigen Behandler:innen zu ins Positive verzerrten Prognosen.[77]

Auch wenn man das als ein Zeichen ärztlichen emotionalen Engagements deuten kann, muss man leider feststellen, dass der Impuls, »den vergifteten Kelch der Hoffnung immer wieder neu (zu füllen)«,[78] für Patient:innen konkrete Nachteile hat. Wenn Ärzt:innen die palliative Situation nicht realistisch betrachten und dem Gespräch über das nahende Lebensende aus dem Weg gehen, kommt es häufiger zum Einsatz überflüssiger Therapien wie den berüchtigten »Chemotherapien am offenen Grab«. Das führt letztlich zu signifikanten Versäumnissen in der palliativen Behandlung und verkürzt die Lebenserwartung der Kranken. Studien zeigen klar: Menschen, die eine frühe Palliativversorgung bekommen, gewinnen nicht nur mehr Lebensqualität, sondern auch mehr Lebenszeit als Betroffene, bei denen sie erst auf den letzten

Metern hinzutritt. Nicht weil für sie medizinisch mehr, sondern weniger getan wird.[79]

Krebsmediziner:innen und auch Betroffene sollten zweierlei bedenken: Zum einen gilt es, auf so viel mehr zu hoffen als auf reine Lebensverlängerung. Und zum anderen darf man viel mehr darauf vertrauen, dass Hoffnung kein so empfindliches Pflänzchen ist. Sie verträgt Offenheit nicht nur gut, sondern profitiert sogar davon! Tumorpatient:innen, die den Eindruck gewinnen, dass ihr:e Ärzt:in im Umgang mit der Prognose unsicher ist oder das Gespräch darüber sogar vermeidet, empfinden insgesamt weniger Hoffnung als diejenigen, deren Ärzt:in in ihren Augen ehrlich und selbstverständlich mit ihnen über die Überlebensaussichten spricht.[80] Krebskranke brauchen also Mediziner:innen, die ihnen deutlich signalisieren, dass unabhängig vom Therapieerfolg über alles Krankheitsrelevante miteinander geredet werden kann. Zu merken, dass man Ärzt:innen an der Seite hat, mit denen man nötigenfalls auch tiefe Täler durchschreiten kann, fördert eine hoffnungsvolle Grundstimmung. Wenn Patient:innen Gegenteiliges spüren, dann werden sie, um das Verhältnis zu Ärzt:innen nicht zu gefährden, die stillschweigende Übereinkunft mit ihnen eingehen, nichts Heikles anzusprechen. Und das wird ihrem Leben mit der Krankheit langfristig nicht dienlich sein.[81]

Damit die Kommunikation über Heilungsaussichten und Überlebenschancen gelingt, sollten also ein paar Klischees über Bord geworfen werden. Das in Vorabendserien gerne in Szene gesetzte »Herr Doktor, wie lange habe ich noch?«, samt Antworten wie »Zwei Monate, wenn es hochkommt«, ist die Karikatur einer Aufklärungssituation. Es lässt Patient:innen wie passive Empfänger einer womöglich demoralisierenden Nachricht erscheinen und den komplexen Prozess aufklärender Gespräche als eine einseitige, einmalige Mitteilung. Die Prognose ist aber nicht eine einzige, in Monaten oder Jahren ausgedrückte Zahl, sondern sie umfasst alle möglichen Informationen und Einschätzungen zur Zukunft eines krebskranken Menschen. Was sind wahrscheinliche und unwahrscheinliche Szenarien? Welche Therapien könnten in Zukunft zum Einsatz kommen und was sind ihre Risiken? Wie werden sich Arbeitsfähigkeit und Lebensqualität vermutlich entwickeln? Wie lassen sich Nebenwirkungen und Schmerzen kontrollieren?

Zudem ist ärztliche Aufklärung im Idealfall ein behutsamer Dialog zwischen Mediziner:innen und Patient:innen, der sich über den gesamten Verlauf der Erkrankung erstreckt. Ein Patient berichtete mir einmal, dass er sich nach der Diagnose seines Blutkrebses lange mit sehr ungefähren Informationen zufriedengegeben hatte und seine Ärztin erst eineinhalb Jahre später das erste Mal konkret fragte: »Wovon reden wir eigentlich? Fünf Jahren? Zehn Jahren?« Betroffene nähern sich potenziell ängstigenden Informationen also in ihrem jeweils eigenen Tempo. Ärzt:innen können auch mit viel Erfahrung nicht Gedanken lesen, weshalb es unumgänglich ist, als Patient:in aktiv zu sagen, wo man abgeholt werden will: »Heute kann ich nicht zu viele schlechte Nachrichten hören. Ich bin gerade etwas dünnhäutig« oder »Ich würde gerne Klartext mit Ihnen reden. Ich merke, dass ich mich unwohl fühle, wenn Sie viel mehr über meine Lage wissen als ich«. Empfehlenswert ist auch, einzelne weniger geglückte Gespräche nicht so schwerzunehmen, sondern stattdessen nachzubessern: »Ich habe mir von unserem letzten Gespräch vor lauter Aufregung fast nichts gemerkt. Könnten wir heute noch mal in Ruhe über meine Aussichten für die nächste Zeit sprechen?« oder »So, wie Sie letztes Mal über die Chemo gesprochen haben, hatte ich das Gefühl, Sie glauben gar nicht mehr daran, dass sie mir etwas bringt«.

Für Betroffene wie für Ärzt:innen kann zudem Folgendes befreiend sein: Hoffnungen krebskranker Menschen richten sich beileibe nicht nur auf das Ziel der Lebensverlängerung. Auch wenn ein Zeitpunkt kommt, an dem man die Hoffnung auf eine normale Lebenserwartung oder Heilung aufgeben muss, gibt es weiterhin sehr Bedeutsames zu hoffen. Das ist keine Schönfärberei, sondern es entspricht der bisher erforschten Realität: Menschen mit fortgeschrittenen beziehungsweise nicht heilbaren Krebskrankheiten berichten überwiegend, dass sie unabhängig davon in einer »Atmosphäre der Hoffnung«[82] leben. Diese richtet sich dann auf gute Lebensqualität, Liebe, Verbundenheit und gute Unterstützung sowie darauf, Lebensziele zu erreichen, Sinn zu finden, das zu meistern, was kommt, und in einem spirituellen Sinne zu überleben: »Am Ende meiner Tage«, so formuliert es eine junge Betroffene, »wenn es für meinen Körper keine Hoffnung gibt, dann hoffe ich für meine Kinder, die menschliche Rasse, meine Seele.«[83]

Und bei allem darf Hoffnung auch Widersprüchlichkeiten hervorbringen: Man kann Hoffnungen für die Zukunft kultivieren, obwohl man weiß, dass das Leben nicht mehr lange sein wird. Zu hoffen, dass man länger lebt, als es bei einer bestimmten Diagnose durchschnittlich der Fall ist, kann Hand in Hand gehen mit dem Hoffen auf ein gutes Sterben. Und auch der Wunsch terminal kranker Patient:innen, dass Ärzt:innen sowohl ehrlich wie auch optimistisch mit ihnen umgehen mögen, erscheint in diesem Licht nicht unerfüllbar.[84]

Hoffend denken

Im Umgang mit Krebs werden zuversichtliche Gefühle zu oft als etwas verstanden, das einen äußeren Anlass braucht; eine ermutigende Überlebensstatistik beispielsweise oder die Aussicht auf ein neues Medikament. Da wirkt die Hoffnung wie ein leeres Gefäß, das immer wieder neu befüllt werden muss. Krebskranke können in dieser Lesart nur passiv empfangen und bräuchten immer wieder etwas Neues, das die Hoffnung nährt. Schöne Überraschungen sind aber bei einer schweren oder fortschreitenden Krankheit meist Mangelware. Da ist es eine gute Nachricht, dass Hoffnung in der psychologischen Forschung als ein aktiver Denk- und Entscheidungsprozess verstanden wird. Hoffnungsvolle Stimmungslagen entstehen Studien zufolge dann, wenn Menschen sich bewusst mit Lebenszielen beschäftigen. Das bedeutet zunächst, Ziele zu identifizieren, die in der jeweiligen Lebenslage als sinnvoll und zugleich erreichbar gelten, und dann herauszufinden, wie man dorthin gelangen kann. Hoffnungsfrohe Menschen sind, wie es aussieht, nicht die blauäugigen – sondern im Gegenteil diejenigen, die realistisch ihre Möglichkeiten betrachten, um sich dann hartnäckig und aktiv auf ihre Ziele zuzubewegen.[85] In dieser Erkenntnis liegt viel Potenzial für Krebspatient:innen. Es gibt keine Situation, in der sich nicht Ziele oder Teilziele formulieren lassen, auch wenn sie im Vergleich zu dem, was man sich vor der Diagnose vorgestellt hatte, zunächst bescheiden anmuten mögen. Natürlich schmerzt es zutiefst, große Vorhaben wie Hausbau oder Familiengründung aufgeben zu müssen. Das Leben mit Krebs wird aber nicht besser, wenn man all die alternativen Hoffnungen zur sauren Traube herabwürdigt. Viele Patient:innen hoffen beispielsweise, dass es nie wieder einen auffälligen Befund gibt, und sind dann oft enttäuscht, weil sich in der Nachsorge doch irgendwann eine Auffälligkeit zeigt, der man auf den Grund gehen muss. Dann ist auch die Versuchung groß, bis zur nächsten Untersuchung ausschließlich auf einen entlastenden Befund zu hoffen und angespannt zu warten. Es wäre aber einen Versuch wert, eine Hoffnung zu nähren, auf deren Erfüllung man mehr Einfluss hat: Darauf, dass es gelingen möge, die Zeit bis zur Untersuchung lebendig und erfüllt zu verbringen. Damit lenkt man die Gedanken auf das Überschaubare, Machbare und Konkrete und somit auf das, was Wartezeit in Lebenszeit verwandelt.

Die Statistik und ich

Allgemeine Überlebensstatistiken lassen sich mit ein paar Klicks im Internet finden, sind also jenseits eines ärztlichen Kontakts zugänglich. Viele Patient:innen machen sich sofort nach der Diagnose an die Recherche. Wer allerdings als medizinischer Laie am Freitagabend allein vor seinem Rechner einen Blick auf die mittlere Überlebenswahrscheinlichkeit bei seiner Tumorart wirft, geht ein hohes psychisches Risiko ein: Nackte Überlebenszahlen klingen oft niederschmetternd, wenn ihnen der entscheidende Kontext fehlt. Tumore werden heute nach Prognosefaktoren in

Unterkategorien aufgeteilt, und Darmkrebs ist keinesfalls gleich Darmkrebs. So kann man Daten zu Krankheitsverläufen und Überlebenszeiten ohne medizinische Fachkenntnisse leicht fehldeuten. »Bloß nicht googeln«, riet eine Ärztin ihren Patient:innen, »da geht's Richtung Wahnsinn.« Ob dieser Rat realistisch ist, darf allerdings bezweifelt werden. Mit dem Googeln ist es ein bisschen wie mit der verbotenen dreizehnten Tür aus dem Märchen, die natürlich umgehend und mit brennender Neugier aufgemacht wird. Die Website CancerMath.net für bestimmte Krebsarten dürfte so ein Türchen sein, dessen Öffnung man sich gut überlegen muss: Ein paar Eingaben zur eigenen Tumorbiologie reichen, da spuckt der Algorithmus schon kühl und kommentarlos die dazugehörigen Überlebenswahrscheinlichkeiten aus.

Der Biologe und Autor Stephen Jay Gould erlangte als Krebspatient Berühmtheit, als er in einem markigen Artikel seine Überlegungen zu Überlebensstatistiken teilte. Unter dem Titel *The Median isn't the message*[86], sinngemäß »Auf den Median kommt's nicht an«, traf Gould einen Nerv. Selbst tief verwurzelt in der Welt der wissenschaftlichen Fakten, ermutigte er dazu, den Blick vom sogenannten Median zu lösen, jener statistischen Kennzahl, mit der die Prognose von Krebspatient:innen oft beziffert wird. Das mediane Überleben bezeichnet den Zeitpunkt, zu dem die Hälfte der Patient:innen ihrem Leiden erlegen sein wird. Für Gould, der als junger Mann an einem seltenen Krebs des Rippenfells erkrankte, lag dieser Median furchterregend nahe, nämlich nur acht Monate entfernt. Der junge Wissenschaftler ließ sich von dieser niederschmetternden Information aber nicht daran hindern, die Statistik für sich selbst individueller und hoffnungsvoller auszulegen. Er ordnete sich der privilegierten Gruppe von Patient:innen zu, die abgesehen vom Krebs in guter gesundheitlicher Verfassung sind und außerdem uneingeschränkten Zugang zu moderner Medizin haben. Und er richtete den Blick bewusst auf den Verlauf der Überlebenskurve für seine Krebsart, die um den Median asymmetrisch gelagert war und für einen kleineren Anteil der Patient:innen nach rechts, also in Richtung deutlich längerem Überleben, auslief. Sich auf die vorhandenen Überlebenschancen zu konzentrieren, so gering sie sein mochten, habe ihm Hoffnung gegeben und die Motivation, sich über die Jahre von Behandlungsoption zu Behandlungsoption, von Studie zu Studie zu hangeln. Am Ende schien seine Art des Umgangs ihm recht zu geben: Stephen Jay Gould lebte mit seiner Krankheit zwanzig schaffensfrohe Jahre statt der prognostizierten acht Monate.

Patient:innen, die für sich auf das Außergewöhnliche hoffen, werden manchmal belächelt. Man attestiert ihnen falsche Hoffnungen und Selbstbetrug. Dabei erfahren die statistisch Abweichenden in der Onkologie neuerdings ernsthafte wissenschaftliche Aufmerksamkeit. Sie gilt nicht den leider extrem seltenen Fälle von Spontanheilungen[87], sondern den Krebspatient:innen, die über alle Erwartungen hinaus auf eine onkologische Therapie ansprechen und die es bei fast allen Diagnosen und Therapieformen gibt. In Initiativen wie der »Exceptional Responders Initiative« des amerikanischen National Cancer Institutes[88] erforscht man derzeit, ob diese oft um ein Vielfaches länger als prognostiziert überlebenden Patient:innen genetische oder immunologische Besonderheiten in sich tragen, die ihren Tumor zugänglicher für bestimmte Therapien machen.

Gerade Patient:innen mit einer Krebsart, deren schlechte Prognose mittlerweile jeder Laie kennt, etwa Bauchspeicheldrüsen- oder Lungenkrebs, sehen von früh bis spät nur in betroffene Gesichter. Sie fühlen sich dann manchmal wie die Unglücksraben der Onkologie, denen niemand mehr das Weiterleben zutraut. Hier ist es für Ärzt:innen und Betroffene wichtig, ein Gegengewicht, also potenziell ermutigende Informationen, zu suchen. Evidenzbasierte und sachlich korrekte Aufklärung bedeutet nicht, sich nur auf statistische Mittelwerte zu stützen. Der Hinweis auf die Streuung der Überlebenszahlen und damit auf wenigstens kleine Chancen kann das entscheidende Detail sein, das die Demoralisierung von Patient:innen verhindert.[89] Zudem tut es gut, über jede Möglichkeit zur Teilnahme an Therapie-Studien informiert zu werden oder auch einmal von jemanden zu hören, dessen

Krankheitsverlauf sich gegen den Trend stemmt. »Falsche« Hoffnungen gibt es hier nicht, schließlich wird gehofft, nicht erwartet.

3.5 Das Ringen um Sinn

Warum taucht in diesem Buch das Thema Sinnsuche auf? Man verliert doch nicht automatisch allen Lebenssinn, wenn man krank wird, selbst bei Krebs? Das stimmt – und dennoch lohnt sich aus psychoonkologischer Sicht ein Blick auf das Thema.

Zum einen ist die lebensbedrohliche Krankheit Krebs eben doch eine große Unterbrechung, eine unsanfte Kraft, die alles auf den Kopf stellt. Viele Patient:innen haben das Gefühl, dass die Sinnkonstruktionen, die ihr Leben bisher gut getragen haben, ins Wanken kommen. Manchen nimmt der Krebs etwas, das zentral für ihre Lebenspläne war, zum Beispiel die Möglichkeit, eine Familie zu gründen oder den bisherigen Beruf auszuüben. Andere zweifeln plötzlich an den Prämissen ihrer Lebensführung, als wäre der Krebs Beweis dafür, dass sie sich bisher an den falschen Leitlinien orientiert haben. Bisherige Prioritäten wie Anpassung, Konsum und Leistungsbereitschaft werden dann häufig infrage gestellt, während Träume, Intuitionen und Aufbruchswünsche plötzlich als neue und womöglich bessere Optionen erscheinen. Manche geraten schon mit der Diagnose in eine Sinnkrise, andere fühlen irgendwann im Verlauf der Krankheit den Wunsch, in ihrem Leben ein wenig auszusortieren. Unweigerlich taucht die Frage auf: Was ist mir wirklich wichtig?

Krebs ist auch bei bester Prognose stets eine unsanfte Erinnerung daran, dass wir nicht ewig leben. In unser aller Vorstellungen von einem sinnerfüllten Leben ist aber meist viel Zukunft hineingewoben: Vieles, was wir tun, empfinden wir auch deshalb als sinnvoll, weil es auf etwas in der Zukunft Liegendes verweist. Wir lernen Berufe, um später Karrieren auszugestalten, wir bekommen Kinder, die wir aufwachsen sehen wollen, wir renovieren Häuser, damit sich in ihnen über die Jahre Leben entfaltet, und wir schmieden verlockende Pläne für die Rente. Mit all dem freien Raum vor uns erscheint es gar nicht so schwer, das eigene Leben als sinnvoll zu betrachten: »Lebenssinn? Ach, es liegt doch noch so viel Tolles vor mir!« Aber mit einer Krankheit, die das Leben vermutlich abkürzt, kann die eigene Zukunft plötzlich nicht mehr so selbstverständlich als Material für Sinnkonstruktion herhalten. Dann ringen viele Betroffene mit der Frage: »Was ergibt denn jetzt überhaupt noch Sinn, wo der Krebs mir so viel wegnimmt und ich weiß, dass mir nicht viel Zeit bleibt?« Und diejenigen, deren Krankheit vielleicht aufhaltbar, aber nicht heilbar ist, sehen sich mit einem neuzeitlichen Dilemma konfrontiert: Man kann zwar bei hoher Lebensqualität lange weiterleben, muss sich aber gleichzeitig mit der Gewissheit arrangieren, höchstwahrscheinlich an dieser Krankheit zu sterben. »Während wir immer länger leben können, sind wir gleichzeitig dazu verdammt, länger zu sterben«,[90] formuliert es die krebskranke Schriftstellerin Cory Taylor. Manche Menschen fühlen sich dann »wie angezählt« oder gar, als müssten sie »auf die eigene Hinrichtung warten«. Eine zweifache Herausforderung: Sie müssen sich mit dem nahenden Ende ihres Lebens auseinandersetzen und es zugleich so gestalten, dass sie es als sinnvoll erleben.

Schließlich gibt es noch klinische Gründe, warum neuerdings im Zusammenhang mit schweren Krankheiten vermehrt über Sinn und Sinnsuche gesprochen wird, nämlich, weil viele Facetten des psychischen Wohlbefindens von Krebskranken eng damit zusammenhängen.[91] So können sinnerfüllte Patient:innen Schmerzen besser tolerieren[92], kümmern sich mehr um ihre Gesundheit[93] und leiden weniger unter Depressivität, krankheitsbezogenen Ängsten[94] sowie Todesängsten.[95] Auch Zustände der Demoralisierung mit Gefühlen von Kontrollverlust und dem Wunsch nach beschleunigtem Sterben werden vermutlich maßgeblich durch das fehlende Sinnempfinden mitverursacht.[96] Etwas im Leben oder das Leben an sich sinnvoll finden zu können stellt also offenbar einen Puffer gegen alle möglichen quälenden Zustände dar. Die sogenannten sinnbasierten Interventionen setzen hier an, indem sie Krebspatient:innen auf eine sehr konkrete Weise zur Sinnsuche motivieren und anleiten.

Die Beobachtung, dass Menschen ohne einen Sinn im Leben nicht gut auskommen, reicht bis in die Antike zurück. Seitdem gab es Zeiten, in denen diese Frage oft nicht so brennend war, zum Beispiel wenn Menschen in Kriegen ums nackte Überleben kämpften; oder die jüdisch-christliche Tradition beantwortete sie: Die göttliche Ordnung gab eine Bestimmung vor, Sinn wurde den Menschen »zur Verfügung gestellt«, da gab es nicht viel zu suchen.[97] Das vorindustrielle Alltagsleben war zwar kein Zuckerschlecken, aber es war mit unmittelbar sinnstiftenden Aktivitäten wie dem Erzeugen von Nahrung oder Gegenständen, dem Versorgen von Pflanzen, Tieren und Kindern angefüllt. Die meisten dieser Sinnquellen kommen in unserem Leben nun nicht mehr vor, und viele können mit religiösen Tröstungen nichts anfangen. In welcher Verfasstheit der Mensch sich nach diesen Sinnverlusten wiederfindet, damit setzte sich die Strömung der existeztialistischen Philosophie auseinander. Ihre französischen Vertreter Albert Camus und Jean-Paul Sartre schufen Romanfiguren, die in einem absurden Verhältnis zur Welt zu stehen scheinen – einer Welt, die ihnen weder einen Sinn vorgibt noch sich für ihre Existenz zu interessieren scheint. Und da muss man leider sagen: Houston, wir haben ein Problem. Denn die psychologische Forschung hat auf vielfache Weise gezeigt, dass Menschen in ihrer Neurobiologie so angelegt sind, dass sie nach Erklärbarkeit, Mustern und Sinnhaftigkeit geradezu lechzen. Unser Geist kann nicht anders, als Punkte auf dem Papier zu einer Gestalt zu verbinden, und die Seele sucht nach etwas, das dem Chaos irgendeine Form gibt. Das entstehende Dilemma: »Wie findet ein Wesen, das Sinn braucht, Sinn in einem Universum, das keinen Sinn hat?«[98] Und was, so könnte man weiterfragen, soll ein krebskrankes Wesen tun, das die existenzielle Ausgesetztheit des Menschen am eigenen Leib erfährt und dem die Krankheit vielleicht nur eine Art Restuniversum übrig lässt?

Meaning-making

Der Psychoanalytiker Irvin D. Yalom hat die gesamte Geschichte der Philosophie einmal beherzt mit folgenden Worten zusammengefasst: »Eine befriedigende Antwort auf das Rätsel des Lebenssinns ist keinem der großen Denker in der Geschichte der Menschheit je gelungen.«[99] Die moderne Sinnforschung würde sich dem im Wesentlichen anschließen und einem Sinn-Suchenden raten, die große theologische Frage, was *der* Sinn *des* Lebens ist, den Geistlichen zu überlassen und sich stattdessen – eine Nummer kleiner – mit *Sinnmöglichkeiten* im *eigenen* Leben zu beschäftigen.

Der Urvater der sogenannten Logotherapie, Viktor Frankl, der die Sinnsuche in den Mittelpunkt seiner Version von Psychotherapie rückte, war noch der religiös angehauchten Auffassung, dass jeder Mensch eine Bestimmung in sich trägt, die es aufzudecken gilt. Andere sind ihm hier nachgefolgt, etwa der Philosoph und Psychologe Erich Fromm, für den Sinn gleichbedeutend damit war, sich sozusagen selbst zu gebären; also das zu werden, wozu man das Potenzial hat.[100] Es ist ein reizvoller Gedanke, dass in jedem Menschen schon etwas potenziell Sinngebendes angelegt ist, so etwas wie eine Berufung, die man identifizieren und dann ausleben muss. Allerdings führt das auch zur Versuchung, auf das dazugehörige Erweckungserlebnis zu warten. Die Forscher:innen des 21. Jahrhunderts halten es da eher mit dem Existenzialismus, der von der Notwendigkeit einer aktiven Sinnkonstruktion sprach; davon, sich einen Sinn im eigenen Leben zu *erfinden*. In den sinnbasierten Psychotherapien amerikanischer Prägung wird man also nicht auf die Suche nach dem einen »wahren« Sinn geschickt, sondern zum pragmatischeren »meaning-making« in verschiedenen Lebensbereichen ermuntert.

Dazu gehört etwas, das Psychotherapeut:innen »Wertearbeit« nennen und das man auch auf eigene Faust tun kann: Erlebt man durch den Krebs eine starke Zäsur oder gerät in eine Sinnkrise, bietet es sich an, erst mal eine Inventur zu machen, in der man sich fragt: Welche Lebensbereiche sind mir eigentlich immer besonders wichtig gewesen? Was hat sich da vielleicht nach der Krebsdiagnose verschoben? Partnerschaft und Familie, Fürsorge für andere, persönliche Entwicklung, Naturverbundenheit, Kunst und Gesellschaft sind Beispiele für Felder, deren Bedeutung fürs eigene Leben man abtasten kann. So eine Wertebilanz darf eine durchaus lustvolle Angelegenheit sein. Man kann, um Gefühle und Gedanken zu aktivieren, Gesprächspartner einbeziehen oder Listen, Bilder und Mindmaps erstellen, mit Farben und Fotos hantieren. Will man das Gefühl von Sinnhaftigkeit stärken, dann sollte man sich in seiner Analyse des eigenen Wertegefüges nicht ausschließlich daran orientieren, was Spaß bringt, sondern daran, was man als bedeutsam empfindet: »Beim Sinn geht es nicht um Glück, sondern um das Richtige und Wertvolle.«[101]

Die Lebenszeit des Sterbens

Sich mit den eigenen Werten zu beschäftigen ist also die Voraussetzung dafür, seine Ziele zu wählen. Und damit ist man bei dem Begriff, der sich durch die ganze Existenzialphilosophie zieht: Engagement. Von den Existenzialist:innen über Vertreter:innen der Logotherapie bis hin zu neuen Ansätzen der sinnbasierten Interventionen sind viele Denker:innen überzeugt: Sinn entsteht dort, wo Menschen sich für ein ihnen wertvoll erscheinendes Ziel engagieren. Und zwar besonders dann, wenn sie sich einer Sache hingeben, die über sie hinausweist, die also nicht nur für sie selbst gut ist, sondern für andere oder eine Gemeinschaft. Das hört sich gut an – aber mancher mag sich fragen, ob so etwas wie »Engagement« zum Leben krebskranker, womöglich terminal erkrankter Menschen passt. Müssen die Betroffenen sich nicht eher schonen und Verantwortung abgeben? Haben sie nicht genug mit sich selbst zu tun? Und was sollen Kranke denn schon anfangen mit dem bisschen Spielraum, den sie haben? Eine überzeugende und originelle Antwort darauf gab einmal eine krebskranke Frau namens Eva, von der Irvin D. Yalom erzählt.[102] Sie spielte mit dem Gedanken, sich eine:n neue:n Onkolog:in zu suchen, weil ihr bisheriger Arzt, obwohl in seinem Fach hochkompetent, sie distanziert und wenig fürsorglich behandelte. Dann aber entschied sie sich doch, bei ihm zu bleiben und dessen »Humanisierung« zu ihrem letzten Projekt zu machen. Sie forderte den Mediziner offen, hartnäckig und humorvoll bei ihren Untersuchungsterminen heraus, sie als Mensch wahrzunehmen. Gegen Ende ihres Lebens konnte sie zufrieden berichten, dass die Art von Arzt-Patientin-Beziehung entstanden war, die sie im Sinn gehabt hatte. Eva war wohl schon vor ihrer Krankheit überzeugte Verfechterin einer humanen Medizin gewesen und konnte mit diesem »Projekt« ein Mosaiksteinchen zu einer besseren Onkologie hinzufügen und ihrem Wert treu bleiben. Damit schuf sie einen inneren Raum, in dem sie sich etwas bewahrte, das die Krankheit ihr nicht wegnehmen konnte – in dem sie in gewissem Sinne heil blieb.

Auch wenn gesündere Menschen sich Angelegenheiten größerer Dimension widmen können als Kranke, hängt ein engagiertes Leben nicht nur davon ab, wie viel Zeit und Kraft noch zur Verfügung stehen. Die Autorin Sabine Dinkel hat ein Lebensgefühl, das auch bei sehr begrenzter Perspektive möglich ist, einmal so zusammengefasst: »Auch liegt noch ein Weg vor mir, den ich mit Lebenseifer gehe.«[103] Ob dieser Lebenseifer sich entfalten kann, ist oft davon abhängig, ob Kranke bereit dazu sind, eine Aufgabe oder Rolle anders auszulegen als zu der Zeit, als sie noch gesund waren. So bleibt beispielsweise Eltern, die sich krankheitsbedingt nicht mehr mit den Kindern in einem körperlichen Spiel verausgaben können, manchmal nur die Beobachterrolle. Aber ich erlebe auch viele Mütter und Väter, die sich ihr Kernanliegen, den Kindern liebevoll verbunden zu sein, dadurch nicht nehmen lassen. Die dann eben weniger machen und dafür mehr beobachten, berühren und spüren. Oder vom Krankenbett aus einen digitalen Nachlass für ihr Kind gestalten, dafür sorgen, dass sie schöne Erinnerungen hinterlassen und vieles mehr. Manche mögen diese Form von Lebens-Engagement abwerten und die Abschiedsalben einer Mutter als trauriges Last-Minute-Projekt betrachten. Ich erlebe die terminal kranken Mütter und Väter zwar als tieftraurig über den nahenden Abschied, jedoch selten in demoralisiertem Zustand: Es gelingt ihnen meist, die Art von Beziehung zwischen sich und den Kindern herzustellen, die sie wichtig finden. Sie spüren wohl, dass in ihrem tapferen Tun auch ein Stück Transzendenz liegt, dass sie etwas schaffen, das ihren Kindern bleiben wird und der Tod nicht zerstören kann.

Wenn die Lebenszeit begrenzt ist, dann hängt das Sinnempfinden auch davon ab, wie man auf die eigene Biografie zurückschaut. Viktor Frankl hat hier das Bild der Lebensscheune angeboten: Resümiert man als terminal kranker Mensch, was man gelebt hat, tendiert man bisweilen dazu, nur ein leeres, abgemähtes Stoppelfeld wahrzunehmen. Man richtet den Blick vor allem auf das, was verloren und vergangen ist. Frankl ermuntert aber dazu, sich den Inhalt der Scheune genau zu betrachten und sich zu fragen, was an Vergangenheit man in die Lebensscheune eingefahren, welche Werte man dort gelagert hat. »Im Vergangensein ist nämlich nichts unwiederbringlich verloren, vielmehr alles unverlierbar geborgen«, formuliert er mit großer Wärme.[104] Die eigenen Lebensschätze auf diese Weise zu betrachten, womöglich auch mit Wohlwollen und mit der Bereitschaft, sich und anderen etwas zu verzeihen, ist eine Form von Selbstannahme. Um diese muss bisweilen auch gerungen werden. Es gilt dann, unerledigte Lebensaufgaben, Schuldgefühle und Unausgesprochenes zu betrachten und herauszufinden, wo noch etwas zu tun oder zu sagen ist.

Dass Viktor Frankl und seine Logotherapie durch die Onkologie spuken, ist kein Wunder. Kaum jemand hat so überzeugend die Grundannahme vertreten, dass das Leben selbst unter den widrigsten Umständen und in seinen letzten Minuten nicht sinnlos sein muss – er schöpfte hier aus seinen eigenen schrecklichen Erfahrungen im Holocaust. Während Menschen wenig Kontrolle über das haben, was ihnen an Leidvollem widerfährt, bleibt ihnen nach seiner Auffassung bis zuletzt und selbst wenn fast alle Wahlmöglichkeiten weggefallen sind, noch die kostbare innere Freiheit, eine Einstellung zu Schmerz und Leid zu wählen. Auf den ersten Blick mag es heikel erscheinen, eine existenzialphilosophische These wie das Nietzsche-Zitat »Hat man sein Warum? des Lebens, so verträgt man sich fast mit jedem Wie?«[105] an todkranke Menschen weiterzureichen. Das kann leicht als eine besonders zynische Auslegung des Positiven Denkens missverstanden werden – »Aha, mit der richtigen Einstellung lässt sich also der KZ-Aufenthalt wie auch die Hirn-Metastase aushalten«. Die Existenzialphilosophie fordert aber nicht dazu auf, leidvolle Erfahrungen positiv umzudeuten, sondern sie in irgendeiner gewinnbringenden Form zu beantworten. Frankl und andere Existenzialphilosoph:innen halten deshalb die »Warum ich?«-Frage, mit der man das Leben gerne mal anklagt, für wenig nützlich. Vielmehr, und da ist Frankl ziemlich kompromisslos, ist der Mensch derjenige, der vom Leben befragt wird und der Antworten finden muss.[106]

4. Belastete Seele

»Ich bin zutiefst verletzt in meinem Gottvertrauen, in meiner Liebe zum Leben, zur Natur – ich will mich nur noch betrunken unter den Sternenhimmel von Afrika setzen und mich auflösen.«[1]

Christoph Schlingensief

Als vor einigen Jahren die Bayerische Krebsgesellschaft mit einer Kampagne darauf aufmerksam machen wollte, dass jeder Mensch an Krebs erkranken kann und es keine Schande ist, sich beraten zu lassen, war das ein PR-Flop. Von den Plakaten blickten Prominente, die als Krebspatient:innen zurechtgeschminkt waren – blass, mit Glatze und Augenringen: »Markus Söder hat Krebs?« Pointe: »Nein, aber wenn, dann würde ich mir Hilfe suchen …«[2] Betroffene waren in erster Linie nicht vom Aprilscherzhaften der Bilderserie irritiert, sondern vom inszenierten Stereotyp hohlwangiger und traurig dreinblickender Krebskranker. »Das bin ich nicht«, hörte ich damals ziemlich oft. Die Selbsteinschätzung der Betroffenen passt gut zum Stand der Forschung: Krebspatient:innen geht es nämlich psychisch viel besser, als die meisten Menschen glauben.

Zwar findet man in Studien bei etwa einem Drittel aller Krebskranken irgendeine seelische Auffälligkeit.[3] Aber ein erheblicher Teil dieser Diagnosen bezieht sich auf sogenannte Anpassungsstörungen, wie vorübergehende Reaktionen auf schwierige Lebensereignisse genannt werden. Auch psychisch Gesunde können schnell Symptome wie Angst und Depression entwickeln, wenn ihre Bewältigungsmöglichkeiten erschöpft sind. Es bleibt zwiespältig, solche im Grunde normalen seelischen Schwankungen mit einer klinischen Diagnose zu belegen – bereits der zurückhaltend gemeinte Begriff »Anpassungsstörung« irritiert, denn wo steht geschrieben, wie rasch und reibungslos die seelische Anpassung an ein lebensveränderndes Ereignis zu verlaufen hat, damit sie nicht als »gestört« gilt? Des Weiteren gehören zu den seelischen Störungen, die man bei Krebskranken feststellt, auch solche, die gar nichts mit der Krankheit zu tun haben. Wie man in der Medizin sagt: Man kann Flöhe und Läuse haben. Der Großteil aller Menschen mit Krebs kommt durch die Zeit der Behandlung, ohne eine psychische Störung zu entwickeln. Und wenn es um mehr geht als seelische Gesundheit in engerem Sinne, nämlich um die allgemeine Lebensqualität, dann sind viele krebskranke Menschen mit ihrem Leben sogar zufriedener als die Durchschnittsbevölkerung.[4] Vor dem Hintergrund dieser ermutigenden Nachricht ein Blick auf das, was die Seele von Krebskranken strapazieren oder an ihre Grenzen bringen kann.

4.1 Trauma – Wunde und Wachstum

Ein Trauma ist laut der Internationalen Klassifikation psychischer Störungen ein Ereignis von »außergewöhnlicher Bedrohung oder katastrophenartigem Ausmaß (, das) bei fast jedem tiefe Verzweiflung hervorrufen würde«.[5] »Katastrophal« und »verzweifelt« – mit diesen Qualitäten sollten sich Krebspatient:innen ja bestens auskennen. Und ist diese Krankheit nicht fast so etwas wie eine Naturkatastrophe, die sich im Körper ereignet, mit großem traumatischem Potenzial? Ebenso wie bei anderen Traumata tut sich auch bei einer Krebsdiagnose oft in wenigen Momenten ein verstörender Kontrast zwischen einem womöglich recht unbeschwerten Vorher und einem in Trümmern liegenden Nachher auf. Das eigene Bild von der Welt wie auch von sich selbst wird in den Tiefen erschüttert. Eben mag man sich noch als weitgehend stabilen Menschen gekannt haben, und plötzlich erlebt man massive psychische Symptome an sich: Von noch nie da gewesenen Gefühlen der Angst, Erregung oder Erstarrung bis hin zu extremer Reizbarkeit, Schlaflosigkeit und Albträumen. Aber nicht nur die Mitteilung der Diagnose hat das Zeug zum Trauma, auch Erfahrungen im weiteren Verlauf der Krankheit: Intensivmedizinische Notfallsituationen, Schmerzen, die als vernichtend empfunden werden, oder entstellende Eingriffe. Eine junge Frau, die nach einer Tumoroperation große Teile ihres Gesichts sowie ihr Auge verloren hatte, erzählte mir beispielsweise immer wieder von dem Moment, in dem sie ihrem veränderten Spiegelbild das erste Mal begegnete. Dieser eine Augenblick, bestimmt vom Gefühl des Entsetzens, quälte sie in der Erinnerung unaufhörlich, und sie erlebte ihn als so tiefe Lebenszäsur, dass ihr psychisch zunächst der Boden unter den Füßen wegbrach. Und auch wenn Krebspatient:innen mit etwas Abstand über ihre Erfahrungen sprechen, benutzen sie den Begriff »Trauma« recht selbstverständlich: »Es ist jetzt alles schon zwei Jahre her, und diese ganzen Gefühle sind in meinem Leben noch total lebendig. Immer wenn ich höre, dass irgendjemand eine Krebsdiagnose bekommen hat, dann flutet meine eigene Version von diesem Albtraum wieder in mein Bewusstsein zurück. (…) Das Trauma meiner Krebsdiagnose ist mir wie mit einem Brandeisen aufgedrückt, und die schrecklichen Gefühle, die ich damals am Anfang nach der Diagnose hatte, sind irgendwie in mir geblieben. Sie kommen immer an die Oberfläche geblubbert, wenn ich mich an diese Zeit erinnere.«[6] Und auch im Verständnis der meisten nicht erkrankten Menschen gilt Krebs »als Prototyp eines traumatischen Ereignisses«.[7]

Lebensbedrohliche Krankheiten werden seit einigen Jahren zu den möglichen Ursachen einer Traumafolgestörung gezählt. Als traumatisierend gelten grundsätzlich Situationen, in denen ein Mensch selbst oder in der Rolle des:r Zeug:in tödliche Bedrohung, (drohende) körperliche Verletzung oder Ereignisse mit Todesfolge erlebt und dadurch intensive Furcht, Hilflosigkeit oder Schrecken empfindet. Forscher:innen haben rasch erkannt, dass man aus den objektiven Merkmalen einer schlimmen Situation die Schwere der daraus resultierenden seelischen Verletzung nicht unbedingt ableiten kann. Denn Menschen verarbeiten ähnliche psychische und körperliche Belastungen sehr unterschiedlich; und es wäre befremdlich, »Trauma« zu einer Art Prädikat zu machen, das nur Ereignisse erhalten, die auf der Hitliste des Horrors weit oben rangieren. Man kann die traumatisierende Potenz eines Ereignisses eigentlich erst dann beurteilen, wenn es durch die »kognitiven und emotionalen Filter« eines Menschen, die allerdings »sehr stark variieren«, gedrungen ist.[8] Ärzt:innen beispielsweise erleben in ihrem Alltag regelmäßig verletzte oder sterbende Menschen; und auch wenn das sicher Spuren hinterlässt, werden sie in der Mehrzahl dadurch nicht traumatisiert – unter anderem, weil sie dem potenziellen Schrecken aktiv gestaltend begegnen können, anstatt ihm wehrlos ausgeliefert zu sein.

Beim Krebs verhält es sich dementsprechend: Der Grad der traumatischen Belastung hängt überraschend wenig mit objektiven medizinischen Merkmalen zusammen, sondern damit, ob und wie sehr sich Kranke durch Diagnose oder Therapie subjektiv bedroht gefühlt haben.[9] Umso mehr gilt daher, dass man eventuelle Traumatisierungen in der Onkologie nicht als unvermeidbaren Unglücksfall hinnehmen sollte. Behandler:innen und Diagnostizierende haben sehr wohl Einfluss darauf, wie schockierend und verletzend sich Situationen für Patient:innen gestalten, und könnten entsprechend vorbeugen. Man weiß nämlich, dass ein unterstützendes und Sicherheit gebendes soziales Umfeld vor posttraumatischen Störungen schützt. Gefahr für die Seele droht, wenn Patient:innen in bedrohlichen Situationen alleingelassen werden; wenn sie von Ereignissen und Informationen überwältigt oder gänzlich fremdbestimmt werden; und wenn ihre Handlungsspielräume, so klein sie auch sein mögen, nicht als wichtig erachtet und nicht kommuniziert werden.

Aber wie sieht so eine posttraumatische Seelenlage, also eine als behandlungsbedürftig eingeordnete »Störung«, eigentlich aus? Zu den markanten Kernsymptomen gehören das quälende Wiedererleben des Traumas in Gestalt von Erinnerungen, Flashbacks und Albträumen sowie ausgeprägte Versuche, die Erinnerung an das Geschehene zu vermeiden. Um nach der Katastrophe möglichst nichts Schlimmes mehr erinnern und fühlen zu müssen, setzt ein psychischer Notfallmechanismus ein, so eine Art allumfassender Seelen-Lockdown: Traumatisierte können deshalb oft nicht mehr das normale Spektrum an Gefühlen erleben; insbesondere verlieren sie die Kapazität, einfühlsam oder interessiert auf Menschen und Ereignisse in ihrem unmittelbaren Umfeld zu reagieren. Gleichzeitig geraten sie in einen Zustand dauernder Unruhe, Alarmiertheit und Übererregung und können sich nur noch schlecht konzentrieren. Der Leidensdruck von Traumatisierten ist groß und erfasst ihr gesamtes Umfeld. Insofern ist es erleichternd, dass Krebskranke zwar Stress- und Belastungsreaktionen in allen Schattierungen und Schweregraden erleben, diese aber nur selten anhaltend traumatisierend sind. Selbstauskünfte und Studien legen nahe, dass sie kaum häufiger als körperlich Gesunde irgendwann das vollständige Bild einer Traumafolgestörung entwickeln; knapp über zwei Prozent der Krebskranken sind betroffen.[10] Zudem heilen die Störungen bei etwa zwei Drittel aller Fälle vollkommen aus. Es stellt sich also die Frage: Lohnt sich ein Blick auf das Traumakonzept für die Onkologie überhaupt? Nun, Psychotherapeut:innen und Psychiater:innen erstellen Diagnosen für seelische Störungen anhand von Leitlinien, damit ihre Einschätzung in diesem sensiblen Bereich besonders verlässlich und nachvollziehbar wird. Die meisten erfahrenen Kliniker:innen erlauben es sich jedoch, erst einmal »hinzuspüren« – auch ich tue das, wenn ich mit Krebskranken spreche. Und obwohl ich die Diagnose PTSD nur selten stellen musste, »riecht« es im Zimmer oft nach Trauma, wenn Krebspatient:innen von ihrem Fühlen und Denken sprechen – daher lohnt sich dieser Exkurs meiner Meinung nach sehr.

Ein radikaler Versuch der menschlichen Seele, schrecklichen Erlebnissen und Gefühlen zu entkommen, ist die Dissoziation: ein Sich-Loslösen von der Welt oder von Teilen des eigenen

Selbst. Gerade über längere Zeiträume missbrauchte Menschen erwerben die zwiespältige Fähigkeit, sich im Akt der sogenannten Depersonalisation aus dem furchtbaren Geschehen innerlich wegzubeamen – also einfach nicht mehr dabei zu sein oder es nur noch von Weitem, wie als Zuschauer eines Films, zu erleben. Sie verlassen sozusagen ihren Körper und die dazugehörige Realität, was manchmal auch zu entsprechenden Lücken im Gedächtnis führt. Dissoziative Vorgänge begegnen uns auch bei Krebskranken immer wieder: Ein junger Mann mit einem Gehirntumor erschien in meiner Praxis so frohgemut, dass man den Eindruck gewinnen konnte, er habe die Realität der Erkrankung an der Garderobe gelassen. Ich fragte ihn, wie es ihm denn gelänge trotz der bedrückenden Lage so guter Dinge zu sein. Prompt erklärte er mir: »Aber das erlebe ich selber ja gar nicht. Es geht immer ein Typ neben mir, der kriegt das alles ab.« Natürlich hatte der Patient keine Wahnvorstellungen. Aber er hatte, wie es in der psychotherapeutischen Fachsprache heißt, Teile seines Erlebens »abgespalten« und dessen Last sozusagen auf die Schultern eines imaginären Zwillings gelegt.

Auch den quälenden Erinnerungsdruck, unter dem Traumatisierte leiden, erkenne ich oft wieder. Nachhallende Erinnerungen oder Albträume gelten als »Klassiker« posttraumatischer Störungen, auch weil man solche Symptome aus Filmen kennt. Krebskranke haben zwar nur in seltenen Fällen wirklich unkontrollierbare Flashbacks, aber sie erleben bisweilen vergleichbare Zwangserinnerungen, die durch etwas Bestimmtes getriggert werden – etwa die Stimme einer Ärztin, jahreszeitliche Eindrücke oder markante Daten: »Es war am Tag vor Ostern, als ich meine erste Chemo bekam …« Mit den Erinnerungen kommen mitunter die mit dem Ereignis verknüpften Gefühle oder Körpersymptome zurück. Normalerweise werden unsere Erlebnisse im Gedächtnis wie an einer Zeitachse geordnet, sodass wir Vergangenes auch als vergangen erinnern; es fühlt sich dann wie »damals«, »früher« oder »vor drei Monaten« an. Trauma-Erinnerungen jedoch werden »desorganisiert« und ohne zeitlichen Kontext abgespeichert, weshalb man sie erlebt, als wäre das Schlimme gerade erst passiert. Kein Wunder also, dass Traumatisierte versuchen, Trigger und Auslöser solcher gedanklichen Horrortrips um jeden Preis zu vermeiden. Allerdings können Krebskranke ihrem Hauptstressor – dem eigenen Körper samt seiner potenziell angsterregenden Signale – schlecht entkommen. Ich kenne zwar Patient:innen, die aus ihrer Wohnung oder gar der Stadt ihrer Krebsbehandlung weggezogen sind, ihren Arbeitsplatz verlassen oder den Kontakt zu Ärzt:innen, Mitpatient:innen oder Bekannten abbrechen, um Krebserinnerungen aus dem Weg zu gehen. Aber dem eigenen Körper und Kopf lässt sich schlecht entfliehen. So leiden auch fast alle Traumatisierten und viele Krebspatient:innen unter sogenannten Intrusionen, also Gedanken oder Fetzen davon, die sich mit großer Penetranz in den normalen Denkfluss schieben und als nicht kontrollierbar erlebt werden. Bei ehemaligen Krebspatient:innen richten sich diese Intrusionen weniger auf ein schlimmes Ereignis in der Vergangenheit als vielmehr auf mögliche Zukunftsszenarien wie ein Rezidiv oder ein Fortschreiten der Krankheit.[11] Ihr Problem ist also weniger, dass sie nicht vergessen können, als vielmehr der Zwang, antizipieren zu müssen.

Vom Trauma verletzte Menschen versuchen verständlicherweise wieder Sicherheit herzustellen, was zu einem Zustand übergroßer Wachsamkeit, Hypervigilanz genannt, führt. Dieser geht mit quälender Schreckhaftigkeit einher; jede zufallende Autotür kann den:die Traumatisierte:n zusammenzucken lassen, als wäre soeben eine Bombe explodiert. Auf den ersten Blick stehen Traumaopfer hier schon vor einer ganz anderen psychologischen Herausforderung als frisch diagnostizierte Krebspatient:innen: Während das Opfer eines Anschlags lernen muss, dass in Zukunft nicht hinter jeder Ecke der Terror lauert, müssen Krebspatient:innen sich mit einer fortdauernden Bedrohung und chronischen Stressoren auseinandersetzen. Und trotzdem ist der innere Alarmzustand sehr vergleichbar. Auch bei ihnen beginnt sich das Erschrecken über die bedrohliche Diagnose manchmal zu verselbstständigen, gerät außer Proportion und erfüllt dann kaum mehr eine sinnvolle Aufgabe. Mehr oder weniger bewusst nehmen Krebspatient:innen eine Haltung permanenter Wachsamkeit ein, im Gefühl, sich so am besten zu schützen. Brustkrebspatientinnen, die mit klopfendem Herzen dreimal am Tag ihre gesunde Brust nach einem möglichen neuen Knoten abtasten, sind beispielsweise in dieser Logik gefangen, und immer wieder hört man Formulierungen wie: »Ich muss einfach aufpassen, damit ich keine bösen Überraschungen mehr erlebe.«

Heilen nach dem Trauma

Traumatherapeut:innen bringen ihren Klient:innen als Erstes bei, welche psychischen Symptome infolge eines katastrophalen Erlebnisses zu erwarten sind, damit man nicht so vor sich selbst erschrickt. Ich lernte einmal eine Frau kennen, bei der ein weit fortgeschrittener Brustkrebs diagnostiziert worden war. Da sie selbst in der Krebsmedizin tätig und sehr fachkundig war, erfasste sie sofort, dass ihr nur noch wenig Zeit bleiben würde. Es war gerade Sommer, und nach dem entscheidenden Aufklärungsgespräch ging sie mit dieser Erkenntnis in einen ihr vertrauten Wald. An einem einsamen Platz ließ sie sich von ihren Gefühlen übermannen. Sie weinte, schrie, wälzte sich auf der Erde und riss Wurzeln und Moos heraus. Sie biss in Baumrinde, zog sich Schuhe und Kleider aus, schleuderte sie von sich und blieb lange nackt und weinend auf dem Waldboden liegen, bevor sie sich sammeln und nach Hause zurückgehen konnte. Als sie mir in großer Offenheit davon berichtete, meinte sie fast achselzuckend: »Ich musste es erst mal rausschreien.« Sie konnte die verzweifelten Gefühle und Verhaltensweisen, die zu dieser akuten Belastungsreaktion gehörten, annehmen, ohne sie als verrückt oder inakzeptabel zu bewerten. Patient:innen sollten in extremen Situationen versuchen zu akzeptieren, dass manche psychischen Symptome nicht über Nacht verschwinden, sondern man vorübergehend eine Koexistenz mit ihnen eingehen muss.

Nach einem Trauma müssen Menschen unbedingt lernen, mit schlimmen Erinnerungen umzugehen. Das wird in der Traumatherapie durch eine schonende Pendelbewegung erarbeitet: Ich nähere mich den schlimmen Gedächtnisinhalten so weit, wie ich es aushalten kann, aber ich lerne, mich rechtzeitig wieder zu distanzieren, bevor es mich überwältigt. Für Patient:innen, die ihre Krebsdiagnose oder Aspekte der Krebstherapie als traumatisch erleben, ist es also auch nützlich, ein gedankliches Kommen und Gehen einzuüben. Der vorhin genannte junge Mann mit seinem imaginierten Begleiter ahnte selbst, dass der irreale Zwilling ihn nicht auf Dauer vor der Realität würde bewahren können; und dass seine seelische Aufgabe darin bestand, die eigene Betroffenheit durch die Krankheit doch irgendwann anzuerkennen. Dem widmeten wir uns gemeinsam, allerdings immer mit der Option, eine Pause zu machen und für eine Weile wieder den Lastenträger arbeiten zu lassen. Irgendwann hatte der seine Schuldigkeit getan und der Patient die Stabilität zurückgewonnen, um seiner Krebswirklichkeit direkter in die Augen sehen zu können.

In der Traumatherapie arbeitet man viel mit dem Konzept der »Verkörperung« des Traumas, also den Spuren, die es im Gehirn und den Körperfunktionen wie Schlaf, Verdauung und Erregung hinterlässt. Dabei versucht man, Veränderungen im Gehirn Traumatisierter zu erzielen, die sich positiv auf das Körpergefühl auswirken; aber auch andersherum therapiert man, vom Körper ausgehend, unter dem Motto »Der Körper ist die Brücke«. Das hilft Menschen, Zugang zu sprachlich schwer erfassbaren Inhalten zu finden, und unterstützt die Gesundung des traumatisierten Gehirns. In der Onkologie haben körpertherapeutische Ansätze wie Yoga, Feldenkrais, Qigong, Berührung oder Massage bisher eher optionalen und ergänzenden Charakter. Aber ich glaube, dass ihr früher Einsatz hilfreich wäre, um eventuelle Traumaspuren und Einzelsymptome wie Intrusionen abzumildern und das durch die Krankheit oft beschädigte Verhältnis zum eigenen Körper zu verbessern.[12] Warum eigentlich soll ein Mensch nach der Krebsdiagnose mit der Aussicht nach Hause schleichen, dass sein Körper ab jetzt nur noch Krisenfall und Schlachtfeld sein wird? Anstatt ihn ab dem Zeitpunkt der Diagnose nur noch als Objekt von Verrichtungen und Verletzungen anzusehen, kann er auch als wertvolles Medium betrachtet werden, über das der Mensch seine Seele unterstützen, womöglich sogar schützen könnte.

Verletzung und Wachstum

Viele Krebskranke sprechen irgendwann darüber, ob und wie die Krankheit sie als Mensch verändert hat. Dabei geht ihre Hoffnung oder auch Überzeugung ganz klar in eine Richtung: Dass nach all den Krebsmühen und -qualen für ihre persönliche Entwicklung doch auch Gutes herausgekommen ist. Auch Studien dazu zeichnen ein eindeutiges Bild: Etwa 70 Prozent der Befragten finden, dass sich wesentliche Aspekte ihres Lebens nach der Krise zum Positiven gewandelt hätten.[13] Am häufigsten werden bessere Beziehungen zu anderen Menschen, ein gesteigertes Gefühl der eigenen Stärke, spirituelles Wachstum und eine größere Wertschätzung für das Leben genannt. Sängerin Erin Wall schrieb: »Ich bin aus diesem verrückten Jahr mit dem Gefühl rausgegangen, dass ich so ziemlich alles schaffen kann, was mir in den Weg geschmissen wird. Die Selbstzweifel, die ich vor dem Krebs hatte, sind weg. Ich weiß, dass ich stark bin, dass ich Schmerz überstehen kann, Zweifel und Verlust, und dass ich mich entscheiden kann, dass ich nicht jeden Tag in Angst davor lebe, was als Nächstes kommt. Diese Odyssee hat auch eine Menge Liebe in mein Leben gebracht, und ich staune jeden Tag, wie glücklich ich mich schätzen kann, Freunde und Familie zu haben, die mich von Anfang bis Ende unterstützen. Ich weiß die Banalitäten des Alltags viel mehr zu schätzen, weil ich ständig das Gefühl habe: Hätte ich nicht so viel Glück gehabt, dann wäre ich nicht mehr hier, um sie zu erleben.«[14]

Der Mythos von der Läuterung durchs Schicksal hat ein solides Fundament, denn über menschliche Reifung nach Tiefschlägen ist in Philosophie und Theologie schon immer gern nachgedacht worden. Literatur, Film und populäre Kultur sind voller Figuren, die extremen Herausforderungen, Verlusten oder Traumata ausgesetzt werden und daran wachsen.[15] Und auch unsere Großeltern wussten schon, dass das, was uns nicht tötet, uns härter macht. »Die Chemotherapie zeigt dir, aus welchem Holz du geschnitzt bist«, sagt eine Brustkrebskranke, und: »Ich weiß Dinge, die ihr nicht wisst.«[16] Die Strömung der Positiven Psychologie krönt dieses Phänomen sogar mit dem Begriff »posttraumatisches Wachstum«[17] und legt seit etwa 20 Jahren etliche Veröffentlichungen vor, die die Hoffnung nähren, dass sich aus dem Stroh eines schrecklichen Erlebnisses Gold spinnen lässt. Forscher:innen, die positive posttraumatische Veränderungen nachzuweisen suchen, vermuten, dass sich nach einem Trauma Wahrnehmungs- und Bewertungsschemata eines Menschen so grundlegend verändern, dass ein anderes, besseres Verhältnis zur Welt entstehen kann; dass Traumata nicht unbedingt zu Resignation und Zynismus, sondern stattdessen zu intensiviertem Sinnerleben und tieferen Beziehungen führen.

Dagegen regt sich in der Sozialforschung allerdings Widerspruch[18], und etliche Wissenschaftler:innen halten die Selbstverständlichkeit, mit der nach einem schweren Schicksalsschlag eine erfreuliche Persönlichkeitsentwicklung angenommen wird, für einen beschönigenden Zuckerguss – unter dem das Schreckliche einfach schrecklich bleibt: »posttraumatisches Wachstum? (…) Guckt euch doch die Daten an«, spottet ein renommierter Glücksforscher. »Man wird nicht gesünder, nachdem man die Treppe runtergefallen ist. Und nachdem einen der Blitz getroffen hat, wird man nur in Hollywood zum Superhelden – im echten Leben ist man hinterher kross gebraten.«[19] Das Konzept vom Posttraumatischen Wachstum, so dessen Kritiker:innen, sei ein Kind des Wunschdenkens und der amerikanischen Leidenschaft für die Kultur der Selbstverbesserung.

Die Frage ist also: Ist das, was schwer kranke Patient:innen als posttraumatische Verbesserungen erleben, real oder nur eine positive Illusion? Und falls Letzteres zutrifft: Spielt das eigentlich irgendeine Rolle? Das ist nicht leicht zu beantworten. Wollte man sicher feststellen, inwieweit ein belastendes Lebensereignis Katalysator für positive psychische Veränderungen ist, müsste man eine große Anzahl Menschen *vor* einem möglichen Ereignis psychologisch testen, dann warten, bis einigen etwas Schlimmes widerfährt, um dann noch einmal diagnostisch nachzuhaken. Traumatisierte im Nachhinein zu fragen, ob das Geschehen aus ihrer Sicht auch etwas Gutes für sie hatte, ist nur bedingt aussagekräftig. Denn Menschen tun sich sehr schwer damit, Veränderungen in ihrer psychischen Verfassung oder gar in ihren Persönlichkeitseigenschaften zutreffend einzuschätzen, selbst wenn zwischen Vorher und Nachher nur ein kurzer Zeitraum liegt.[20] Wir alle neigen zu diversen Wahrnehmungsverzerrungen in Richtung einer positiven Selbstentfaltung;[21] und ohne uns dessen bewusst zu sein, ziehen wir alle möglichen Register, um erfreuliche Vorher-Nachher-Effekte zu kreieren: Nach unserer persönlichen Entwicklung gefragt, werten wir (unbewusst) unser vergangenes Selbst ab (»Ich war so egozentrisch, bevor ich den Krebs bekam«) – da steht das aktuelle Selbst gleich besser da. Und wir neigen dazu, hinter uns liegende belastende Lebensereignisse in ihrer Schwere übertrieben wahrzunehmen[22] (»Was wir nicht alles geschafft und überstanden haben!«). Das betrifft auch zwischenmenschliche Beziehungen, deren Qualität oder Intensität sich nach einer Lebenskrise gefühlt verbessert. So sagen Krebspatient:innen dann manchmal Dinge wie: »Ich habe gelernt, mehr Nähe zuzulassen« oder »Ich bin jetzt viel empathischer als früher«. Auch hier könnte es sich eher um eine subjektive Interpretation handeln als um tatsächliche Veränderung.

Das Konzept Posttraumatischen Wachstums beruht auf einem kausalen Zusammenhang: Es ist nicht die Zeit, der Alterungsprozess oder der Zufall, sondern das Erlebnis der Verletzung, des Schocks, der Krise, das den Menschen angeblich wachsen lässt. Nun ist es aber so, dass wir Menschen ständig auf der Suche nach ursächlichen Erklärungen sind. Wir klopfen Ereignisse auf logische Zusammenhänge ab – quasi per evolutionärer Voreinstellung. Rasch zu verstehen, was wodurch verursacht wurde, hilft nämlich zu überleben. Die Suche nach und Erwartung von Wirkungszusammenhängen führt allerdings auch zu Wahrnehmungsverzerrungen. Menschen sehen das Ursächliche gerne auch dort, wo es nicht ist, und neigen dazu, sehr schwache kausale Zusammenhänge als eng wahrzunehmen.[23] Wir müssen davon ausgehen, dass das auch bei Rückblicken nach einer schweren Krankheit passiert. Wir bringen dann Prozesse, die man an sich selbst erlebt, am ehesten in Zusammenhang mit dem Ereignis, das markant wie ein Berg aus der Biografie herausragt – und das tut die Krebsdiagnose nun mal.

Wir müssen wohl der Tatsache ins Auge sehen, dass der Blick, den wir auf unser Selbst und unsere Lebensgeschichte werfen, einfach nicht objektiv ist – vor allem dann nicht, wenn wir weit zurückschauen. Was wir wahrnehmen, ist bereits ein Narrativ, eine Geschichte.[24] Und diese Geschichte wird von uns so geschrieben, dass die Dinge des Lebens sinnvoll erscheinen und vor allem, dass unser brüchiges und angreifbares Ego immer wieder ausreichend stabilisiert wird. Eine Krebserkrankung ist unter anderem ein Schlag für das Selbstwertgefühl, selbst dann, wenn die Vernunft einem glasklar sagt: »Ich kann nichts für meine Krankheit!« Menschen, die krebskrank werden, sind nicht nur krank, sondern auch *gekränkt* und beschämt. Insofern ist es sinnvoll, wenn die menschliche Psyche in so einer Situation das beschädigte Selbstwertgefühl auf mannigfaltige Weise zu kompensieren sucht.

Aber selbst, wenn Schicksalsschläge unsere Kerneigenschaften oder unser Naturell nicht grundlegend verändern, verrückt die Krebskrankheit die Koordinaten der Existenz doch oft so stark, dass das Lebensgefühl hinterher nicht mehr dasselbe ist. Ein wiederkehrendes Motiv in den Selbstzeugnissen Betroffener ist ihr Eindruck, nach der Diagnose selbstbestimmter und beherzter zu handeln. Sophie Sabbage erzählt, dass die existenziellen Erfahrungen nach der Lungenkrebsdiagnose sie aufrechteren Hauptes und weniger angepasst durch die Gegend gehen lassen.[25] Eine Art »Survivor-Modus« wird postuliert, in dem Lebensentscheidungen plötzlich weniger »verhandelbar« erscheinen und mit mehr »innerer Klarheit« getroffen werden. Denn viele Genesene sehen ihre Urteilskraft von einer zentralen Frage geschärft, nämlich: »Würde ich das tun oder weitermachen, wenn ich morgen sterben müsste?«[26] Und so könnte man es durchaus auch posttraumatisches Wachstum nennen, wenn sich unter dem Druck der Krankheit bei manchen Menschen Lebensvollzüge beschleunigen und intensivieren; vielleicht empfinden gerade lebensbedrohlich Erkrankte, dass keine Zeit mehr übrig ist für allzu viele Intermezzi. Die Krankheit wird zum Brennglas, Betroffene werfen Überflüssiges ab, gehen mehr emotionale Risiken ein als vorher. »Die Bedenkenträgerin in mir war auf einmal weg«, sagte mir eine Patientin. »Vor was soll ich denn noch Angst haben?«

Dass in der Traumaforschung nicht nur die seelischen Beschädigungen infolge von Lebenskatastrophen, sondern auch mögliches Wachstum mitgedacht wird,[27] ist eine gute Sache. Wenn jemand seinen Lebensweg nach einer Krebskrankheit als einen Wachstumsprozess erlebt, dann ist das für mich ein Zeichen gelingender Krankheitsbewältigung. Wir können aber aus einzelnen Biografien, in denen diese positiven Entwicklungen wahrgenommen werden, nicht ableiten, dass es anderen Patient:innen auch so gehen wird oder grundsätzlich gehen sollte. Wir müssen in Betracht ziehen, dass bei Menschen, die sich posttraumatisch gewachsen erleben, die Krebskrankheit nicht die eigentliche Ursache für das Wachstum war – sondern dass sie vielleicht eher die Konturen ihrer Persönlichkeit schärfer hat hervortreten lassen, insbesondere die starken Seiten: »Obwohl es manchmal heißt, in Krisen wüchsen Menschen über sich hinaus, ist es, zumindest nach meiner Erfahrung, eher so, dass in solchen Situationen oft das zum Vorschein kommt, was sonst unterhalb der Wasserlinie liegt, bei der unser eigentliches Wesen beginnt«, [28] bringt Susan Sontags Sohn seine Beobachtungen an der sterbenden Mutter auf den Punkt.

Das könnte bedeuten, dass die Menschen, die sich in der Krankheit emotional, spirituell oder in Beziehungen besonders weiterzuentwickeln scheinen, von Haus aus einfach bessere Voraussetzungen mitbringen. Ausgeprägtere Fähigkeit zur Selbstreflexion, belastbare Beziehungen und anderes. Man muss doch stark vermuten, dass es vor allem die mit vielen persönlichen Ressourcen gesegneten Patient:innen sind, denen unter Ausnutzung dieser Privilegien dann möglicherweise Erstaunliches gelingt; ganz im Sinne des Apostels Matthäus: »Wer da hat, dem wird gegeben.«[29] Das Konzept des posttraumatischen Wachstums hätte somit etwas unangenehm Elitäres. Und es hätte sich nicht ereignet, *weil* man Krebs bekommen hat, sondern *obwohl*.

Richtiggehend eingeheizt wird Krebskranken, wenn die Idee des posttraumatischen Wachstums mit dem »Du musst dein Leben ändern«-Imperativ verquickt wird, von dem sie ohnehin genug drangsaliert werden. Da kommt dann nach der Diagnose nur noch ein Happy End infrage, und wehe dem, der nicht spätestens nach der Chemo stolz von Läuterung und Wachstum berichten kann. Ich wünsche mir für Krebspatient:innen stattdessen einen wertfreien Raum, in dem alle möglichen posttraumatischen Erfahrungen Platz haben – auch die, dass der von der Krankheit verursachte Stress weniger schöne Seiten eines Menschen hervorholen kann. Wie soll man Phasen durchstehen, in denen der Kampf ums Überleben einen womöglich manchmal rücksichtslos und unsympathisch macht? In denen man zeitweise Welthass oder Misanthropie erlebt? Der Zwang zur permanenten positiven Selbstentwicklung engt gedanklichen und emotionalen Spielraum ein, den Kranke brauchen, um nicht nur mit dem Krebs, sondern auch mit ihren inneren Dämonen ringen zu können. Denn vielleicht ist gerade innere Freiheit der größtmögliche posttraumatische Gewinn – in etwa, wie es die Autorin Elizabeth Wurtzel in ihren radikalen Reflexionen über die eigene Krebskrankheit formuliert: »Ich glaube, das Beste in uns tritt dann zutage, wenn wir keine Wahl haben. Niemals wieder sind wir so frei, wie wenn wir um unser Leben rennen.«[30]

4.2 Angst – ein Leben unter dem Damoklesschwert

Da ich schon so lang in der Onkologie arbeite, habe ich das Privileg, mittlerweile viele Langzeitüberlebende zu kennen. Manchmal wünschte ich, ich könnte in die Vergangenheit zurückreisen, zu all den verzweifelten Augenblicken, in denen sich Betroffene fragten, ob sie wohl die Chance erhalten würden, ihre Kinder aufwachsen zu sehen, oder ob ihnen überhaupt noch eine Zukunft beschieden sein würde. Wie gerne würde ich den jüngeren und angstvollen Patient:innen zuflüstern: Die Sache wird gut ausgehen! Welche Erleichterung wäre es, zu wissen, dass man zwar eine extrem anstrengende Therapie machen und Opfer bringen muss, dass aber danach alles gut wird. Leider ist die Ungewissheit darüber, wie lange die Heilung anhält, immer noch ein Merkmal von Krebs, das den Betroffenen meist sehr bewusst ist: »Wenn ich irgendwas nicht ausstehen kann, dann ist es, wenn Leute zu mir sagen: ›Oh, toll, du bist geheilt.‹ Leute – kapiert ihr's nicht? Für mich gibt es so etwas wie Heilung nicht. Wenn ich mit 75 an einem Herzinfarkt sterbe, dann werde ich wissen, dass ich von meinem Brustkrebs geheilt war. Aber bis dahin ist der Rest meines Lebens ein einziges Fragezeichen.«[31]

Ich wage zu behaupten: Kaum etwas fordert Krebskranke seelisch stärker heraus und hat mehr Einfluss auf ihre Lebensqualität als die Angst, die Krankheit könne wiederkommen oder fortschreiten. Gerade wenn die Akuttherapie zu Ende ist und man in eine andere Normalität zurückkehrt, können – für die Patient:innen oft überraschend – Rezidivängste aufflackern. Es ist ein schwer erträglicher Gedanke, dass alles, was man durchgemacht hat, mehr oder weniger umsonst gewesen sein könnte. Menschen ohne schwere Krankheitsdiagnose können im Alltag die Tatsache der eigenen Sterblichkeit ganz gut verdrängen: Ja, irgendwann werde ich sterben, aber es liegt in weiter Ferne, deshalb muss ich mir im Moment keine Gedanken darüber machen. In diesem seelischen Raum lässt es sich gut aushalten, es wird gelebt und gearbeitet, gefeiert und geliebt, ohne dass das Ende immer mitgedacht wird. Doch diese von uns allen genutzte Psycho-Krücke wird Krebspatient:innen quasi aus der Hand geschlagen, meist für immer, und selbst gut behandelbare Formen von Krebs kratzen die Illusion der eigenen Unsterblichkeit erheblich an. Ehemals Krebskranke haben oft das Gefühl, ihr Leben fürderhin unter dem berüchtigten Damoklesschwert zu führen, und das bedeutet, dass das Glück der Heilung jederzeit wieder zerstört werden kann. »Der Mensch kann sich an Realitäten sehr viel besser anpassen als an Eventualitäten«, [32] sagt der Analytiker Wolfgang Schmidbauer. Und in der Tat lernen wir als Psychoonkolog:innen oft geheilte Patient:innen kennen, denen es in ihrer Angst vor dem Ungewissen psychisch schlechter geht als anderen, deren Krankheit bereits zurückgekehrt und unheilbar geworden ist.

Angst ist ein vielgestaltiges Phänomen. Manchmal kommt sie anfallartig, ähnlich einer klassischen Panikattacke, ist von heftigen körperlichen Symptomen oder einem hilflosen, lähmenden Gefühl begleitet. Als besonders quälend werden jedoch oft Ängste erlebt, die im Inneren mitlaufen wie ein lästiges Ohrgeräusch: »Schlimme Konzentrationsstörungen. Wenn ich lese, ergänzt mein Gehirn jeden Satz: Lee Harvey Oswald ging die Straße entlang, und du wirst sterben. Er sah die Autos, und du wirst sterben. An allen Gegenständen und Menschen haften jetzt kleine Zettel mit der Aufschrift ›Tod‹, wie mit Reißzwecken dahingepinnt. C. legt ihren Arm um meine Schulter: Tod. Sie lächelt: Tod.«[33] Selbstverständlich sollten Ängste rund um eine Krebserkrankung, so belastend sie sein mögen, nicht mit einer seelischen Störung gleichgesetzt werden. Angst vor dem Fortschreiten oder einem Rezidiv der Krankheit ist erst dann behandlungsbedürftig, wenn Betroffene selbst das Gefühl haben, dass sie die Lebensqualität beeinträchtigt und sie im Alltag nicht mehr recht funktionieren können.[34] Kritisch wird es auch dann, wenn Patient:innen vor lauter Angst wichtige Untersuchungs- und Nachsorgetermine nicht mehr wahrnehmen. Sich jahrelang mit Ängsten herumzuquälen, bevor man therapeutische Hilfe sucht, ist nicht empfehlenswert, denn Rezidivängste neigen wie klassische Angststörungen dazu zu chronifizieren.

Dass die Fähigkeit von Krebspatient:innen, Ungewissheit und Bedrohung zu tolerieren, so unterschiedlich ausgeprägt ist, hat Forscher:innen nach Ursachen dafür suchen lassen. Es zeigte sich etwas überraschend, dass das Krankheitsstadium sowie das tatsächliche Rezidivrisiko für die Ängste keine Rolle spielen. »Angst ist nicht gut in Statistik«,[35] sagt Borwin Bandelow und meint damit, dass Menschen Gefahren nicht besonders zutreffend einschätzen können. Sie neigen zu einer heillosen Überschätzung von Lebensrisiken,[36] was oft auch auf Patient:innen mit sehr guten Heilungsaussichten zutrifft. Dass Jüngere stärker von Angst heimgesucht werden, ist plausibel, denn sie haben mehr an den Krebs zu verlieren als Ältere.[37] Trigger für krankheitsbezogene Ängste können auch Körpersymptome sowie lang andauernde Immuntherapien sein, die es vermutlich erschweren, den Status als Patient:in innerlich abzulegen.[38] Besondere Schwierigkeiten haben auch Menschen, die grundsätzlich mehr Aufmerksamkeit auf ihre körperliche Befindlichkeit richten als andere und die sich gewohnheitsmäßig nach Gefahrensignalen abscannen. Wenig überraschend ist zudem, dass pessimistischere Denkgewohnheiten (»Das geht sowieso nicht gut aus.«) und Lebenseinstellungen Ängste gut unterfüttern. Dazu gehört zum Beispiel eine geringere Toleranz oder auch Wertschätzung für uneindeutige Zustände, also für das Durchwachsene im Leben. Wem nur der Zustand absoluter Sicherheit etwas wert ist, der wird sich schwer mit der Remission, die lediglich den fehlenden Nachweis von Krankheit zu bieten hat, anfreunden können. Und wie immer spielt auch das (genetische) Schicksal eine Rolle, denn manche Betroffene bringen ein grundsätzlich höheres Angstniveau beziehungsweise eine vorbestehende Angststörung mit.

Realistisch bleiben

Was verstehen Profis unter dem schon so alltäglich gebrauchten Begriff »Umgang mit der Angst«? »Umgang« hört sich ja gefährlich nach einem Psychologenwitz an, bei dem man seine Probleme zwar nicht loswird, sie aber nach der Therapie nicht mehr so schlimm findet. Die meisten Krebspatient:innen bestehen zunächst auch darauf: »Ich will gar nicht mit der Angst *um*gehen – ich will, dass sie *weg*geht!« Aber damit setzen sie sich in puncto Rezidivangst ein unrealistisches Ziel. Diese ganz loszuwerden, halte ich nach allen Erfahrungen in der Onkologie kurz gesagt für unmöglich. Selbst Menschen mit besonders gut heilbaren Tumoren wie etwa Hodenkrebs erleben immer wieder Rezidivängste, oft auch Dekaden nach der ursprünglichen Diagnose.[39] Die Unbeschwertheit eines krebsfreien Lebens geht mit der Tumordiagnose meist unwiederbringlich verloren. Das mag für diejenigen, die die Krankheit gerade erst überstanden haben, eine ernüchternde Information sein. Aber Angst ist auch kein Alles-oder-nichts-Phänomen, denn sie lässt sich beeinflussen und lindern.

Ein erster Schritt im Umgang mit jeder Form von Angst ist, sie als ein normales Phänomen menschlicher Existenz zu begreifen und als Ausdruck dessen, wie sehr wir am Leben hängen. Die Achtsamkeitsphilosophie (siehe 5.1) kann dabei sehr helfen: Sie anzuwenden bedeutet, die eigenen Ängste nicht zu bewerten, sondern sie aus einer neutralen Position zu beobachten. Sehr ungünstig sind nämlich sogenannte Metakognitionen, also Gedanken, die sich auf die eigenen Gedanken beziehen. Der Klassiker bei Krebskranken ist: »Du darfst nicht so viel Angst haben, das kann dich krank machen.« Achtsamkeit heißt dann, hinzunehmen, dass Angst auftritt und dass sie mal stärker, mal schwächer ist. Wenn man die wiederkehrenden Ängste möglichst unaufgeregt begrüßt und sie nur benennt (»Ach, da sind sie wieder, die alten Krebsängste«), dann normalisiert sie das und setzt ihnen Grenzen. Eine Angstwelle wird also eher ausgeritten, als dass man versucht, sich ihr entgegenzustemmen. Das gelingt besser, wenn man auch auf die körperlichen Begleiterscheinungen der Angst möglichst gelassen reagiert und wenn man gelernt hat, dass sie nicht nur aushaltbar, sondern auch beeinflussbar sind, zum Beispiel durch Entspannungsmethoden.

Sich in gewissen Maße mit der Angst zu arrangieren, ihr aber nicht ganz ausgeliefert zu sein, lässt sich mit einer unfreiwilligen Einquartierung vergleichen. Die Angst ist eine Mitbewohnerin, die der eigenen Seelenwohnung zugewiesen wurde und mit der man sich wohl oder übel arrangieren muss. Man wird sie vielleicht nicht los, muss sie aber auch nicht gleich am Wohnzimmertisch fläzen lassen oder ihr ein Festtagsmenü servieren. Stattdessen reicht es, der penetranten Dame genügend Respekt zu zollen, indem man ihr ein bescheidenes Kämmerchen im Kopf zuweist und sie auf ihren Platz verweist, wenn sie sich mal wieder zu breit macht. Mit anderen Worten: Krebspatient:innen, die unter Rezidivangst leiden, sollten sich ein wenig schlaumachen, von welchen Einflüssen ihr persönliches Auf und Ab der Angst gesteuert ist. Womit bereite ich der Angst einen besonders guten Boden und wie kann ich ihn ihr entziehen? Was sind das für Tage, an denen ich besonders viel/wenig Angst habe? Unter welchen Rahmenbedingungen gedeiht sie? Stress ist beispielsweise ein Faktor, der sie auf unspezifische Weise begünstigt. Wenn Nachsorgetermine anstehen und ein Angsthoch zu erwarten ist, dann empfehle ich, sich nicht direkt auf diese konkreten Ängste zu fokussieren, sondern eher andere, zum Beispiel arbeitsbezogene, Stressoren rund um den Termin zu reduzieren, die man gut beeinflussen kann. In diesem Sinne ist Angst auch als ein Signal zu verstehen, das zu besonderer Selbstfürsorge auffordert.

In die Sonne schauen – Angstkonfrontation

Immer wieder höre ich von Patient:innen, die stationär behandelt wurden, dass Menschen ihres Umfelds sie nicht besucht hätten, weil sie Krankenhäuser nicht mögen würden. Angehörige wiederum berichten mir von Absagen zu Beerdigungen: »Sei mir nicht böse, aber ich hasse Friedhöfe.« Nun steht es Menschen selbstverständlich frei, Kranke oder eine Beerdigung aus unterschiedlichsten Gründen nicht zu besuchen. Trotzdem bin ich etwas erstaunt darüber, wie nachsichtig diesen manchmal eher schwachen Ausreden begegnet wird. Krankenhäuser oder Friedhöfe zu meiden bedeutet ja nichts anderes, als im eigenen Alltag nicht von Krankheit, Sterblichkeit und Tod gestört werden zu wollen – noch nicht einmal anderen Menschen zuliebe. Und offenbar ist es neuerdings gute Sitte, diese Zumutung ganz explizit von sich zu weisen – der Wunsch, die eigene Sterblichkeit konsequent auszublenden, ist gesellschaftlich anscheinend voll akzeptiert.

Nun scheint es, als wäre Krebspatient:innen diese Option genommen worden, denn den eigenen Symptomen oder dem eigenen Krankenhausaufenthalt kann man wohl schlecht aus dem Weg gehen. Viele Krebskranke versuchen trotzdem ihr Äußerstes, um das Thema aus ihrem Leben zu verbannen; zum Beispiel durch eine Art Sprechverbot. Sie fühlen sich sogar dann behelligt, wenn es auf irgendeinem Plakat oder im Fernsehen plötzlich um Krebs geht: »Als gäbe es nichts anderes!« Oder sie lehnen einen eigentlich sinnvollen Reha-Aufenthalt ab, weil sie sich davor fürchten, anderen Krebspatient:innen und deren Geschichten zu begegnen. Der Wunsch, diesen Konfrontationen zu entfliehen, ist so verständlich wie vergeblich – vergeblich aus zweierlei Gründen: Erstens versucht man dabei, etwas zu kontrollieren, das weitgehend außerhalb der eigenen Kontrolle liegt. Angsterregende Informationen zum Thema Krebs erreichen auch die als geheilt Geltenden immer wieder; im öffentlichen Raum, im eigenen sozialen Umfeld und im Kontext der onkologischen Nachsorge. Da kommentiert vielleicht ein:e Ärzt:in, den:die man kaum kennt, ein Detail der eigenen Krankengeschichte oder bei einer zufälligen Begegnung wird eine Krebsgeschichte erzählt. Oder man erfährt, dass eine Mitpatientin, mit der man sich in der Rehaklinik besonders gut verstanden hat, erneut erkrankt ist. Oder, oder, oder – die Quellen, aus denen irritierende und beängstigende Informationen sprudeln, versiegen nie. Zweitens führt der Versuch, sich von allem, was Angst macht, abzuschotten, dazu, dass die eigene Seele eher ein Seelchen bleibt; dass sie keine gesunden Hornhäute entwickelt, an der irgendein Angststimulus auch mal folgenlos abprallt. Damit bringt man sich auch um wichtige Erfahrungen, zum Beispiel, dass Angst überraschend gut aushaltbar ist oder dass sie von selbst wieder abklingt. Doch solche gewohnheitsmäßigen Vermeidungsstrategien fallen als solche oft gar nicht auf. Im Falle von Rezidivängsten zählt auch dazu, sich mehr als medizinisch nötig über den eigenen Gesundheitszustand rückzuversichern und ständig entsprechende Diagnostik zu veranlassen. Zu den (fruchtlosen) Vermeidungsstrategien zählt auch das »Body Checking«, bei dem man Körperstellen ständig auf Tumorwachstum kontrolliert. Für Brustkrebspatientinnen zum Beispiel ist die Selbstuntersuchung in der Nachsorge und in gewissen Abständen meist sinnvoll und wichtig – aber nicht, wenn sie täglich und fast unwillkürlich erfolgt. Sehr kurzfristig geht die Angst etwas nach unten (»Zum Glück, ich spüre nichts«), dann steigt sie wieder (»Aber was, wenn doch etwas ist?«). Betroffene Frauen lernen nicht, sich an die Realität der Ungewissheit zu gewöhnen und Anspannung auf andere Weise abzubauen. Zudem entsteht eine sehr ungünstige Feedback-Schleife, denn wir beobachten uns ja auch selbst und ziehen daraus Schlussfolgerungen. Ständiges Checking-Verhalten signalisiert dem Menschen, dass er offenbar in Gefahr ist. Also: Wer seine Ängste reduzieren will, muss Spielregeln mit sich selbst vereinbaren und sie ab und zu auf ihre Einhaltung überprüfen. Passen meine Verhaltensweisen zu meinem Ziel, Angst zu verringern? Einmal die Woche unter der Dusche die Brust abtasten: Ja. Aber tägliches Checken konterkariert das Ziel. Angst- oder Panikpatient:innen versuchen, nicht nur die Außenwelt, sondern auch ihr Innenleben so in den Griff zu bekommen, dass möglichst kein angsterregender Gedanke mehr entsteht. Wenn sich der Fluss der Gedanken zu stark in Richtung eines gefürchteten Ereignisses bewegt, wird er gewissermaßen abgewürgt. Bei Menschen mit Angststörungen ist dieses Schreckensszenario zum Beispiel eine Ohnmacht durch eine Panikattacke, bei Krebspatient:innen ist es das Fortschreiten oder die Wiederkehr der Krankheit. Doch das Abwürgen hat leider nicht immer den gewünschten Effekt der Angstreduktion. Es führt eher dazu, dass der Denkfluss an den Ausgangspunkt zurückspringt (»O Gott, was wäre, wenn ich wieder krank würde?«) und dass der (wichtige!) Teil des Gedankenwegs, der ins Dunkle und Furchterregende führt, gar nicht erst beschritten wird. Das eigentlich Angsterregende bleibt also undurchdacht; die Gedanken kreisen zwar, aber leider nur wie die Katze um den heißen Brei.

So kontraintuitiv und erschreckend es zunächst klingen mag: Es kann längerfristig sehr entlastend und angstreduzierend sein, die Möglichkeit, an der Krankheit zu sterben, in größtmöglicher Konsequenz zu Ende zu denken. Das kann allein oder in einer geborgenen Situation, im Gespräch mit einem behutsamen Gegenüber, gelingen. Vielleicht braucht es dazu auch einige Anläufe und Annäherungen. Es geht darum, sich vorsichtig entlangzutasten an der Frage: »Und was wäre, wenn?« Was dabei herauskommen soll, ist natürlich nicht eine Abstumpfung angesichts eines Horrorszenarios, sondern das genauere Ausleuchten einer gefürchteten Situation. Wozu das gut ist? Zum einen wird so aus einer vagen, großen Angst vor einem sehr facettenreichen Ereignis (Rezidiv) etwas Differenzierteres, auf das man besser bewältigend zugreifen kann. Die Angst in Teilprobleme aufzugliedern, vermittelt das Gefühl besserer Kontrolle. Im psychotherapeutischen Gespräch haken wir vorsichtig, aber konsequent nach: Was genau befürchtet jemand im Falle einer Rückkehr der Krankheit? Interessanterweise ist es häufig so, dass Menschen bestimmte Dinge fast vom Tisch wischen: »Noch mal Chemo? Ach, das würde ich schon aushalten.« Oder: »Angst vor der Nicht-Existenz? Habe ich eigentlich gar nicht. Das merkt man dann ja nicht mehr.« Aber: »Ich habe solche Angst vor Schmerzen. Was, wenn sie nicht zu lindern sind?« Oder: »Der Gedanke, meine Kinder zurückzulassen, ist unerträglich.« Oder: »Mein Partner käme ohne mich nicht klar.« Man erkennt: Bei näherer Betrachtung von Rezidivängsten löst sich natürlich das Dunkel nicht einfach auf. Es bleiben ja Befürchtungen und Szenarien, die sehr schwer sind. Aber das Tabu, über Ängste nicht sprechen zu dürfen, fällt, und sie werden greifbarer, eingrenzbarer, konkreter.

Wenn sehr junge Patient:innen über die drohende Möglichkeit sprechen, ihrer Krebserkrankung zu erliegen, stehen mindestens zwei unfassbar grausame Dinge im Raum: Die Vorstellung vom drohenden Untergang aller Zukunftspläne und Wünsche und dem viel zu früh abgeschnittenen Lebensfaden. Junge Erwachsene mit Familie müssen sich außerdem mit der Perspektive auseinandersetzen, ihre Kinder zurückzulassen. Dieser Gedanke ist so schmerzhaft, dass Mütter und Väter das Thema meist nur unter großen Mühen ansprechen können und es auch allen anderen Gesprächspartner:innen, Psychotherapeut:innen und -onkolog:innen eingeschlossen, mehr ans Herz geht als vieles andere. Eine junge Frau mit einem Kleinkind sprach kürzlich zu mir von dem Szenario, dass angesichts ihrer vermutlich nur noch sehr geringen verbleibenden Lebenszeit ihr kleiner Sohn von einer anderen Frau aufgezogen werden würde. Da das Paar noch so jung, der Mann lebensfroh und attraktiv war, sah sie klar: Er würde nach ihrem Tod, vielleicht sogar in naher Zukunft, eine neue Partnerschaft eingehen. Das auszusprechen und darüber nachzusinnen kostete viel Kraft und löste große Traurigkeit aus. Aber die Patientin kehrte im Gespräch immer wieder zu dem Thema zurück, und je mehr wir sprachen, desto deutlicher war eine Bewegung zu spüren, die ihr guttat: Aus dem unaussprechlich Grausamen wurde etwas, für das wir zunehmend Worte und Begriffe fanden, sodass die Patientin differenzierter darüber nachdenken konnte. Von da aus war ein nächster Schritt möglich, nämlich mit dem geliebten Mann in das Gespräch darüber einzutreten. Das Paar trauerte ab da immer wieder intensiv um die verlorene gemeinsame Zukunft, fand aber gelegentlich Erleichterung und Verbundenheit darin, schwarze Witze über die noch unbekannte Nachfolgerin und Stiefmutter zu machen. Indem die Patientin es wagte, über den Worst Case nachzudenken und zu sprechen, entwickelte sie Vertrauen in die zukünftige Partnerwahl ihres Mannes und fand etwas mehr inneren Frieden. Somit wurde aus blanker Angst und Entsetzen etwas Nuancenreicheres: Neben Traurigkeit fühlten die Kranke und ihr Mann große Nähe und schließlich auch ein Sich-Ergeben in den Fluss des Lebens. Sie strebten gemeinsam einem Loslassen und Freiwerden für den Abschied entgegen. Das wäre so nicht möglich gewesen, wenn die Patientin an der ersten gedanklichen Weggabelung stehen geblieben wäre, beim »O Gott, was wäre, wenn ich nicht nur Abschied von meinem Kind nehmen, sondern es auch noch in die Hände einer Unbekannten geben müsste?« Sie hatte sich stattdessen auf eine gedankliche Wanderung durch furchterregende Landschaften begeben und dort, ihren eigenen Worten zufolge, mehr Traurigkeit erlebt, als sie sich jemals hatte vorstellen können – aber sie hatte auch Liebe und Trost gefunden.

Wohlgemerkt: Angstkonfrontation ist eine Sache, die man gut platzieren muss. Es kann in stressigen Zeiten, vor allem während der Akutbehandlung, natürlich sinnvoll sein, Furchterregendem aus dem Weg zu gehen. Man sollte sich zum Beispiel nicht auferlegen, immer ein offenes Ohr für Mitpatient:innen zu haben, wenn man selbst gerade darum kämpft, den Kopf seelisch über Wasser zu halten. Stressoren müssen manchmal ausgeblendet werden, um Kräfte zu sparen. Es spricht also überhaupt nichts gegen schalldichte Kopfhörer in Wartezimmern. Und auch therapeutische Gruppensituationen können Ängste auslösen und sind keinesfalls grundsätzlich im Sinne von Angstkonfrontation zu empfehlen.

Wiederkäuen

Ein wesentlicher Bestandteil von krebsbezogenen Ängsten ist die sogenannte Rumination, also das sorgenbetonte »Wiederkäuen« von immer gleichen, überwiegend negativ getönten Gedanken. Betroffene kennen das meist sehr gut – ruckzuck ist eine Stunde vergangen, und man hat nichts wesentlich Neues oder Nützliches gedacht, sondern nur die immer gleiche Befürchtung wie »Was, wenn dieser Fleck auf meinem Arm wieder Hautkrebs ist?« gedreht und gewendet. Manche Forscher:innen vergleichen die Neigung zu anhaltendem Grübeln mit einer Sucht. Denn abhängiges Verhalten ist davon gekennzeichnet, dass der kurzfristige Vorteil (lecker Bierchen) das Abwägen des längerfristigen Nachteils (Bierbauch) übertönt. Beim Grübeln scheint es ähnlich, insofern als die scheinbar nutzlosen Gedankenkreisel uns kurzfristig das Gefühl geben, etwas zu »tun«. Wenn eine Mutter nachts wach liegt, weil ihre jugendliche Tochter noch nicht aus dem Nachtleben zurück ist, dann bringt das Grübeln darüber, ob etwas passiert sein könnte, zwar die Teenagerin nicht früher nach Hause, aber es fühlt sich besser an, als nichts zu tun. Das Grübeln tarnt sich hier als konstruktiver Problemlöseversuch, was belohnend auf das Gehirn wirkt und zu noch mehr Grübelei führt.[40] Manche Krebskranke stellen also fest, dass das sorgenvolle Nachdenken über die Krankheit ihnen irgendwie das Gefühl vermittelt, wachsam und engagiert zu sein – leider führen die Ruminationen aber langfristig nur zu mehr Angst; und sie fördern Depressivität, weil sie verhindern, dass man Positives um einen herum mitbekommt, und weil dabei vermehrt Kortisol ausgeschüttet wird.

Betroffene sagen oft, dass sie sich den Krebs-Grübelschleifen ganz ausgeliefert fühlen. Dabei unterschätzen sie ihre Fähigkeit zum Widerstand.[41] Und die sollte man nutzen, denn Grübeleien schaffen unvorteilhafte Gedächtnisspuren, die sich wie viel begangene und deshalb leicht aktivierbare Pfade durch die Netzwerke unseres Gehirns ziehen. Solche Gedanken werden dann zu ausgelatschten und bequemen Pantoffeln. Man kann sich jedoch darin üben, das Grübeln zu unterbrechen: Ertappt man sich dabei, egal ob nachts oder tagsüber, gilt es, innerlich oder gerne auch leibhaftig mit dem Fuß aufzustampfen und energisch »Stopp!« zu rufen. Gut ist es, wenn man dann schon ein attraktives Thema parat hat, auf das man seine Gedanken stattdessen lenken kann (neue Wandfarbe, Reiseziele, Pflanzideen für den Balkon …). Für die meisten funktioniert allerdings eine Aktivität besser als eine rein gedankliche Umlenkung. Alles, was uns in Beschlag nimmt, von Sport übers Putzen bis hin zum Musikhören, ist brauchbar, solange es die Grübelschleifen unterbricht. Ziel aller Ablenkung ist, die Aufmerksamkeit wieder vom Innen ins Außen zu bringen – anders als bei rein achtsamkeitsbasierten Methoden, die auf innerliche Prozesse fokussieren. Zudem kann man versuchen, Grübeleien zu kanalisieren, sich zum Beispiel innerhalb einer bestimmten Zeit »leer zu grübeln«. Grundsätzlich sollte man das auf eine festgelegte halbe Stunde pro Tag begrenzen und versuchen, alle außerhalb dieser Zeit auftauchenden Gedanken auf die Grübel-Session zu verschieben. Aufschieben funktioniert nämlich besser, als sich das Nachdenken ganz verbieten zu wollen. In der zugestandenen Grübelzeit sollten die Sorgengedanken notiert werden und zwar wortwörtlich so, wie sie einem in den Sinn kommen, einschließlich aller Schleifen und Widersinnigkeit. Das Notierte wird dann nicht-sichtbar weggelegt, und am nächsten Tag liest man es sich laut vor. Über ein paar Wochen hinweg praktiziert verlieren die Grübelgedanken so nachweislich einen Gutteil ihrer angsterregenden Wirkung. Manchmal nützt es auch, penetrante Gedanken mit jemandem zu teilen; sie auszusprechen kann sie zusammenschrumpfen lassen wie einen Vampir, der ans Tageslicht gerät.

4.3 Wenn die Psyche nachgibt

Depressionen werden in der Alltagswahrnehmung als die nahezu natürliche Konsequenz einer Krebserkrankung gesehen. Die meisten dürfte es deshalb überraschen, dass bei Krebskranken die Häufigkeit oder Schwere von Depressionen nicht dramatisch über der von körperlich Gesunden liegt. Die Wahrscheinlichkeit für eine:n Krebskranke:n, innerhalb des Zeitraums von einem Jahr eine Depression zu entwickeln, beträgt etwa 13 Prozent.[42] Es gibt aber einzelne Varianten, wie etwa Tumore der Bauchspeicheldrüse, des Mund-Rachenraums oder Lungen- und Brustkarzinome, bei denen diese Zahl hochschnellt. [43] Auch Kranke mit weit fortgeschrittenem Krebs und vielen körperlichen Beschwerden sowie diejenigen, die schon einmal durch eine Depression gegangen sind, Traumata erlebt haben oder wenig soziale Unterstützung bekommen, sind deutlich gefährdeter.[44] Fachleute müssen allerdings sehr genau hinschauen, wenn sie Depressionen bei Krebspatient:innen zuverlässig diagnostizieren wollen. Das liegt unter anderem daran, dass am Tisch der Gefühlsfamilie, zu der die Depression gehört, auch die Niedergeschlagenheit, die Verzweiflung, die Trauer und das Erschöpfungssyndrom Fatigue sitzen. Zudem bringen Depressionen oft körperliche Beschwerden mit sich, die mit Krebssymptomen zu verwechseln sind.

Als Hauptsymptom einer Depression gilt die anhaltend gedrückte Stimmung mit Facetten wie Hoffnungslosigkeit, Überforderung und Gereiztheit, aber auch innere Leere, Stumpfheit oder das paradoxe Gefühl, nichts fühlen zu können. Ein weiteres Kernkriterium ist der Verlust des Interesses und der Freude an fast allen Aktivitäten. Ein nicht-depressiver Krebskranker mag niedergeschlagen oder verzweifelt über die Diagnose oder ein Rezidiv sein, aber er ist grundsätzlich noch in der Lage, Freude zu empfinden. Wenn aber Aktivitäten, die immer eine verlässliche Quelle der Freude waren, etwa Sport, Musikhören oder das Zusammensein mit Freund:innen, nichts mehr bedeuten, dann sollte man eine depressive Entwicklung in Betracht ziehen. Ein weiterer Hinweis ist es, wenn nicht nur die Welt um einen herum als bedeutungslos oder negativ erlebt wird, sondern auch die eigene Person. Schuldgefühle sind eine häufige Begleiterscheinung, und depressive Krebspatient:innen gehen bisweilen so weit, den Krebs als wohlverdient zu sehen und zu glauben, ihr Umfeld wäre besser dran, wenn sie ihrer Krankheit bald erlägen. Und schließlich legt sich die Dunkelheit der Depression auch über die Zukunft, von der ein:e Erkrankte:r nichts Gutes mehr erwartet. Das ist für Krebspatient:innen besonders schlimm, denn ohne eine erstrebenswerte Zukunft wird es schwer, sich für die Therapie zu motivieren.

Die Depression erfasst aber nicht nur das Fühlen, sondern das Denken gleich mit. Aufmerksamkeit, Konzentration, Entscheidungsprozesse, Handlungsplanung, Multitasking – im Grunde sind alle Denkprozesse beeinträchtigt; unproduktive Grübelschleifen sind oft das Einzige, was ein depressiver Kopf noch leisten kann. Das bedeutet für krebskranke Depressive, dass sie die Informationsflut rund um die Diagnose schlechter verarbeiten können und oft Mühe haben, Therapieentscheidungen zu treffen. Was die möglichen körperlichen Symptome einer Depression (Gewichts- und Appetitveränderungen, Magen-Darm-Störungen, Schlaflosigkeit oder übermäßiges Schlafbedürfnis, Schmerzen im Kopf und im Bewegungsapparat) angeht, werden diese bei Krebspatient:innen von Angehörigen oder Ärzt:innen oft fehlgedeutet als Folgen der Krebstherapie. Darüber hinaus verändert sich das Erleben von Tumorsymptomen und Nebenwirkungen der Therapie: Depressive Krebskranke erfahren sowohl Schmerzen wie Nebenwirkungen der Chemotherapie, darunter die gefürchteten Nervenschädigungen (Neuropathien), als intensiver und belastender.[45]

Biologisch gesehen ist die Depression eine Stoffwechselstörung im Gehirn, bei der die Konzentration der Nervenbotenstoffe Serotonin, Noradrenalin und Dopamin aus dem Gleichgewicht gerät. Eine einzige ausschlaggebende Ursache lässt sich meist nicht ermitteln; die Stimmungsprobleme resultieren häufig aus einem Zusammenspiel von Veranlagungen, Zufällen, Verhaltens- und Lebensstilfaktoren sowie Stressoren. Bei einem depressiven und krebskranken Menschen muss man von einem besonders schlecht entwirrbaren Geflecht an Wechselwirkungen ausgehen. Stress, Medikamenten-Nebenwirkungen, tumorbedingte Stoffwechselveränderungen, Angst, ungünstige Krankheitsbewältigung und die Depression selbst bedingen und befeuern sich gegenseitig. Unabhängig von möglichen Ursachen können depressive Krebspatient:innen im Vergleich zu nicht-depressiven Behandlungen weniger gut durchhalten oder fangen sie gar nicht erst an; sie holen sich seltener Hilfe, sind körperlich weniger aktiv und ernähren sich schlechter – alles ungünstig für die Heilungschancen.[46] Die Nachteile sind sogar so gravierend, dass manche

Ärzt:innen fordern, die Depressivität als eine Art Vitalzeichen zu betrachten – ähnlich der Atmung und der Körpertemperatur –, das bei Krebspatient:innen routinemäßig abgefragt, diagnostiziert und konsequent therapiert werden sollte. Leider rennen Menschen mit Depressionen, die Antrieb und Zuversicht verloren haben, den Ärzt:innen nicht gerade die Türen ein. So bleibt es oft Angehörigen oder behandelnden Mediziner:innen überlassen, die Betroffenen beim Verdacht auf eine Depression anzusprechen und eine Abklärung anzuregen. Es ist auch wichtig, dass Onkolog:innen über die Depression eines:r Patient:in Bescheid wissen: Lehnt jemand zum Beispiel eine Therapiemaßnahme für sich ab, muss nachgefasst werden, ob die Entscheidung eventuell durch die Depression eingefärbt ist.

In der Behandlung der meisten Formen von Depression gilt eine Kombination von Medikamenten und Psychotherapie im Moment als Standard. Eine zeitgemäße Psychotherapie wird individuell angepasst und kann das Umformen ungünstiger Denkschemata und Verhaltensmuster beinhalten, das Aufarbeiten alter Verletzungen sowie die Verbesserung von sozialen Beziehungen und der Fähigkeit, mit Stress und Problemen umzugehen. Was die Einnahme von Antidepressiva angeht, haben Krebspatient:innen verständlicherweise große Scheu, weitere Substanzen zu ihrem Medikamentencocktail hinzuzufügen; zudem gibt es potenziell ungünstige Wechselwirkungen zwischen Krebs- und Depressionsmedikamenten. Trotzdem ist es manchmal das kleinere Übel, noch eine weitere Pille zu schlucken, wenn man dadurch in der Krebstherapie besser klarkommt. Deshalb sollte die Kosten-Nutzen-Relation gemeinsam mit einem:r Fachärzt:in für Psychiatrie oder Psychotherapeutische Medizin abgewogen werden. Bei einem gewissen Ausmaß der Depression übernimmt sie nämlich das Regiment und schlägt einem genau das Instrumentarium aus der Hand, was einem helfen würde: Weil man so depressiv ist, will man nicht mehr joggen, und weil man nicht mehr joggt, wird man noch depressiver – Medikamente können helfen, solche Kreisläufe zu durchbrechen.

Bei den meisten Krebspatient:innen wird es nie zu einer behandlungsbedürftigen Depression kommen, aber viele werden daran vorbeischrammen. Dabei ist es nicht hilfreich, eine Niedergestimmtheit vorschnell als »depressiv« zu bezeichnen und sich sofort davon bedroht zu fühlen. Niemand wird ohne zeitweise Verstimmung durch die Zeit nach einer Krebsdiagnose kommen. Traurigkeit und Trauer, Verzweiflung, Angst und ein gewisser Grad an Erschöpfung – all das sind währenddessen belastende, aber normale Gefühle. Depressive Untertöne kann man bei sich selbst mit einem Schnell-Check erkennen: Fange ich an, zunehmend negativ über mich als Person, über die Welt und meine Zukunft nachzudenken? Wenn das der Fall ist, muss nicht unbedingt gleich eine Psychotherapie her, sondern man kann vorbeugen und sein Leben mittels Aktivitäten, sozialer Kontakte und durch das sogenannte stimmungsentgegengesetzte Handeln besser ausrichten. In depressiver Stimmung gerät nämlich ein Wurm in die Alltagslogik: Man glaubt, Dinge, die einem normalerweise guttun, wie rauszugehen und Leute zu treffen, erst dann tun zu können, wenn man wieder Lust darauf hat. So verschiebt man genau das, was die Stimmung heben könnte, auf einen Zeitpunkt, auf den man in der Depression lange warten kann. Und durch den Rückzug in die eigene Höhle passiert natürlich auch nichts, was der Stimmung guttut. Das einfache Rezept, den Spieß umzudrehen, ist in diesem Fall tatsächlich sehr wirksam, also: Nicht erst gute Stimmung abwarten, um aktiv zu werden, sondern aktiv werden, *damit* man wieder gute Stimmung bekommt. Am besten fängt man mit kleinen Dingen an, um den fehlenden Antrieb auszutricksen, und wenn es geht, verlagert man die Aktivitäten nach draußen, denn Bewegung und Tageslicht stabilisieren unsere Bio-Rhythmen und damit auch die Stimmung.

So erschöpft

In der Onkologie gibt es ein weiteres häufiges Phänomen, das nah an der Depression liegt, nämlich die sogenannte Fatigue: Ausgeprägte Erschöpfungszustände, die nicht durch eine besondere

Anstrengung zu erklären sind, die Seele und Körper zugleich erfassen und denen weder durch Schonung noch Schlaf abzuhelfen ist. Wer eine Fatigue hat, empfindet einen grundsätzlichen Mangel an Energie, fühlt sich geistig nicht fit und emotional ausgelaugt. Das Ruhebedürfnis ist grenzenlos, man wacht schon erschöpft auf, fühlt sich wie mit Blei beschwert, und kleinste Alltagsverrichtungen mutieren zur Herkulesaufgabe, nach der man sich direkt wieder hinlegen möchte. Nun ist Erschöpfung während einer Krankheit eigentlich etwas Normales; der Organismus holt sich eben die Ruhe, die er zum Regenerieren braucht. Aber die Fatigue belastet auch Menschen, deren Krebskrankheit gut unter Kontrolle ist oder deren Therapien abgeschlossen sind. Während der Chemo leiden rund 75 Prozent der Patient:innen darunter, ein halbes Jahr nach Behandlungsabschluss ist immer noch ein Drittel markant erschöpft. Gesunde können sich die Dimension der Erschöpfung gar nicht vorstellen und zeigen manchmal nur mäßiges Verständnis dafür; und auch Onkolog:innen fragen oft eher nach Schmerzen als nach Fatigue-Symptomen. Dabei ist die chronische und tiefe Erschöpfung dasjenige Problem, das Krebspatient:innen nach der Behandlung am meisten zu schaffen macht[47] und das oft verhindert, dass Geheilte wieder in Ausbildung oder Beruf zurückkehren.

Für die Hartnäckigkeit und Schwere der Erschöpfung gibt es verschiedene Ursachen: Es können die Tumore selbst sein, die Nährstoffe verbrauchen, Entzündungen verursachen und wichtige Organe wie Lunge und Herz davon abhalten, volle Leistung zu bringen. Chemo-, Strahlen- oder Antihormontherapien verursachen Fatigue fördernde Komplikationen wie Schilddrüsenunterfunktion oder Testosteronmangel sowie Blutbildveränderungen. Auch Schmerz- und Schlafmittel, angstlösende oder antidepressiv wirkende Medikamente sowie Mittel gegen Übelkeit fördern die Erschöpfung – genau wie Stress, Angst, Depression und zu wenig Bewegung.[48] Insbesondere die Kombination aus Schlaflosigkeit, schlecht kontrollierten Schmerzen und Übelkeit gilt als klassische Fatigue-Ursache. Will man sie behandeln, kommt man nicht umhin, sich mit all diesen möglichen Ursachen zu beschäftigen. Auch sollte man sich bemühen, Fatigue und Depression auseinanderzuhalten beziehungsweise herauszufinden, was zuerst da war, um gezielt zuerst bei dem einen oder anderen anzusetzen. Wobei es in der verhaltenstherapeutischen Behandlung von Fatigue und Depression einige Parallelen gibt: Betroffene lernen, den Teufelskreis aus Inaktivität und Fatigue beziehungsweise Depression zu durchbrechen oder zu verhindern. Unabhängig von ihren Ursachen wird Fatigue vor allem durch Ausdauertraining behandelt und indem man lernt, behutsam mit den begrenzten Kraftreserven umzugehen. Es wäre schon viel gewonnen, wenn Ärzt:innen die Fatigue überhaupt erkennen und sie ernst nehmen würden, denn nichts ist für Patient:innen in dieser Situation schlimmer als ein Umfeld, das meint, mit etwas Disziplin und gutem Willen müsste das Problem doch in den Griff zu bekommen sein. Und auch die Betroffenen selbst müssen oft akzeptieren, dass die alte Kraft nicht mehr zurückkommt und sie sich ihr Leben mit der Fatigue einrichten müssen.

Wenn die seelische Gesundheit und Stabilität eines:r Krebskranken ins Wanken kommt, brauchen sie Behandler:innen, die beherzt hinsehen und hinfassen. Seelische Störungen sind keine zwangsläufige Begleiterscheinung von Krebs und dürfen nicht schulterzuckend akzeptiert werden, gemäß dem Motto »Der:die Patient:in hat jetzt andere Probleme«. Professionelle Hilfe muss verhindern, dass die seelische Problematik der Krebstherapie in die Quere kommt. Immerhin profitieren Betroffene davon, dass in Medizin und Psychoonkologie neuerdings auch solche existenziellen Leidenszustände und Krisen genauer in den Blick genommen werden, die in den gängigen Klassifikationen von psychischen Erkrankungen gar nicht vorkommen – und vielleicht auch nicht vorkommen sollten. Dazu gehört zum Beispiel die seelische Demoralisierung, in die vor allem Schwerkranke geraten, wenn sie nicht mehr damit umgehen können, dass ihr Leben bedroht ist oder zu Ende geht.[49] Die Betroffenen erleben sich als hoffnungslos und ausgeliefert und glauben, jeden Einfluss verloren zu haben: »Ich kann gar nichts mehr machen.« Demoralisierung unterscheidet sich von Depression und Erschöpfung darin, dass weniger die Fähigkeit zu positivem Erleben und die Motivation fehlt als vielmehr der Lebenssinn und irgendeine Perspektive – so begrenzt sie auch sein mag. Demoralisierte Krebskranke leiden auch unter mehr körperlichen Beschwerden und wünschen sich häufiger als andere, frühzeitig sterben zu können.[50] Die Psychoonkologie betrachtet die Demoralisierung nicht als unabwendbaren Zustand im Angesicht des Todes, denn einem Großteil der Schwerstkranken geht es auch nicht so. »Ich glaube, es ist aus und vorbei mit meiner Sprache. Es ist aus mit meinem Verstand. Es ist aus mit meinem Leben«,[51] notiert der Schriftsteller Tom Lubbock am Ende seines Weges, kurz bevor er sein Sprachvermögen aufgrund eines Hirntumors verliert. Er spricht in dieser Lebenssituation auch von Angst, Trauer und vielen anderen schwierigen Gefühlen, ist aber alles andere als demoralisiert. Er steckt sich das Ziel, seine Würde zu bewahren, und schöpft bis vor seinem Tod Sinn aus der Arbeit und dem familiären Miteinander. Demoralisierung wird in der modernen Onkologie nicht als persönliches Problem oder Fall für die Seelsorge gesehen, sondern als ein durchaus behandelbarer Zustand, zum Beispiel mittels sinnbasierter Ansätze (siehe 3.5).

4.4 Widerstandskraft

Als die 13-jährige Surferin Bethany Hamilton am 31. Oktober 2003 auf ihrem Brett in die Wellen vor Hawaii hinauspaddelt, ereignet sich eine Tragödie: Ein Hai trennt ihr einen Arm auf Schulterhöhe ab – dass das junge Mädchen an den Strand gebracht und gerettet werden kann, grenzt an ein Wunder. Nur vier Wochen, nachdem die Jugendliche ohne Arm auf der Intensivstation aufwacht, nimmt sie ihr Surfbrett und kehrt in die Gewässer zurück, in denen das Unglück sich ereignet hat, um ihr Training wieder aufzunehmen. Hamilton surft heute immer noch erfolgreich in professionellen Wettkämpfen, ist aber auch als Rednerin und Coachin gefragt und zeigt sich als glückliche Mutter.

Solche dramatischen Lebensgeschichten mit Happy End werden begierig aufgenommen, denn sie scheinen zu belegen, dass Menschen einen unbändigen Überlebenswillen besitzen. Wahrscheinlich haben schon Jäger und Sammler darüber gestaunt, was sie und ihre Mitmenschen so aushalten können. Heute wird das Phänomen menschlicher Widerstandskräfte unter dem schnittigen Begriff »Resilienz« intensiv erforscht. Ähnlich dem Bungeespringer, der tief fällt, aber von einem elastischen Seil wieder nach oben gerissen wird, scheinen besonders resiliente Menschen nach schlimmen Ereignissen rasch wieder handlungsfähig zu werden, sich Alltagsanforderungen stellen und positive Gefühle erleben zu können. Aber obwohl man noch nicht weiß, was Resilienz genau ist, wie man sie erwirbt oder ob man sie überhaupt beeinflussen kann, benutzen bereits zahlreiche Akteur:innen den Begriff, um Dienstleistungen, Trainings und Bücher zu vermarkten. Er ist längst in der Beratersprache angekommen, und Resilienz-Trainings scheinen schon so selbstverständlich wie Spinning-Kurse.

Dass Resilienz so magisch wirkt, ist nicht verwunderlich. Zum einen kündet es von einer positiven Psychologie, bei der nicht immer nur auf Defizite, sondern auch auf Stärken von Menschen geblickt wird. Zum anderen lauschen wir den Überlebensgeschichten immer wieder gerne, weil sie uns trösten: Wenn jemand so etwas Furchtbares übersteht, kann ich dann vielleicht auch selbst, im Falle des Falles, Kräfte mobilisieren, von denen ich jetzt noch nichts ahne? Ein junger Mann, der unter den Spuren litt, die eine Tumoroperation in seinem Gesicht hinterlassen hatte, erzählte mir, dass er sich mit den Geschichten von indischen Frauen beschäftigte, die Säureattentate überlebt hatten. Von den Biografien dieser Frauen, die trotz Gewalterfahrung und Entstellung nicht aufgaben, Hilfe und vielleicht sogar Liebe gefunden hatten, fühlte er sich ermutigt. Aber die Schilderungen aus der Extremzone des Lebens und von fast übermenschlich erscheinender Resilienz sind auch zwiespältig, weil sie nicht jeden zur Identifikation einladen.

So sehr man über Menschen wie Hamilton staunt – man selbst gehört ja vielleicht eher zu denen, die schon der Film *Der weiße Hai* so traumatisiert hat, dass seitdem das Schwimmen in der Adria Überwindung kostet. Sind Menschen wie Bethany Hamilton vielleicht doch aus einem anderen Holz geschnitzt als man selbst? Sollte man nicht lieber darauf setzen, dass einem kein größerer Raubfisch begegnet?

Nun sind Haiangriffe wirklich selten, aber die meisten anderen Lebenskatastrophen sind es nicht. Es gibt kaum ein Menschenleben, in dem sich nicht zumindest vereinzelt große Verluste, Unfälle und Krankheiten ereignen. Allein durch Krieg werden Millionen Menschen jedes Jahr potenziell traumatisierenden Erfahrungen ausgesetzt. Dass nun aber nicht die halbe Welt in Traumazentren behandelt werden muss, lässt vermuten, dass die Regenerationskräfte der menschlichen Seele grundsätzlich ziemlich ausgeprägt sein müssen. Die Forschung hat diesen Eindruck bestätigt: Resilienz ist eine normale menschliche Eigenschaft und nicht etwas, das einigen wenigen ungewöhnlichen Helden zu eigen ist. Die meisten Menschen bleiben unmittelbar nach Unfällen, Todesfällen, Trennungen und schweren Krankheitsdiagnosen stabil, handlungsfähig und auch längerfristig seelisch wie körperlich gesund. Krebspatient:innen, die nach dem Schock der Diagnose vielleicht Befürchtungen haben wie »Das schaffe ich nicht«, »Ich werde psychisch zusammenbrechen« oder »Es wird nie wieder einen glücklichen Tag geben«, dürfen grundsätzlich darauf vertrauen, dass uns die Evolution recht hart gesotten hat und dass automatisch psychische Mechanismen anspringen, die helfen, Schwieriges zu verarbeiten und weiterzuleben.[52]

Das ist die gute Nachricht. Etwas ernüchternder wird es, wenn es darum geht, die Resilienz Erwachsener markant zu steigern – womöglich im Wochenendkurs. Laut der bisherigen Forschung muss man sich Resilienz als ein Konglomerat seelischer und auch körperlicher Eigenschaften vorstellen, die etwa zur Hälfte angeboren sind, sich wahrscheinlich zu einem großen Teil aus frühen Lernerfahrungen ergeben und nur bedingt aus rasch antrainierbaren Fähigkeiten. Dem amerikanischen Piloten Chesley Sullenberger gelang es 2009 gegen alle Wahrscheinlichkeiten, ein voll besetztes Passagierflugzeug auf dem Hudson notzuwassern. Immer wieder wurde er gefragt, wie er in wenigen Minuten und unter immensem Druck eine flugtechnische Höchstleistung vollbracht habe, anstatt in Panik zu geraten. »Mein ganzes bisheriges Leben«, so lautete die überraschende Antwort, »hat zu dieser sicheren Landung geführt.«[53] Man darf sich ziemlich sicher sein, dass der Pilot damit nicht nur die in Flugstunden und -simulatoren erworbenen Skills meinte, sondern auch andere Lernerfahrungen, die ihm im entscheidenden Moment Zutrauen in sich und seine Handlungsfähigkeit gaben. Wenn es darauf ankommt, greifen Menschen eben zu allem, was sie in ihren unterschiedlich bepackten Lebensrucksäcken an Vorräten und Werkzeugen haben. Wie Chesley Sullenberger müssen auch Krebspatient:innen, die die Diagnose zu unsanfter Landung zwingt, erst einmal mit dem auskommen, was sie zu diesem Zeitpunkt innerlich und äußerlich zur Verfügung haben.

Resiliente Menschen bekommen vermutlich ein paar Dinge in die Wiege gelegt, wozu solch nette Gaben wie gute Problemlösefähigkeit, ein brauchbarer IQ und auch ein gutes Selbstwertgefühl gehören – aber innerhalb gewisser Grenzen darf man sich ruhig fragen, inwieweit man sich von den besonders Resilienten ein Scheibchen abschneiden kann. Folgendes finde ich für Krebspatient:innen erwähnenswert:

Menschen, die viel Belastung aushalten, haben gute soziale Beziehungen und scheuen sich nicht, auf diese Ressource im Notfall auch zurückzugreifen. Beziehungen zu leben und zu nutzen – das ist natürlich auch für die Zeit nach einer Krebsdiagnose wichtig. Sozialer Rückzug ist eine der wenigen Strategien, von der man eindeutig sagen kann, dass sie Kranken kaum Vorteile bringt. Es gilt, nach Verbindung zu streben, auch wenn womöglich weniger oder andere Menschen eine bedeutsame Rolle spielen als vor der Diagnose. Zudem fallen resiliente Menschen durch die Fähigkeit auf, ihren Gefühlshaushalt gut regulieren zu können. Sie empfinden durchaus intensiv, können aber schwierige Emotionen besser tolerieren und so im Notfall handlungsfähiger bleiben. Das gelingt ihnen vermutlich auch deswegen, weil ihre neurobiologische Antwort auf Stress im Schnitt milder ausfällt, sprich, sie von Natur aus keine in die Luft gehenden HB-Männchen sind. Nun wird es im Verlauf einer Krebskrankheit immer wieder zu ausgeprägten Stresssituationen und Gefühlen großer Anspannung kommen, das ist unvermeidlich. Gerade dann, wenn man zu den leicht aufzuregenden Menschen gehört, ist es unverzichtbar, zu lernen, wie man sich psychisch und körperlich selbst beruhigen kann, etwa mit psychoedukativen (Online-)Angeboten zu den Themen Bewegung, Meditation und Ablenkung.

Zu den günstigen Facetten des Gefühlshaushalts beziehungsweise der Persönlichkeit resilienter Menschen gehört eine grundsätzliche Offenheit für neue Erfahrungen und Verhaltensweisen. Resilienz bedeutet offenbar auch, dem Unbekannten eher beobachtend als wertend gegenübertreten und vielleicht sogar unkonventionell darauf reagieren zu können. Dass solch eine Haltung auch nach einer Krebsdiagnose gut zu gebrauchen ist, leuchtet ein. Man ist ja oft gezwungen, die Welt über Nacht aus einer neuen Perspektive zu sehen, lieb gewonnene Überzeugungen und gewohnte Verhaltensweisen abzulegen – da ist Kreativität im Denken gefragt. Patient:innen, die mit ihrer veränderten Lebenssituation recht gut zurechtkommen, reagieren trotz aller seelischen Belastungen fast neugierig auf das, was ihnen mit der Krebsdiagnose begegnet. Sie sind nicht empört darüber, dass ihnen eine Abweichung vom Plan aufgenötigt wird, sondern sehen das Geschehen als eine der diversen Möglichkeiten, wie ein Leben verlaufen kann. »Resiliente Leute kapieren einfach, dass im Leben auch Scheiße passiert«,[54] fasst es eine Resilienz-Forscherin zusammen. Es scheint im Umgang mit Widrigkeiten also zu helfen, wenn man nicht so sehr davon ausgeht, dass einem eigentlich ein sorgenfreies Leben zusteht.

Das Resilienz-Konzept wird bisweilen gescholten als ein Ausdruck neoliberalen Denkens, bei dem die Verantwortung für gelingendes Leben fast vollständig beim einzelnen Menschen verortet wird. Wenn wir uns immer nur fragen, welche Eigenschaften Menschen idealerweise haben sollten, damit sie Schlimmes überstehen können, also Geflüchtete die Flucht, Schüler:innen das Mobbing und Patient:innen ihre Krankheit, dann fragen wir möglicherweise zu selten: Wie müssen Systeme und Gesellschaften gestaltet sein, damit Menschen erst gar nicht so viel Widerstandskraft aufbringen müssen, um darin zu überleben? Auf Krebspatient:innen übertragen, sollte man nicht einseitig auf deren Bewältigungsfertigkeiten fokussieren, sondern ruhig mehr darüber nachdenken, wie Medizin und Onkologie betrieben werden können, damit Patient:innen über die Krankheit hinaus möglichst wenig bewältigen müssen. Menschenfreundlichere Klinikstrukturen und Abläufe sowie bessere Kommunikation würden – davon bin ich überzeugt – einen großen Teil der Stressoren im Verlauf der Therapie eliminieren. Wir wissen außerdem, dass Menschen sich im Angesicht einer Krise widerstandsfähiger fühlen, wenn sie das, was ihnen passiert, einigermaßen verstehbar und handhabbar finden und wenn sie gut in eine Gemeinschaft eingebettet sind. Wer sich also resiliente Krebspatient:innen wünscht, der muss die Krebswelt so gestalten, dass nicht nur die besonders gesegneten, sondern alle Patient:innen ihre Überlebensinstinkte gut entfalten können.

5. Kraftquellen

»Mitten im Winter erfuhr ich endlich, dass in mir ein unvergänglicher, unbesiegbarer Sommer ist.«[1]

Albert Camus

Wenn Krebspatient:innen danach Ausschau halten, was ihnen in Zeiten von Not und Stress seelisch helfen könnte, dann sehe ich sie oft von der besagten Selbstoptimierungslogik getrieben. Sie fragen nach psychoonkologischen »Tools« und krebsspezifischen Mentaltrainings. Dabei übersehen sie oft das Naheliegende, die schon vorhandenen Kraftquellen und Schätze im eigenen Alltag: Einfachste Aktivitäten bieten bereits gute Möglichkeiten, die Seele zu stabilisieren, zu entspannen oder anzuregen. Denn in der Verarbeitung einer Krankheit geht es meist selbstverständlicher zu als gedacht.

5.1 Schreiben, Gehen, Gärtnern

Mit dem Buchtitel *The Well Gardened Mind*[2] weist die Psychiaterin Sue Stuart-Smith auf die enge Verbindung zwischen dem menschlichen Geist (engl. »mind«) und einem Garten hin: Der Geist kann wohlgeordnet und gepflegt – sozusagen gut »durchgegärtnert« – sein und Psychotherapeut:innen priesen und preisen oft die positiven Effekte des Gärtnerns und des Aufenthalts im Grünen auf die Seele, die auch durch aktuelle Forschungen belegt sind.[3]

Im Garten spiegeln sich auf markante Weise Themen, mit denen Krebspatient:innen sich auseinandersetzen, etwa Vergänglichkeit und Erneuerung. Auch wenn wir uns noch so sehr wünschen, dass im Leben immer Hochsaison herrschen möge, konfrontiert eine Krankheit uns damit, dass es nicht immer nur in Richtung Wachstum geht.[4] Und auch im Garten wird es Herbst, die Pflanzen verblühen, und der Natur-Zyklus von Leben, Tod und Wiedergeburt setzt sich fort – die Phasen der Krebstherapie, in denen man sich zurückzieht, Lebensfunktionen herunterfährt und auf Heilung vertrauen muss, erinnern an überwinternde Pflanzen.

Der Regisseur Derek Jarman legte, unheilbar an HIV erkrankt, einen berühmten Steingarten an der Küste von Kent an. Obwohl berückend schön, zeugte er auch immer von Bedrohung und Zerstörung: Nicht nur in Sichtweite des Meeres, sondern auch eines Atomkraftwerks gelegen ließen salzige Winde dort nur wenige Pflanzen gedeihen, und fortschreitende Verlandung gefährdete die Ökologie. Philosoph:innen sehen den Garten dementsprechend weniger als paradiesische Zuflucht vor der Realität denn als Zwischenreich, in dem Aspekte der äußeren Welt – darunter auch Krankheit und Sterblichkeit – die innere Welt des Gärtners berühren. Denn ein Garten ist eine Schule der Akzeptanz: Während wir pflanzen und säen, lernen wir, die Tatsache anzunehmen, dass die Zukunft, in die ein Garten hineinwächst, auch eine Zukunft ist, in der wir selbst nicht vorkommen werden.[5] Wer gärtnert, wird auch realisieren, dass im Pflanzenreich nicht die Makellosigkeit zählt. Es kommt vielmehr darauf an, ein gutes Verhältnis zu seinem Garten zu haben – eine Aufgabe, die viele Krebspatient:innen in Bezug auf Körper und Leben kennen. Immer wieder nachwachsendes Unkraut, Pflanzen, die einfach nicht gedeihen wollen, Schneckenfraß und Frost schulen einen im gelassenen Umgang mit Vergeblichkeit und Geschehnissen, die man nicht gut kontrollieren kann. Und so sind Psychotherapeut:innen überzeugt: Wer ein Stückchen Natur betreut, pflegt gleichzeitig seine mentalen Räume. Einfache sich wiederholende Vorgänge wie Schneiden und Jäten gleichen meditativen Prozessen, und schließlich stärkt die Pflanzenpflege in der Liebe zum Lebendigen auch die Fähigkeit zur Selbstfürsorge.

Gehen. Weiter gehen.

Es gibt also in einem normalen Leben meist schon etwas, aus dem man seelisch schöpfen kann und das so zugänglich ist wie ein Fleckchen Erde oder eine Fensterbank. Man kann zum Beispiel einen Sport wie das Nordic Walking kultivieren, aber auch, wie es der norwegische Abenteurer und Polarforscher Erling Kagge vorschlägt, ohne Ausrüstung und besondere Kenntnisse einfach an der Haustür losgehen.[6] Er preist das langsame Gehen von einem Ort zum anderen als eine Daseinsform, der in unserer Welt der Schnelligkeit und SUVs fast schon eine Radikalität innewohnt. Beim Gehen über längere Strecken ohne besonderes Ziel und ohne einen Nutzen im Hinterkopf kann sich der Geist seiner Meinung nach wunderbar klären, denn dabei werde man wieder eins mit seiner sinnlich-physikalischen Umgebung und das Leben bekomme wieder ein menschliches Tempo: »Das Leben dauert länger, wenn man geht«,[7] und der Kopf bekommt wieder »Bodenhaftung«.[8] So ist etwas, das nicht gelernt und nicht erklärt werden muss, nichts kostet und fast jedem möglich ist, unserer seelischen und psychischen Gesundheit dienlich. Langsam einen Schritt vor den anderen zu setzen und sich nur auf den nächsten zu konzentrieren ist ohnehin ein nützliches Bild für Krebspatient:innen, vor allem in überwältigenden, überfordernden Situationen: »Der nächste Schritt ist nämlich nie ein großes Problem. Man weiß ihn genau.«[9]

Schreiben

Etwas der Seele Nützliches, das ebenfalls immer zum Greifen nahe liegt, ist der Stift. Ich animiere fast jeden, der die Anstrengungen einer Krebstherapie vor oder auch hinter sich hat, Erfahrungen, Eindrücke, Gedanken und Gefühle in irgendeiner Form zu notieren. Denn man braucht auch dafür weder Können noch Ausstattung, und notieren kann man in fast jeder Lebenssituation. Die positiven Effekte des sogenannten expressiven Schreibens, bei dem man ohne jeglichen sprachlich-literarischen Anspruch alles aufs Papier wirft, was einen gerade beschäftigt, sind belegt: Es verbessert Stimmung und seelische Stabilität, stellt einen Puffer gegenüber Stresserfahrungen dar, reduziert Ermüdbarkeit und Schmerzerleben, ja beeinflusst sogar die körperliche Gesundheit und neuroimmunologische Prozesse günstig.[10]

Zunächst besitzt die Sprache selbst eine Art Heilkraft. Erfahrungen verändern sich, sobald man beginnt, sie in Sprache zu fassen; chaotische Gedanken werden geordnet, und beim Notieren neigt man laut Studien dazu, Positives stärker in den Vordergrund zu rücken.[11] Aus der Traumaforschung weiß man, dass Erinnerungen an schlimme Erlebnisse, die sonst schlecht kontrollierbar ins Bewusstsein schießen, im Prozess des Schreibens mit anderen Gedächtnisinhalten verknüpft werden. Indem man sie schreibend in einen Kontext bettet, können sie besser verarbeitet werden. Und schließlich verstärkt das regelmäßige Notieren die kostbare sogenannte Selbstwirksamkeit, denn durch das Schreiben gestalte ich, wähle aus und bewerte. Das verstärkt das Gefühl, immerhin im Kleinen etwas beeinflussen und steuern zu können, und man ist besser gegen Depressionen und Ängste gefeit.[12]

Damit sich der Zauber des Schreibens in schweren Zeiten entfalten kann, gibt es eigentlich nur eine Voraussetzung: Sich auf keinen Fall unter den Druck zu setzen, dass man etwas schreibt, was andere irgendwann einmal lesen oder bewerten werden. Das ist für therapeutisch wirksames Schreiben eher hinderlich. Die eigenen Aufzeichnungen müssen nicht überarbeitet, aufgehoben, gelesen oder weitergereicht werden. Im Gegenteil darf bruchstückhaft und ungeordnet notiert werden, denn es geht um Nachdenken, Sammeln, Ordnen und Loswerden. Viele profitieren davon, wenn sie ihrem Schreiben im Alltag einen festen Platz geben, also Ort, Uhrzeit, vielleicht sogar Seitenanzahl festlegen. Wer aus seinen Notizen zum Krebsgeschehen ein tägliches Ritual macht, hat damit eine kleine Verabredung mit sich selbst.

Der Schriftsteller Graham Greene fragte sich, »(...) wie es all die Leute, die nicht schreiben, komponieren oder malen, schaffen, dem Wahnsinn, der Traurigkeit und der panischen Angst zu entkommen, die zur menschlichen Existenz gehören«.[13] Tatsächlich reicht bereits eine Stunde konzentrierter Hingabe an eine Aktivität, um Stressreaktionen subjektiv wie auch auf immunologischer Ebene abklingen zu lassen.[14] Dabei muss nicht zwingend geschrieben, gemalt, musiziert oder gestaltet werden. Um angstvollen Gedankenstrudeln zu entkommen, reicht es manchmal, von etwas stark absorbiert zu sein – und wenn man ein Katzen-Puzzle legt.[15]

Die Affen im Kopf zähmen

Full Catastrophe Living[16] nannte der Mediziner Jon Kabat-Zinn seinen Mind-Body-Klassiker über Stressreduktion durch Achtsamkeit – im Deutschen ist davon leider nur das brave *Gesund durch Meditation*[17] übrig geblieben. Der amerikanische Buchtitel spielt mit einem Zitat aus dem Film *Alexis Sorbas*[18], in dem wir einen Griechen kennenlernen, den weder seine diversen Lebenskatastrophen (»Ehefrau, Haus, Kinder ... Die *volle Katastrophe*«[19]) noch Trauma und Verlust davon abhalten, sein Leben voll auszukosten. Und genau so will der Autor seine Methode angewandt wissen: Sie soll helfen, das Leben auch dann, wenn es sich zur Vollkatastrophe entwickelt, gut und intensiv zu erfahren. Kabat-Zinn hat nichts Geringeres im Sinn, als die achtsamkeitsbasierten Methoden der Stressbewältigung (MBSR für »Mindfulness Based Stress Reduction«) zu einem zentralen Bestandteil der medizinischen Versorgung zu machen. Er stellt Stress in den Fokus, weil er ein so bedeutsames Bindeglied zwischen seelischer und körperlicher Verfassung ist, so manche Krankheit mitverursachen kann und nicht zuletzt, weil Krankheiten und deren Therapien Menschen großem Stress aussetzen können. Von einer Onkologie, bei der das Thema Stressreduktion großgeschrieben wird, sind wir in Deutschland jedoch weit entfernt. Am ehesten wird man achtsamkeitsbasierten Ansätzen noch in den Rehakliniken begegnen, aber erfreulicherweise gibt es, vor allem unter dem Kürzel MBSR, viele gute Angebote außerhalb von Kliniken.

Zunächst einmal: Es gibt keinen Grund, warum man Berührungsängste mit dem Wort Achtsamkeit haben sollte. Es ist nicht esoterisch und auch nicht mit einer allumfassenden Heilslehre oder mit Weltflucht verknüpft. Man darf neugierig sein und von den Anwendungen profitieren, ohne sich im Geringsten mit Spiritualität auseinandersetzen zu müssen. Zudem gibt es so viele Spielarten achtsamer Praxis, dass im Grunde für jeden etwas dabei ist, und man kann auch ohne große Anleitung per App oder Youtube-Video auf der Stelle loslegen.

Der Begriff Achtsamkeit bezieht sich auf eine alte und doch hochaktuelle Theorie zur Funktionsweise unseres Geistes, in dem es gerne mal zugeht wie in einem Affenkäfig. »Geistesaffen«, wie die Buddhisten sie nennen, schießen unruhig und chaotisch in den Denkräumen hin und her. Dass unsere Gedanken die Tendenz haben, aus dem Jetzt ständig in Vergangenheit und Zukunft auszubüxen, wurde schon vor mehr als zweitausend Jahren erkannt. Wir tendieren zu hartnäckiger gedanklicher Durcharbeitung des Vergangenen, und unsere meist fruchtlose Zukunftsgrübelei lässt sich bestens mit dem Spruch auf den Punkt bringen: »In meinem Leben habe ich jede Menge Katastrophen erlitten. Die meisten davon sind nie eingetreten.« Studien zeigen, dass wir etwa die Hälfte unserer wachen Zeit wahlweise über etwas Vergangenes oder Zukünftiges nachsinnen.[20] Auch Krebskranke haben ihre persönlichen Affen im Kopf: Sie beschäftigen sich mit vermeintlichen Versäumnissen in ihrer Selbstfürsorge und fürchten sich, auch wenn sich gerade nichts Bedrohliches ereignet, vor dem, was die Zukunft gesundheitlich bringen mag.

Wie wohltuend wäre es also, wenn wir mit unserem Geist mehr im Hier und Jetzt sein könnten. Der Zustand, nach dem in allen Achtsamkeitsübungen gestrebt wird, sieht so aus: Man ist aufmerksam bei dem, was man im Moment erlebt, und zugleich – das ist ein sehr wichtiger Bestandteil – begegnet man dieser Erfahrung mit einer inneren Haltung der Akzeptanz. Die erste Komponente lässt sich in vielen alltäglichen Situation einüben, bei der morgendlichen Dusche zum Beispiel: Ich spüre das Wasser und meine Berührungen auf der Haut, fühle die Temperatur, rieche den Seifenschaum, konzentriere mich auf diese sinnlichen Empfindungen, ohne dass ich in Gedanken bereits den bevorstehenden Arbeitstag durchstrukturiere.

Im zweiten Schritt geht es darum, bestimmte freundliche und wertfreie Einstellungen zu kultivieren, also nicht jedem Gedanken und Gefühl noch eine kritische Fußnote hinzuzufügen und weniger auf Verbesserung versessen zu sein. Wenn ich zum Beispiel Sorge vor einem bevorstehenden Untersuchungstermin habe, dann hilft es, das Kommen und Gehen von Sorgenwellen zu registrieren (»Aha, heute ist es noch etwas schlimmer als gestern«), anstatt vorwurfsvoll auf emotionale Veränderungen hinzustreben (»Wieso schaffe ich es nicht, diese elende Angst in den Griff zu kriegen?«). Auf Dauer geht es darum, eine vertrauensvolle, geduldige Haltung den eigenen Gedanken und Emotionen gegenüber sowie ein Bewusstsein für deren Vergänglichkeit zu entwickeln.

Da möchte man doch gleich aufschreien: »Na toll! Leichter gesagt als getan!« Und nur zu Recht, denn auch wenn die Prinzipien der Achtsamkeit *einfach zu verstehen* und überzeugend sind, sind sie deshalb *nicht leicht anzuwenden*.[21] Übung, Wiederholung und Praxis sind das A und O der Achtsamkeitsliteratur, denn die Geistesaffen gebärden sich widerspenstig. MBSR-Trainings erstrecken sich häufig über einen Zeitraum von sechs bis acht Wochen, in denen nicht nur angeleitete Übungen praktiziert werden, sondern auch Meditation – und damit sind wir wieder bei einem Begriff, der viele abschreckt, weil er so religiös anmutet. Dabei ist Meditation nicht zwingend mehr als eine Geistesübung, bei der man für eine Weile Gefühle und Gedanken hinter sich lässt, die Außenwelt zum Stillstand bringt. Und einige Studien zeigen, dass sich bereits nach so einer überschaubaren Kursdauer Stress abbaut, die Immunfunktion[22] und die Stimmung[23] verbessern. Und da meditative Verfahren insgesamt die Lebensqualität und das Wohlbefinden messbar heben,[24] ist es durchaus vorstellbar, dass sie bald Einzug in die Medizin halten. Also: Man hat wirklich nichts zu verlieren, wenn man es einmal mit Achtsamkeit oder Meditation versucht – denn die Aufmerksamkeit freundlich, aber bestimmt wieder ins Hier und Jetzt zurückführen zu können ist für Menschen, die unter dem Damoklesschwert leben, tatsächlich unverzichtbar.

Trost und Humor

Am Ende eines Praxistages will ich oft nicht mehr viel hören und sehen – das kennt jeder, der mit Menschen arbeitet. Aber im Nachhinein fällt mir oft auf, dass es erstaunlich viel zu lachen gab. Humor gehört zu allen menschlichen Interaktionen; er entfaltet sich auch im ernsten Setting der Psychotherapie und macht nicht einmal vor dem Hospiz halt. Als ich mich dort einmal von einer sterbenden Patientin verabschiedete, kamen mir am Ende des Gesprächs die Tränen. Sie reichte mir den Taschentuchspender, den sie selbst in den zurückliegenden Monaten so oft von mir angenommen hatte, wobei sie meine Körpersprache imitierte und grinsend meinte: »Wenigstens einmal ist es andersherum!« Über diese Situationskomik mussten wir beide lachen, wie wir auch sonst immer wieder über die diversen Absurditäten des Krebsalltags miteinander gelacht hatten. Diese Szene zeigt, was Humor im Zusammenhang mit existenzieller Bedrängnis eigentlich ist oder im besten Sinne sein kann: Humor hilft, zu verstehen und verstehend aufzuatmen. Weder meine Patientin noch ich wollten die Traurigkeit und Intensität des Moments weglachen. Aber der Scherz verdeutlichte die Verkehrtheit einer Welt. Als Therapeutin wäre ich eigentlich nicht mit dem Weinen dran gewesen und für sie, eine junge Mutter, kam der Tod zur Unzeit. Und sie sagte mir mit ihrem Scherz auch: Weinen Sie ruhig, es spielt jetzt keine Rolle mehr, weil ihre Zeit als meine Therapeutin zu Ende ist und ich jetzt nicht mehr ihre Patientin bin. Sie nahm damit die Deutungshoheit an sich und wählte als todkranke Frau die Tonart für unseren Abschied selbst.

So gut man über Humor kommunizieren kann, so gefährlich kann er auch sein. Im Scherzen traut man sich etwas und geht das Risiko ein, dass das Gegenüber nicht ins Lachen einstimmt, es ihm gar im Hals stecken bleibt. Ich las einmal von einer Patientin, die angesichts der Kosten der kommenden Krebstherapie in Gegenwart ihres Mannes zum Arzt sagte: »Tja, dann wird's jetzt wohl Zeit, die Meth-Küche anzuwerfen« – in Anspielung auf den Chemielehrer Walter White aus der Serie *Breaking Bad*[25], der sich nach seiner Krebsdiagnose als Drogenproduzent das Geld für Familie und Therapie verdient. Also, schwärzester Humor in der schwärzesten Stunde, das kann so manchen entsetzen. Beim Lachen über Krebs haben selbstverständlich die Betroffenen das Vorrecht, zu entscheiden, wann sie mit Galgenhumor hantieren und wen sie dazu einladen, sich mit ihnen über die Krankheit zu amüsieren.

Zur Königin des Krebshumors würde ich die kürzlich verstorbene Sabine Dinkel, die Bücher mit Titeln wie *Meine Arschbombe in die Untiefen des Lebens*[26] schrieb, küren. Ohne dass sie ihre Krankheit jemals verharmlost hätte, begegnete sie der existenziellen Bedrängnis konsequent mit kreativem Ulk. Dazu gehörte auch, der Krankheit komische Begriffe abzuringen; zum Beispiel machte sie aus ihrem Eierstockkrebs eine doofe »Schnieptröte«. So schaffte sie es auch, einen »World Ovarian Cancer Day« in vollen Zügen zu genießen: »Zuerst haben wir unsere Perücken getauscht. Ich sehe mit langen Haaren aus wie ein Afghanischer Windhund. Bloß nicht so schnell! Dann haben wir (…) unseren Schnieptröten erstmal den weltbesten Himbeerkuchen vor den Latz geknallt. Denn, wenn sie Kuchen kriegen, fressen sie wenigstens nicht uns!« Am Abend plumpst sie zufrieden ins Bett und resümiert: »Ein gelungener Welteierstockkrebstag, den es nur auf Planet Schnieptröte zu erleben gibt. Es gibt so viel Gutes im Schlechten, man muss es nur finden wollen.«[27]

Und Humor ist nicht zuletzt ein Therapeut: Er wirkt Gefühlen der Scham, des Selbstwert- und des Sinnverlusts entgegen. Zu scherzen, zu lachen, ironischen oder schwarzen Humor zu pflegen – all das kann helfen, kurz mal die Oberhand zu gewinnen und sich manchmal aus dem Krebsschlamassel herauszulachen.

Letztlich ist es so verschieden, was Menschen tröstet. Der Schriftstellerin Thea Dorn wurde in einem Interview der Psalm »Und ob ich schon wanderte im finsteren Tal, fürchte ich kein Unglück, denn du bist bei mir …«[28] als Inbegriff des spirituellen Trostspruchs angeboten. Sie lehnte bedauernd ab: »Wie schön müsste es sein, wenn diese Sätze mich nicht nur literarisch ansprächen, sondern meinen Geist, meine Seele auch tatsächlich durchströmen würden. So herrlich der Psalm klingt, er tröstet mich nicht.« Stattdessen ist es für sie die Musik: »Wenn ich Schuberts *Winterreise* höre, stellt sich bei mir ein Gefühl tiefer Ruhe ein, dann denke ich: Ach ja, es ist gut, wie es ist, und egal, was noch kommt.«[29] Es gilt also, selbst zu erspüren, aus welcher Ecke der Welt der Trost in schweren Zeiten kommen kann. Im Zusammenhang mit dem Thema Rauchverbot hörte ich einmal das Argument, man solle doch erwachsenen Menschen nicht vorschreiben, welche Tröstungen sie für sich nutzen, um mit den Zumutungen des Lebens besser fertigwerden zu können. Tröstungen sind nicht gleichbedeutend mit Trost – den gibt es manchmal ohnehin nicht. Aber sie sind kleine Pflaster, über die jeder in einer persönlichen Abwägung von Nutzen und Nebenwirkungen selbst entscheidet. Wenn eine junge Brustkrebspatientin sich beispielsweise selbst »eine Konsumtherapie« mit den Bestandteilen »Luxuskosmetik, Edelpralinen und lustvolle Kleiderkauforgien«[30] verordnet, dann genießt sie eben erst einmal das Gefühl, dass alles in schönster (alter) Ordnung ist, obwohl sie weiß, dass diese »Therapie« sie nicht heilen wird. Es steht niemandem zu, kranke Menschen zu missionieren, und es wäre schade, wenn Betroffene sich zwischen Smoothie und Achtsamkeitspraxis in einer Art Krebs-Correctness einengen würden. Es gibt im Leben eben auch Situationen, in denen man »Entspannung« eher im finnischen »Kalsarikännit«[31] sucht, das übersetzt bedeutet: sich allein zu Hause in der Unterhose betrinken.

5.2 Schlafen und Träumen

Schlaf und Krebs stehen in einem komplizierten Verhältnis zueinander: Wer mitten in einer Therapie steckt, der wünscht sich dringend Stunden ungestörten Schlafs. Man will sich erholen von Eingriffen, Kraft schöpfen für die nächste Runde und das bedrohliche Krebsgeschehen einfach mal für eine Weile im Schlummer vergessen. Viele Betroffene hoffen, durch guten Schlaf Körper und Immunsystem unterstützen zu können, was keineswegs abwegig ist. Einer der bekanntesten Somnologen unserer Tage, Matthew Walker, witzelte kürzlich in einer fiktiven Zeitungsanzeige: »Wissenschaftler haben eine revolutionäre neue Behandlungsmethode entdeckt, mit der Sie länger leben. Sie fördert Ihr Gedächtnis und macht sie kreativer. Sie lässt sie besser aussehen, hält Sie schlank und reduziert Essensgelüste. Sie schützt vor Krebs und Demenz. Sie wehrt Erkältungen und Grippeerkrankungen ab. Sie senkt das Risiko von Herzinfarkten und Schlaganfällen, ganz zu schweigen von Diabetes, und macht Sie sogar glücklicher, weniger niedergeschlagen und weniger ängstlich. Haben Sie Interesse?«[32] Na klar sind wir interessiert! Und man kann sich denken, wo die Pointe liegt: Das revolutionäre Wunderelixir ist einfach der kostenfreie und theoretisch unbegrenzt verfügbare Schlaf. Und Walker verspricht auch nicht zu viel, denn Somnolog:innen haben in den letzten Jahren den Nachweis erbracht, dass guter Schlaf all diese Versprechen einlösen kann.

Tragischerweise pfuschen Tumorerkrankungen und die dazugehörigen Therapien dem Schlaf oft ins Handwerk: Etwa zwei Drittel aller Krebspatient:innen entwickeln irgendwann eine Schlafstörung, meist Insomnie, also eine Ein- und Durchschlafstörung, übermäßige Schläfrigkeit oder nächtliche Bewegungsstörungen wie das Restless-Legs-Syndrom. Das Risiko dafür ist zwei- bis dreimal höher als bei Gesunden; Menschen mit Lungen-, Brust- sowie Kopf-Hals-Tumoren sind besonders davon betroffen.[33]

Nun mag manch einer denken, schlechter Schlaf sei angesichts einer lebensbedrohlichen Erkrankung doch eher eine Lappalie – eine schwere Fehleinschätzung. Onkologische Patient:innen selbst kommunizieren ihre Schlafprobleme leider viel zu selten und nicht nachdrücklich genug. Obwohl beispielsweise etwa die Hälfte aller Brustkrebspatientinnen sie hat, sprechen nur fünfzehn Prozent ihre Onkolog:innen darauf an, da sie die Schlafstörungen für »nicht schlimm genug« halten oder für »nicht so wichtig wie den Krebs selbst«.[34] In den letzten zwanzig Jahren Forschung ist aber klar geworden, dass Schlafstörungen und -mangel nicht nur die Lebensqualität, sondern auch die psychische und körperliche Gesundheit bedrohen. Diabetes, Gewichtszunahme, Depressionen, Demenz, kardiovaskuläre Erkrankungen und leider auch Tumore werden dadurch begünstigt.[35] Damit zählen Schlafstörungen in den industrialisierten Ländern neben Bewegungsmangel und Fehlernährung zu den drei wichtigsten Gesundheitsfaktoren. Wenn man bereits an Krebs erkrankt ist, so verschärfen Schlafprobleme Leidenszustände: Schmerzen und andere Krebssymptome werden intensiver erlebt, Krankenhausaufenthalte werden länger und der Medikamentenverbrauch höher. Schlechte Nächte bewirken auch, dass der Blick auf die eigene Lebenssituation und die Erkrankung sich verdüstert.[36] Schon nach kürzester Zeit verändern sich Stoffwechselvorgänge und das Immunsystem zum Schlechteren, und neueren Untersuchungen zufolge könnten sie sich sogar auf die Überlebenschancen onkologischer Patient:innen auswirken.[37]

Letztlich erschwert schlechter Schlaf die Krankheitsbewältigung auf allen Ebenen. Und leider lösen sich Schlafprobleme mit Abschluss der Krebsbehandlung nicht in Luft auf, denn Insomnien tendieren ohnehin dazu, sich zu verselbstständigen und zu chronifizieren: Bei knapp der Hälfte derer, die nach der Krebsdiagnose eine Schlafstörung entwickeln, besteht sie oft Jahre nach Ende der Therapie fort.[38]

Aber was genau setzt dem Schlaf von Krebspatient:innen so zu? Da sind zunächst einmal all die Medikamente, von den Chemotherapeutika über Mittel gegen Übelkeit und Kortisonpräparate bis hin zu Schmerzmitteln und Psychopharmaka. Beispielsweise Antidepressiva: Manche dieser beruhigenden und/oder stimmungsaufhellenden Substanzen werden auch gezielt als Schlafmittel eingesetzt, andere bewirken jedoch das Gegenteil; oder sie helfen dem Schlaf zunächst, stören ihn aber langfristig. Auch die in der Onkologie neuerdings sehr häufig eingesetzten Hormonentzugstherapien tun der Schlafqualität oft nicht gut. Und schließlich gibt es noch all die Substanzen, die Krebspatient:innen wegen anderer Krankheiten einnehmen – es wäre schon viel erreicht, wenn Ärzt:innen sich einen Überblick über alle einzunehmenden und dabei schlafrelevanten Substanzen verschaffen würden und deren Einnahme im Tagesverlauf besser getimt würde.

Leider erlebe ich es oft, dass gestörter Schlaf zumindest während der onkologischen Akuttherapie von Behandler:innen links liegen gelassen und nicht einmal der Versuch unternommen wird, das Problem sorgfältig abzuklären.[39] Möglicherweise fühlen sich Onkolog:innen für das Thema gar nicht zuständig, oder es erscheinen ihnen weder Ursachenforschung noch Therapie aussichtsreich: Bei einer laufenden Krebstherapie kann man nicht ohne Weiteres mit Problemfaktoren experimentieren und beispielsweise Medikamente eben mal ein paar Wochen weglassen, um herauszufinden, ob sie Schlafräuber sind. Eine aufwendigere schlafmedizinische Diagnostik samt Laboruntersuchung passt meist nicht in die Akutbehandlung, und Schlafprobleme stehen oft im Zusammenhang mit anderen Leiden wie Fatigue, Angst oder Depressionen[40] – da ist es oft schwierig zu beurteilen, was Henne oder Ei ist.

Neben Medikamenten verschlechtern aber auch Tumore selbst den Schlaf oft durch Schmerzen oder andere Beschwerden. In der Nähe der Atemwege können sie Kurzatmigkeit, Blutgasverschiebungen sowie nächtliche Atemaussetzer verursachen. Sie greifen auf vielfältige Weise in den Stoffwechsel ein: Manche Proteine, mit denen die Immunabwehr das Krebsgeschehen beantwortet, setzen beispielsweise schlafstörende Kortikosteroide frei, und Tumore und Metastasen im Gehirn können die neurohormonelle Schlafregulation sehr stark beeinflussen.[41]

Außerdem hat Schlafqualität sehr viel mit Regelmäßigkeit und wiederkehrenden Rhythmen im Alltag zu tun, die im Rahmen einer Krebstherapie aber meist auf vielfache Weise durcheinandergebracht werden. Klinikaufenthalte sowie der Wegfall der vertrauten Tagesstruktur reichen oft schon aus, um einen vormals passablen Schlaf aus der Bahn zu werfen. Der Hauptübeltäter heißt dabei Stress, insbesondere in Gestalt von angstvoller Angespanntheit.[42] Denn in der Schlafmedizin gilt ein ganz simpler Grundsatz, nämlich: Seelische Anspannung und Schlaf sind nicht kompatibel. Punkt.

Grübelschleifen

Nächtliches Grübeln spielt bei Schlaflosigkeit eine zentrale Rolle: »Nachts im Bett male ich Schreckensbilder an die Wand; Lunge, Leber, Hirn, Brustfell- und Knochenmetastasen sind die Eckpunkte meiner pervertierten Pentagramme, die ich fast täglich neu entwerfe.«[43] Dass nachts solche düsteren Gebilde entstehen, liegt ein bisschen in der Natur der Sache, sprich der Hirnchemie. Gerade in der zweiten Nachthälfte schüttet der Körper viel Melatonin, das bekannte schlafanstoßende Hormon, aus, das unsere Körpertemperatur auf ein schlafförderndes Niveau senkt, aber leider auch unsere Stimmung. Krebspatient:innen mit Schlafstörungen grübeln dann nicht nur über »normale« Lebensprobleme, sondern auch über die Belastungen rund um die Erkrankung und zur Krönung noch über den schlechten Schlaf selbst (»Wenn das mit dem Schlaf noch schlimmer wird, drehe ich durch!«). Und neuerdings mischt sich die Befürchtung hinzu, dass Schlafmangel zur Krebsentstehung beitragen könnte. Betroffene folgern, dass Schlafprobleme ihre persönlichen Heilungschancen verschlechtern könnten, und schon gibt es einen weiteren Gedanken, der einen nachts in Panik geraten lässt. So nachvollziehbar dieses nächtliche Grübeln in schwierigen Lebensphasen ist: Aus schlafmedizinischer Sicht gibt es keine ungünstigere Zeit, um über irgendetwas von Belang nachzudenken, als nachts. Zum einen kommt wenig Brauchbares bei diesem schwarz gefärbten Nachsinnen heraus, zum anderen aktiviert angespanntes Grübeln das sympathische Nervensystem, dessen Aufgabe darin besteht, uns für den Worst Case inklusive Kampf- oder Fluchtreaktion vorzubereiten. Blutdruck, Puls, Kortisolausschüttung und vor allem Hirnaktivität werden hochgefahren; all die Hirnregionen, die dringend zur Ruhe kommen müssten, warten in einem aufgekratzten Zustand auf Sinneseindrücke. Laut Matthew Walker gleichen Menschen mit Insomnien einem Laptop, der bloß zugeklappt in den Ruhemodus geht, aber nie wirklich ausgeschaltet ist.[44] Aber warum genau ist es – auch und gerade für Krebspatient:innen – so wichtig, sich im Schlaf regelmäßig und komplett »herunterzufahren«?

Schlaf und Gesundheit

Im Schlaf kann das Immunsystem seine heilenden Künste besonders gut ausspielen, weshalb es ihn in Zeiten der Krise, zum Beispiel bei einem grippalen Infekt, sogar aktiv stimuliert. Durch Mattigkeit zwingt es Kranke förmlich dazu, sich möglichst »gesundzuschlafen«. Zu wenig Schlaf hat deshalb eine fast lineare Wirkung auf die Infektabwehr des Immunsystems: Studien zum Schlafentzug sind selbst dann, wenn es um nur eine einzige Nacht geht, so eindrücklich, dass man sich sofort niederlegen möchte. Dabei wurden Menschen mit unterschiedlichen Schlafmengen versorgt, um dann ihre Immunantwort auf diverse Herausforderungen wie Grippeviren zu untersuchen – weniger Schlaf, mehr Infektanfälligkeit, das ist die klare Bilanz; und besonders markant: Selbst kürzere Zeiten von Schlafentzug lassen sich zum Teil noch ein Jahr nach dem Experiment am Zustand des Immunsystems ablesen.[45]

Nun sind Tumore etwas anderes als Infekte, und diese Erkenntnisse können nicht eins zu eins auf malignes Wachstum übertragen werden. Aber Schlafmangel beeinträchtigt auch die Produktion der berühmten »natürlichen Killerzellen«. Diese können Krebszellen anbohren wie eine Essigfliege eine Kirsche und Proteine in sie hineinbefördern, die sie letztlich zerstören. Die Konzentration dieser nützlichen Abwehrpartikel im Blutstrom wird davon beeinflusst, wie viel wir schlafen und wie viel Tiefschlaf unser Körper herstellen kann.[46] Und auch die Tumor-assoziierten Makrophagen sind von Schlafmangel betroffen. Es gibt sie in zwei Varianten, einerseits Tumorwachstum hindernd (M1), andererseits fördernd (M2). Und wie nicht anders zu erwarten: Zu wenig Schlaf senkt die Zahl von M1 und steigert die Produktion von M2.

Ein wichtiges Bindeglied stellen auch Entzündungsprozesse dar, denn es gibt keinen Zweifel mehr daran, dass Krebs mit chronischen Entzündungen in Zusammenhang steht. Und Schlafstörungen führen über die gesteigerte Ausschüttung von Stresshormonen zu Entzündungsprozessen im Körpergewebe – vorteilhafte Bedingungen für Tumore, die dadurch zum Beispiel ihre Blutversorgung verbessern. In dieselbe Kerbe schlägt auch das durch Schlafprobleme mitverursachte metabolische Syndrom. Darunter versteht man »eine Art chronische Stoffwechselschieflage, bei der mehrere Veränderungen wie Bluthochdruck, gestörte Blutfettwerte und ein erhöhter Blutzuckerspiegel gleichzeitig auftreten«,[47] was wiederum mit überdauernden Entzündungen einhergeht. Und auch wenn die Bedeutung des schlafregulierenden Hormons Melatonin für Krebskranke sehr umstritten ist und man es sicher nicht als Wundermittel preisen sollte, gibt es Hinweise darauf, dass es antioxidativ und antiproliferativ wirkt – dass es also das Wachstum bösartiger Zellen hemmen und in Zukunft womöglich sogar als Krebstherapeutikum zum Einsatz kommen könnte.

Somnolog:innen nehmen oben stehende Befunde sehr ernst; während einer Krebstherapie zu wenig zu schlafen sei förmlich so, »als gieße man Öl in brennendes Feuer«[48]. Das sind starke Worte, aber sie sind nicht leichtfertig geäußert. Die Weltgesundheitsorganisation hat auf die eindeutigen Studienergebnisse reagiert und nächtliche Schichtarbeit mittlerweile als ein wahrscheinliches Karzinogen eingestuft.[49] Und die Deutsche Gesellschaft für Schlafmedizin formulierte 2017, dass es deutliche »Hinweise (gibt), dass bei Patient:innen mit metastasiertem Dickdarm-, Brust- oder Lungenkrebs ein gut ausgeformter Ruhe-Aktivitäts- oder ein stabiler Tag-Nacht-Rhythmus mit einer gesteigerten Überlebenswahrscheinlichkeit einhergeht«.[50] Allerdings besteht bei solchen Aussagen die Gefahr von Übergeneralisierung, die Patient:innen unnötig in Panik versetzen könnte. Es gilt zu bedenken: Erkenntnisse, die sich primär auf die Prävention beziehen, sind nicht eins zu eins auf die Lage *nach* einer Krebsdiagnose übertragbar. Zudem können Befunde aus Untersuchungen chronischer Schlafstörungen nicht ohne Weiteres auf vorübergehende Schlafprobleme übertragen werden. Auch sollte bei unterschiedlichen Diagnosegruppen und Prozentangaben genau hingeschaut werden, zum Beispiel: Wenn *chronische* Schlafstörungen bei *Gesunden* das Risiko, *neu* an *Darmkrebs* zu erkranken, *um ein paar Prozentpunkte* heben, dann heißt das nicht, dass *vorübergehende* Schlafstörungen bei *bereits erkrankten Melanom*-Patient:innen die Chance der *Heilung* markant verschlechtern.

Schlafhygiene

Um unsere Schlafqualität maßgeblich zu beeinflussen, braucht es meist kein ausgeklügeltes Therapieprogramm, sondern es reicht oft eine Art Basisfürsorge. Einige dieser Empfehlungen entsprechen dem gesunden Menschenverstand, andere wirken eher kontraintuitiv. Die goldenen Regeln für guten Schlaf lassen sich auf drei reduzieren: Rhythmus schaffen, Aktivierung steuern und, etwas poetisch gesprochen, den Schlaf abends zu sich einladen.

Einen regelmäßigen Schlafrhythmus herzustellen und einzuhalten heißt, jeden Tag, auch am Wochenende, zur selben Zeit ins Bett zu gehen und am Morgen zur selben Zeit aufzustehen – komme, was wolle. Klingt spießig, ist aber, indem es einen zirkadianen Rhythmus mitformt, hochwirksam. Dabei sollte man den eigenen Biorhythmus respektieren, der nur begrenzt modifizierbar ist. Der Schlafrhythmus muss auch nicht zwingend aus einer ununterbrochenen sieben bis acht Stunden dauernden Schlafphase bestehen. Wie in südlichen Ländern oft üblich, könnte er ohne Weiteres biphasisch, also auf zwei Abschnitte verteilt, sein. Wichtig für die Schlafqualität ist nur die Regelmäßigkeit. Gezielt gewählte oder geschaffene Lichtverhältnisse helfen dabei sehr. Die allgegenwärtigen blauen LED-Lichtquellen von Laptop, Tablet und Smartphone sind ein somnologischer Super-GAU, weil sie die einschläfernde Melatoninausschüttung und auch den Traumschlaf stören. Also: Gegen Abend weniger Bildschirme und Licht jedweder Art, nachts unbedingt dunkel schlafen und die Lichtzufuhr am Morgen und am Tag durch Aufenthalte im Freien oder künstliches Licht erhöhen; gezielt genutzte Tageslichtlampen helfen dabei nachweislich.[51]

Zum Thema Nickerchen: Den fehlenden nächtlichen Schlaf durch Tagschlaf kompensieren zu wollen ist ein verständlicher Impuls. Doch dieser baut den Müdigkeit auslösenden Botenstoff Adenosin ab, der sich normalerweise über den Tag hinweg in uns ansammelt, und nimmt uns damit den »Schlafdruck«. Allerdings würde ich das Nickerchen-Tabu aus der Insomniebehandlung für Krebspatient:innen etwas aufweichen: Während einer Chemotherapie und Bestrahlung ist die Erschöpfung oft so groß, dass es nicht nur unrealistisch ist, sich den Tagschlaf zu verkneifen, sondern eher wohltuend, nach Bedarf zu schlafen, wann man es gerade braucht und kann. Man muss individuell ausprobieren, ab wann vermehrter Schlaf am Tage dem nächtlichen in die Quere kommt.

Die zweite Grundregel: Ein körperlich aktiver Lebensstil ist zwar allgemein günstig für unsere Schlafqualität, aber zwei bis drei Stunden vor dem Einschlafen sollte physisch nichts übermäßig Anstrengendes mehr passieren – sexuelle Aktivitäten ausgenommen, wie Schlafmediziner:innen gerne augenzwinkernd hinzufügen. Wer schlecht schläft, muss da oft ein bisschen vorausdenken, auch in der Ernährung: Der uns meist harmlos erscheinende, weil massenhaft konsumierte Alltagsfreund Kaffee (oder schwarzer Tee) ist einer der Hauptfeinde von gesundem, tiefem Schlaf. Tatsächlich ist es einigermaßen schockierend, dass bei vielen Menschen ein nachmittags konsumierter Kaffee nachts noch deutlich als Störfaktor in den Hirnströmen gemessen werden kann. Deshalb können sich Schlafgestörte oft nicht mehr als einen Kaffee am Morgen erlauben, und auch der berühmte Schlummertrunk am Abend ist eher kontraproduktiv: Zwar erleichtert Alkohol durch seine leicht sedierenden Qualitäten oft das Einschlafen, nachts aber erleben wir – bereits nach einem Glas Wein – einen Alkoholentzug en miniature, der den Schlaf zerstückelt und seine Qualität reduziert. Und auch beim Essen: Spät am Tag eingenommene Mahlzeiten sind für den Körper Schwerstarbeit und aktivieren den Stoffwechsel dann, wenn man ihn eigentlich beruhigen will.

»Sie *sind* Ihr Schlaf!«, gibt eine Kollegin von mir gerne ihren Insomnie-Patient:innen mit. Das will sagen, dass unsere Schlafprobleme meist kein meteoritengleich auf uns heruntergestürztes, externes Übel sind; sondern ein Ich-Zustand, ein Seelenphänomen, für das wir Verantwortung mittragen. Wir müssen die Fähigkeit erhalten oder kultivieren, uns quasi selbst in den Schlaf zu wiegen – und das geht nicht auf den letzten Drücker. Angesichts eines üblicherweise schnellen Lebens mit hoher Informations- und Stimulationsdichte muss rechtzeitig eine Art Landeanflug eingeleitet werden. Natürlich ist »Entspannung« ein nahezu totgetretener Imperativ beim Thema Schlaf, aber es führt kein Weg daran vorbei. Für manche heißt das, abendliche Rituale wie Musikhören oder Lesen zu pflegen, andere profitieren von Meditationstechniken. Krebspatient:innen, denen es schwerfällt abzuschalten, empfehle ich die einfache Methode des »Grübelstuhls«. Dabei wird das sorgenvolle Nachdenken gezielt in einen Sessel verlegt, der möglichst nicht im Schlafzimmer steht und in dem man für einen definierten Zeitraum (etwa 20 Minuten) nach Herzenslust seine Sorgen zählen darf. Ängste und Probleme wie auch To-dos kann man dann notieren und zur Seite legen – erst dann geht es ins Bett.

Solche schlafhygienischen Maßnahmen werden in ihrer Wirksamkeit unterschätzt und nicht besonders konsequent genutzt. Zu oft höre ich: »Jaja, ich weiß, ich sollte entspannen« – aber bei näherer Betrachtung findet sich im Alltag dieser Person keine Praxis des Entschleunigens, nicht einmal fünf Minuten, in denen das Rad stillsteht. Natürlich kann es mit einer Krebserkrankung schwerfallen, neue Gewohnheiten zu kultivieren. Manchmal braucht es dafür ein schlafmedizinisch kompetentes Gegenüber, und ohnehin sollte man bei anhaltenden Schlafstörungen Methoden der kognitiven Verhaltenstherapie in Betracht ziehen. Dabei wird zum Beispiel der Schlaf zunächst absichtlich verkürzt, um hohen Schlafdruck zu erzeugen und so das Vertrauen in die Schlaffähigkeit zurückzugewinnen. Auch indem man im Bett nichts Aktives macht – außer Liebe – und nachts nicht länger als zwanzig Minuten wach liegt, sondern stattdessen aufsteht und irgendetwas Entspanntes tut, findet verzweifeltes Herumwälzen und Grübeln ein Ende. Patient:innen trainieren so, ihre Grübelschleifen zu unterbrechen und eine unangespannte Wachheit zu erleben, ohne in gedankliche Negativität und eine katastrophisierende Haltung zu kippen. Letzteres scheint banal, ist aber für Krebspatient:innen oft entscheidend dafür, ob die Insomnie nach Abschluss der Therapie abklingt. Ehemals Krebskranke, bei denen die Schlaflosigkeit anhält, engen ihre Selbstwahrnehmung nämlich einseitig auf die fluktuierende Schlafqualität ein, legen ihre Messlatte an den Schlaf zu hoch und tun sich schwer damit, eine schlechte Nacht durchzuwinken.[52]

Noch ein Wort zur medikamentösen Therapie von Schlafstörungen: Es ist bekannt, dass Menschen, die sich eigentlich dringend um eine nicht-medikamentöse, also psychologische Schlaftherapie bemühen sollten, Schlafmittel über viel zu lange Zeiträume viel zu sorglos einnehmen.[53] Krebspatient:innen dagegen, die es sich in schwierigen Phasen der Behandlung mit der Einnahme von Hypnotika hie und da etwas leichter machen könnten, beißen oft lieber die Zähne zusammen, als zum Schlafmittel zu greifen. Sie fürchten die Nebenwirkungen und wollen ihrem Körper einfach nicht mehr als unbedingt nötig zumuten. Medikamentös herbeigeführter, chemisch produzierter Schlaf hat nicht die gleichen nutzbringenden Qualitäten wie der natürliche Schlaf, weil er weniger Tiefschlaf enthält. Beruhigungsmittel – klassische Benzodiazepine oder die neueren Non-Benzodiazepin-Hypnotika – haben zudem Nebenwirkungen wie Schläfrigkeit am Tage, vorübergehende Gedächtnisschwächen und vor allem die Gefahr der Gewöhnung und Abhängigkeit. Auch ist die Wirkung von Hypnotika nicht ganz so durchschlagend, wie man meint, sondern beruht zu einem maßgeblichen Teil auf dem Placeboeffekt. Seit einigen Jahren liegen auch Daten vor, die darauf hindeuten, dass langzeitlicher Schlafmittelgebrauch Auswirkungen auf die Lebenserwartung und auf das Krebsrisiko haben könnte.[54] Das klingt natürlich so, als sollten Krebspatient:innen diese Mittel nicht mal mit der Kneifzange anfassen. Ich meine aber, dass während der Krebstherapie ein gelegentlich in krisenhaften Situationen eingenommenes Sedativum den Kohl nun wirklich nicht fett macht. Manchmal sind diese Substanzen auch eine Chance, Kraft zu schöpfen und Teufelskreise von Schlaflosigkeit und Anspannung zu durchbrechen. Wer nach Alternativen zu Hypnotika sucht, kann sedierend wirkende Antidepressiva ausprobieren, die in niedriger Dosis schlaffördernd und schmerzlindernd wirken und nicht abhängig machen. Experimentieren kann man auch mit Allergiemitteln, den Antihistaminika, und dem besagten Melatonin, das kein Hypnotikum im engeren Sinne ist, den Schlaf aber takten und anstoßen kann.

Träume

Träume in ihrer Drastik, Fantastik und Skurrilität lassen uns nachts vorübergehend ein bisschen verrückt werden. Wenn wir träumen, erleben wir Halluzinationen, haben wahnhafte Vorstellungen von nicht Existierendem, sind zeitlich und räumlich oft desorientiert und emotional extrem labil. Und am Ende der Nacht fallen unsere Träume meist dem Vergessen anheim – alles fast wie bei Menschen, die an Psychosen erkrankt sind.[55] Dabei sind unsere Träume vermutlich genau aufs Gegenteil von Wahnsinn gerichtet, denn ohne die nächtlichen Hirnleistungen würden wir weder unseren Verstand noch unsere psychische Gesundheit lange behalten. Sinneseindrücke vom Tage werden aus- und einsortiert, Wesentliches von Unwesentlichem getrennt, Altes mit Neuem verknüpft und so Gedächtnisinhalte verfestigt. Die Auswirkungen von unterschiedlichen Schlafphasen und -qualitäten auf Lern- und Gedächtnisleistungen von Tieren und Menschen sind eindrücklich belegt. Ein hoher Anteil an REM-Schlaf, in dem sich unsere Träume überwiegend ereignen, gilt als charakteristisch für höher entwickelte Lebewesen. Vermutlich ist er eine Voraussetzung für menschliche Kreativität, emotionale Intelligenz und die Fähigkeit zu komplexer sozialer Interaktion. Träume sind jedoch nur ein Teilphänomen davon, und man hat sie bis vor Kurzem eher für ein psychologisch interessantes, aber unwichtiges Beiprodukt unseres psychischen Funktionierens gehalten. Obwohl Träume sich dem forschenden Zugriff naturgemäß entziehen – Traum*erinnerung* ist nicht gleichbedeutend mit Träumen, und wer im Schlaflabor geweckt wird, der träumt nicht mehr –, haben Wissenschaftler:innen erste Hinweise darauf gefunden, dass der REM-Schlaf und seine Träume unentbehrliche Funktionen für unseren Seelenhaushalt erfüllen; sie könnten sogar eine Art »Über-Nacht-Therapie« für unser Gefühlsleben sein: Während wir träumen, sind die wichtigsten für Gefühlsregulation und Gedächtnis zuständigen Areale des Gehirns (Amygdala, Großhirnrinde und Hippocampus) hochaktiv. Gleichzeitig nimmt das Gehirn quasi ein Entspannungsbad, weil im Traum die Wirkung des Hauptstresshormons Noradrenalin vorübergehend ausgesetzt ist. Diese Kombination macht's: Hochrelevante Lebensereignisse werden bearbeitet und Inhalte neu verknüpft, das Ganze aber in einem sehr entspannten Zustand. Erlebnisse des Tages werden zum Zweck der Archivierung vom ursprünglich dazugehörigen Gefühl entkoppelt. Schlafforscher:innen vermuten, dass es dem Gehirn so gelingt, auch schwierige, womöglich traumatische Erinnerungen im Gedächtnis zu verankern, ohne dass die Schmerzhaftigkeit der Erfahrung dauerhaft alles dominiert und uns nicht gut weiterleben lässt. Und wann könnte man solche Verarbeitungsmechanismen besser gebrauchen als in belastenden Lebenssituationen? Oder gelten dann andere Gesetzmäßigkeiten?

Krebspatient:innen träumen durchaus realitätsnah vom Krankheitsgeschehen und empfinden das oft als strapaziös: »Ich wünschte, meine Träume würden wieder etwas kryptischer«,[56] seufzt zum Beispiel Wolfgang Herrndorf. Sehr häufig tauchen aber nur noch Fragmente von dem auf, was wir tagsüber erleben, oder es ist im Traum bereits mit anderen Erfahrungen verknüpft; etwa die Hälfte aller Träume besteht nur noch aus dem zum Ereignis vom Vortag gehörigen Gefühl. Aber wenn Menschen Hochbelastendes erleben, sind eben nicht die kryptischen Träume der Verarbeitung dienlich, sondern die, die echte Erfahrungen relativ unverblümt und konkret wiedergeben. Studien an Menschen, die schmerzhafte Trennungen erlebt hatten, zeigen, dass diese bessere Chancen hatten, das Lebensereignis ohne eine depressive Entwicklung zu überwinden, wenn sie zunächst explizit davon träumten.[57] Krebspatient:innen, die in der Akutphase der Therapie schlimme Erfahrungen in ihren Träumen rekapitulieren, dürfen das als gewissen Trost begreifen: So eine Nacht kann zwar schwere seelische Arbeit sein, hilft aber der Psyche, die bisweilen regelrecht traumatischen Erlebnisse einzuordnen.

Wenn aber Albträume über längere Zeiträume ständig wiederkehren (mindestens einmal pro Woche) und die Träumenden häufig aus dem Schlaf reißen, dann wird das zur Gefahr für die seelische Anpassung. Nachdem man Medikamentennebenwirkungen als Ursache ausgeschlossen hat, sollte gezielt behandelt werden. Während die meisten Menschen als Hauptstrategie die gedankliche Vermeidung der Trauminhalte wählen und damit leider wenig erreichen, setzt man in der Therapie auf Konfrontation. Albträume werden aufgeschrieben, Figuren und Themen benannt. Für die albtraumhaften Situationen werden alternative Szenarien entwickelt, in denen man nicht wegläuft, wegfliegt oder aufwacht; stattdessen übt man tagsüber, wie man bedrohlichen Geschehnissen oder Figuren im Traum wehrhaft begegnet. Wenn diese alternativen Traumdrehbücher täglich rekapituliert werden, haben Betroffene gute Chancen, den Albträumen beizukommen.[58]

Auch wer keine besonders bedrückenden Albträume hat, kann Traumnotizen ausprobieren. Sowohl das Erzählen wie auch das schriftliche Protokollieren von Träumen stabilisieren erwiesenermaßen die Stimmung.[59] Bei dieser Art der Selbstreflexion geht es nicht darum, Träume auszudeuten und sie womöglich in die Zukunft weisend zu interpretieren. Es geht darum, für die emotionale Erfahrung der Krankheit Bilder und Worte zu finden, sich auszudrücken, zu befreien und mitzuteilen. Eine Patientin mit zwei Tumorherden in der Brust, die gerade mitten in der Suche nach möglichen Metastasen steckte, berichtete beispielsweise von einem Traum, in dem es zwei auf ihrer Brust sitzende Siamkatzen gab, die sie umbringen wollten, und »tausend Katzenbabys«, die sich um sie tummelten. »Katzen mag ich nicht«, stellte sie unwirsch fest. »Die machen, was sie wollen.« Hier ist die Unkontrollierbarkeit des Tumorgeschehens quasi zu einem Bild geronnen. Ein anderer Patient hantierte im Traum mit Messern, »die auf beiden Seiten scharf sind. Egal wie ich es anstelle, ich schneide mich immer« – ein markantes Bild für das Gefühl der Verletzlichkeit. Schrille Todesangst drückt sich aus in einem Bild, bei dem die Träumende sich von einem löchrigen Zaun umgeben sieht, »hinter dem lauter Totenköpfe lauern«.

Unsere Trauminhalte tendieren grundsätzlich eher zum Schwierigen, denn meist verpasst man Züge, statt sie zu erwischen. Aber es tauchen in den Träumen von bedrängten Menschen auch schöne, stärkende Bilder auf, zum Beispiel dieses: »Ich lecke meine eigenen Wunden wie ein Hund. Es heilt.« Oder Bilder von Rettung, wie im Fall einer Patientin, der eine innovative Therapie half: »Ich werde von einem Fluss mitgerissen, es gibt nur eine Sandbank, auf der ich mich nicht halten kann. Dann taucht unter mir ein Elefant auf und hebt mich empor.« Und schließlich sind Träume wahre Kunstwerke des Widerspruchs, der Ambivalenz und Komplexität, in denen sich die Gratwanderung vieler Patient:innen zwischen Bedrohung und Lebenszugewandtheit ausdrückt: »Im Traum ein Fuchs mit zwei Köpfen, einer vorne, einer hinten, einer lebendig, einer tot. Versuche, den lebenden zu füttern. Es schneit.«[60]

5.3 Sex trotz Hindernissen

Eigentlich hätte die Sexualität von Krebskranken schon immer ein wichtiges Thema sein müssen. Denn die am häufigsten diagnostizierten Krebsarten betreffen Brust und Prostata, und außerdem haben fast alle Therapien Neben- oder Nachwirkungen, die das sexuelle Erleben und Funktionieren belasten können. Aber lange Zeit wurde das als Kollateralschaden gewertet. Den Blick starr auf den Kampf ums Überleben gerichtet, fragte die Medizin nicht groß nach Lebensqualität; zudem ist auch die Onkologie nicht frei von Vorurteilen rund um Sexualität. Ein aktives Sexualleben wird so stark mit jungen und vor allem intakten Körpern assoziiert, dass man Kranken ebenso wenig wie Älteren eine lebendige Sexualität zutraut. Angesichts verbesserter Überlebenschancen sind jedoch Fragen der Lebensqualität deutlich in den Vordergrund gerückt, und sexuelle Zufriedenheit ist nun einmal eine sehr wesentliche Komponente davon.

Sexualität und vor allem Intimität ist im Falle einer Krebskrankheit kein Luxus, sondern vielmehr eine wichtige Kraftquelle – eine Insel, Zuflucht oder ein Hafen der Geborgenheit mitten im Krebsgeschehen. Sex ist gut für die Stimmung, er nährt das Selbstbewusstsein und bestätigt Menschen in ihrer Geschlechtsidentität. Das ist alles sehr brauchbar bei seelisch belastenden Krebstherapien, die zudem an den gängigen Attributen und Gefühlen von Weiblichkeit oder Männlichkeit nagen. Auch bei fortgeschrittener Krankheit kann aktive Sexualität unendlich viel für Menschen bedeuten. Paare, die davon bedroht sind, dass die Krankheit sie auseinanderreißen könnte, bestätigen sich in ihrer sexuellen Begegnung ohne Worte, was sie einander bedeuten.[61] So wundert es nicht, dass Krebsbetroffene Probleme in der Sexualität zu den belastendsten Faktoren der Krankheit zählen.

Intimität statt Performance

Krebserkrankungen können es Menschen schon sehr schwer machen, sich in ihrer Haut wohlzufühlen. Patient:innen büßen Organe, Körperteile und Körperöffnungen ein. Sexuelle Stimulations- und Reaktionsmöglichkeiten gehen verloren, es kommt zu Schmerzen beim Sex, Penetration ist nicht mehr möglich, Orgasmus-, Erektions- und Ejakulationsschwierigkeiten treten auf. Fast alle Behandlungstypen wie Chemo, Bestrahlung und endokrinologische Therapien belasten die Haut und insbesondere die Schleimhäute. Strahlenschäden, Scheidentrockenheit, Pilzinfektionen und vieles mehr können einem die Freude an Berührung nehmen. Vor allem aber verändern die Therapien das Gesamtbefinden, verursachen Übelkeit und Schmerzen, rauben Kraft, Schlaf und Vitalität. Krebskranken kommen zumindest vorübergehend oft Aspekte ihrer Schönheit abhanden, weil Operationen Narben hinterlassen, Kopf- und Schamhaare ausfallen oder Wunden und Ausscheidungsprobleme zu Scham- und Ekelgefühlen führen können. Und auch seelische Veränderungen wie Stress, Angst und Depression sowie die gängigen Antihormontherapien dämpfen die Libido – die Lust auf Sex, das Begehren und die sexuelle Fantasietätigkeit schwinden. Letztlich kommt so den Betroffenen ihr Selbstbewusstsein abhanden, sie fühlen sich asexuell und unattraktiv. Gesunde Partner:innen wiederum befinden sich mitten in dieser Gemengelage, sind selbst gestresst und geängstigt und haben vielleicht Probleme, ihre Rollen als Unterstützer:innen und Sexualpartner:innen unter einen Hut zu bringen.

Angesichts dieser scheinbar erdrückenden Vielzahl an Schwierigkeiten könnte man meinen, dass es das wohl war mit Sex und

Krebs. Aber wie wir in der therapeutischen Arbeit erfahren und aus Studien wissen, stimmt das erfreulicherweise nicht: Selbst wenn die Zufriedenheit mit dem Sexualleben nach einer Krebserkrankung im Schnitt etwas sinkt, bleiben die meisten, die zuvor sexuell aktiv waren, es auch danach.[62] Das liegt wohl daran, dass, auch wenn der Krebs den Körper verändert, der Kopf immer noch das wichtigste Sexualorgan ist. Wie zwei Menschen sich aufeinander beziehen, hängt eben doch viel mehr mit Kommunikation zusammen als mit der körperlichen Leistungsfähigkeit. Mit anderen Worten: »Sex geht auch, wenn nicht alle Funktionen da sind. Wenn wir glauben, zum Sex müsse man geil und funktionstüchtig sein, dann sind wir nur einem Mythos aufgesessen.«[63]

In der modernen Sexualtherapie liegt der Fokus schon länger nicht mehr auf so etwas wie einem Fertigkeitstraining als vielmehr darauf, dass sich Partner:innen in ihren Möglichkeiten zur Intimität weiterentwickeln. Dazu gehört, sich gegenseitig Druck zu nehmen, indem man Sex eher als eine Form der Kommunikation denn als Leistungsschau oder gar Bringschuld begreift. Sexuelle Intimität kann dann am ehesten gedeihen, wenn nichts geschehen muss – vor allem kein Orgasmus. Therapeut:innen schlagen vor, die Begriffe »sexuell« und »erregend« nicht zwingend miteinander zu verknüpfen beziehungsweise »sexuell« viel weiter als gewöhnlich auszulegen. Auch Kuscheln und der Austausch von Zärtlichkeiten gilt in diesem Sinne als sexuelle Kommunikation und nicht etwa als Mittel zum Zweck, als Vorbereitung des »Eigentlichen« oder als B-Ware. In der sexuellen Begegnung geht es primär um das Gefühl des Angenommenseins, das entsteht, wenn einer dem anderen körperlich mitteilt: »Du bist okay, dich will ich haben, ich mag dich, mit dir will ich was zu tun haben, ich kann dich ganz gut leiden, ich mag dich riechen, schmecken, anfassen.«[64] Erregung und Orgasmen werden dann als etwas verstanden, das dieses Gefühl intensivieren kann, aber nicht muss. Die ermutigende Botschaft für Sexpartner:innen mit irgendeinem Handicap lautet: »Mit der Beeinträchtigung der Funktionstüchtigkeit endet gar nichts – das ist der Anfang eines gemeinsamen

Weges, auf dem die beiden herausfinden können, wie sie unter dieser Voraussetzung glücklich miteinander leben können. Kein Mensch muss funktionieren, und kein Mensch muss Lust auf Sex haben, um gelingende und erfüllende Sexualität erleben und teilen zu können.«[65] Prominente Vertreter:innen der Sexualtherapie empfehlen, Intimität nicht immer nur körperlich auszulegen, sondern auch bessere Bedingungen für seelische Nähe zu schaffen. Sie argumentieren, dass man sich dort nahekommt, wo man sich gegenseitig innerste Gedanken und Gefühle offenbart – wobei es um die Sexualität selbst oder ein anderes Thema gehen kann. Der Knackpunkt dabei ist, die eigene Mitteilung nicht mit Erwartungen oder Forderungen an das Gegenüber zu verknüpfen. Es gilt, offen zu sein und Gefühle zu zeigen, ohne dass man sicher sein kann, ob das auch vom anderen durch Offenheit oder Anerkennung belohnt wird. Dazu gehört, sich in seinem Selbstwertgefühl unabhängiger von dem:der Partner:in zu machen und mehr Verantwortung für den eigenen Gefühlshaushalt zu übernehmen. Denn es entsteht Distanz, wenn man Wichtiges für sich behält, weil man sich dauernd fragt: Wie kommt das wohl an und was wird der andere dann über mich denken? Für die durch Krebs erschwerte Sexualität ist es besonders wichtig, Gefühle rund um sexuelle Verluste und Kränkungen mitteilen zu dürfen. Oder dem anderen zu sagen, wie sexy man ihn findet, auch wenn der sich selbst nicht so erlebt oder das Kompliment auch nicht mit einem sexuellen Angebot belohnen mag.

Hilfsmittel sind ein wichtiges Thema, wenn alles nicht mehr so gut funktioniert wie vorher, vom Gleitgel über Dilatoren bis hin zu Vakuumpumpen und Sex-Spielzeugen. Es wäre wünschenswert, dass jemand Betroffene gut informiert und ohne Verklemmungen erklärt, wie man körperliche Defizite überbrückt und sich wohler miteinander fühlt. Aber wie es ein bekannter Sexualtherapeut in erfrischender Offenheit sagt, geht es beim Sex eigentlich nicht darum, »wer wem wo etwas reinsteckt. Indem ich Sex habe, kann ich dem anderen mitteilen, was ich für ihn/sie empfinde.« Der Experte ist überzeugt, »dass es nachrangig ist, ob er ihr den Finger in die Nase oder den Penis in die Scheide steckt, denn das bedeutet alles dasselbe – sofern es ihnen etwas bedeutet! Und weiter: Wenn das egal ist, dann ist es auch egal, ob der Penis steif ist oder die Scheide feucht. (…) Paare können das, was sie sich beim Sex sagen wollen, auf jedwede Weise sagen, sie sind überhaupt nicht auf einen steifen Penis angewiesen.«[66]

Man ahnt es schon: Will man nach den Veränderungen durch eine Krebskrankheit eine gute Sexualität leben, dann geht das nicht ohne Kommunikation. Dazu gehört auch das Anerkennen von Verlusten. Man muss ja den mitunter schmerzhaften und traurigen Abschied von einer vielleicht unkomplizierteren Art der Sexualität erst mal hinbekommen. Dann aber geht es um ein Neuverhandeln des sexuellen Miteinanders mit dem Fokus auf nicht-koitalen Praktiken jenseits von Penetration und Orgasmus. Und es muss auch darüber gesprochen werden, auf welche Weise sich die Bedeutung von Sexualität möglicherweise gewandelt hat. Beispielsweise berichtete mir ein Paar davon, dass sich die unheilbar krebskranke Frau vom Wunsch des Mannes nach sehr regelmäßigem Sex bedrängt fühlte. Dies führte immer wieder zu Konflikten, weil sie ihren Partner in diesem Punkt als unsensibel und egoistisch empfand. Es stellte sich aber heraus, dass der Mann die Sexualität vor allem als Bestätigung dafür brauchte, dass seine Frau noch am Leben war: »Solange wir Sex haben, ist alles nicht so schlimm.« Als der Mann über diese Gefühle sprach, die letztlich mit dem nahenden Tod seiner Partnerin zu tun hatten, schuf das Momente großer seelischer Intimität. Das Missverständnis aufzulösen erleichterte bereits sehr. Darüber hinaus vereinbarten beide seltenere, aber dafür erwartbare Sex-Dates, was die Frau entlastete und dem Mann ein wenig Sicherheit gab.

5.4 »Strange happiness«[67] – Krebs und Lebensglück

»Glück« und »Krebs« sind zwei Begriffe, die sich im Gefühl der meisten Menschen wohl eher abstoßen wie Öl und Wasser. Die Vorstellung eines glücklichen Krebskranken passt einfach nicht zu unserem Bild dieser Krankheit. Krebspatient:innen haben, so wird das allgemein wahrgenommen, eines der wichtigsten Glücksgüter verloren: Gesundheit galt und gilt über Kulturen und Jahrhunderte hinweg (noch vor Wohlstand und persönlicher Freiheit) als die zentrale Voraussetzung für Glück – »Hauptsache gesund«, heißt es ja gerne. Die große Angst vor Krebs speist sich auch aus der Vorstellung, mit einer so schwerwiegenden Diagnose zu einem unglücklichen und bemitleidenswerten Menschen zu werden.

Hier darf die wissenschaftliche Glücksforschung gleich mal hineingrätschen: Das, was Menschen für ihre persönliche Glücksvoraussetzung oder gar ihren Glücksgaranten halten, ist es erwiesenermaßen nicht. Die sogenannte Focusing Illusion lässt uns den Einfluss eines einzelnen Lebensfaktors auf unser Lebensglück deutlich überschätzen. Die Mehrzahl der Menschen ist beispielsweise zutiefst davon überzeugt, dass sie glücklicher wäre, wenn sie mehr Geld verdienen würde. Das gilt aber nur bis zu einem gewissen Grundniveau der materiellen Versorgung – darüber hinaus tut sich nichts mehr auf der Glücksskala, auch wenn das Konto überquillt. Und diese Wahrnehmungseinengung gilt genauso für den Faktor Gesundheit. Menschen überschätzen dessen Bedeutung für ihr Glücksniveau ebenso wie das Unglück bei Verlust von Gesundheit.[68] Da Mediziner:innen und Forscher:innen auch nur Menschen sind, dürfte diese Voreingenommenheit die medizinpsychologische Forschung lange Zeit mitgeprägt haben. Man fragte Krebspatient:innen traditionell vor allem nach negativen Krankheitsfolgen, Belastungen und Defiziten und bekam entsprechende Antworten. Zahllose Studien registrieren nach einer Krebsdiagnose Ausmaß und Wesen von Verlustgefühlen, Angst,

Trauer, Depression, Wut, Schuldgefühlen, reduziertem Selbstwertgefühl und so weiter. Wegen dieser defizitorientierten Brille hat man sich in der (Psycho-)Onkologie bisher nicht ausreichend mit der »Gesundheit in der Krankheit«[69] beschäftigt.

Von welchem Glück lohnt es sich also hier zu erzählen? Geht es um das viel zitierte Gute im Schlechten, um die vermeintliche Macht des Positiven Denkens oder um die Chancen, die manche in der Krankheit zu entdecken meinen? Oder soll hier gar von wundersamen Heilungen berichtet werden?

Nein, ich möchte von etwas anderem sprechen, und zwar vom Lebensglück, das Menschen sich trotz äußerster Bedrängnis erhalten oder neu erschaffen können und das offenbar nicht so eng an die körperlichen Krebsfolgen gekoppelt ist, wie viele meinen. Hier muss nämlich gleich ein weiteres Missverständnis aufgeklärt werden: Wir gehen vorschnell davon aus, dass es zum Glücklichsein möglichst viele hedonistische Erfahrungen braucht, also viele Momente, in denen man Angenehmes und Lustvolles erlebt und vor allem: kein Leid. Wenn dem so wäre, dann sähe es schlecht aus für Krebspatient:innen, weil sie viel Kummer und Schmerz erleben und weil ihr Körper und ihre Lebenssituation viele hochgeschätzte Genüsse nicht mehr zulassen. Aber moderne Glücksforscher:innen können bestätigen, was bereits seit der Antike postuliert wurde, nämlich dass das hedonistische Glück ein sehr flüchtiges ist; Menschen gewöhnen sich rasch an sinnlich angenehme Dinge und Umstände, und man muss sich für stabileres Glück eine zweite Quelle erschließen: die Eudaimonie, also das Gefühl einer gelungenen Lebensführung. Darunter wird ein Leben verstanden, das engagiert, sinnerfüllt und von guten menschlichen Beziehungen geprägt ist.[70]

Dass viele Krebspatient:innen auch unter widrigsten Umständen in sehr guter seelischer Verfassung bleiben können, wissen Psychoonkolog:innen. Umso mehr erstaunt es mich, dass ich in meinem eigenen Fachgebiet nicht ohne Weiteres fündig werde: »Krebs und Glück« ist irgendwie kein Thema, und in vielen Fach- und Ratgebertexten bewegt man sich nur gemessenen Schrittes:

Da ist viel die Rede von »Anpassung«, »optimiertem Umgang« und »Stabilisierung« – alles Begriffe, die man getrost als unsexy bezeichnen darf. Die Krankheitsfolgen zu »bewältigen«, um sich hinterher eine gewisse »Lebensqualität« zu erhalten, scheint buchstäblich das höchste der Gefühle zu sein. Und es stimmt, manchmal begrenzen unerbittliche Krebsrealitäten den seelischen Bewegungsspielraum erheblich: Der Chirurg und Autor Paul Kalanithi schreibt darüber, wie er, schwer an Lungenkrebs erkrankt, mit seiner Frau Lucy eine Paartherapeutin aufsucht. Sie schildern Konflikte, das, was die Krankheit mit ihnen macht, und suchen nach Möglichkeiten, Kommunikation und Stimmung zu verbessern. Die Expertin ist beeindruckt und sagt am Ende etwas Anerkennendes: »Sie beide gehen damit besser um als jedes andere Paar, das bei mir in Behandlung war.« Kalanithi nimmt das Feedback so an, aber seine Frau zeigt sich erschüttert: »Begreifst du denn nicht? Wenn wir hierin die Besten sind, kann für uns nichts mehr besser werden!« Die Erkenntnis, dass es keinen Trick auf dieser Welt gibt, der den beiden zu ihrer früheren Freude an- und miteinander verhelfen wird, dass sie gemeinsam schon das Beste an möglicher Krankheitsbewältigung rausholen – damit will Lucy Kalanithi sich zunächst nicht abfinden.[71]

Es geht bei der Suche nach Glück nicht darum, Krebsrealitäten zu negieren. Aber den Kompromiss und den Verzicht sprachlich in den Vordergrund zu rücken lässt die Möglichkeiten von Patient:innen manchmal klingen wie einen Trostpreis. Diese Sprache scheint grundsätzlich zu mahnen: Runter mit den Ansprüchen! Von da ist es nicht mehr weit zum Bild vom Blümchen am Wegesrand, das Krebskranken ein letztes bisschen stilles Glück schenkt.

Woher mag die Scheu von Psychoonkolog:innen rühren, auch einmal vom richtig fetten Glück zu reden? Es hat vermutlich damit zu tun, dass Psychotherapeut:innen sich oft als Anwält:innen der Realität und des Ausgewogenen sehen. Sie appellieren häufig von Berufs wegen daran, sich mit Begrenzungen auseinanderzusetzen, Zwiespältiges auszuhalten, Mäßigung statt Drama zu suchen und eher über kleine Brötchen nachzudenken. Und nicht zuletzt stehen viele von ihnen der sogenannten Positiven Psychologie skeptisch gegenüber, die ein idealisiertes und überforderndes Bild von Krebskranken in die Welt getragen hat. Menschen, die ums Überleben ringen und deren Selbstwertgefühl oft am Boden ist, brauchen nichts weniger als das Klischee von strahlenden Patient:innen, bei denen trotz Krankheit alles rosa und happy ist.

Bedenkenträgerei hat also durchaus ihre Berechtigung – aber wenn nur noch von »gelingender Krankheitsbewältigung« und »Belastungsreduktion« die Rede ist, dann droht in der Wahrnehmung etwas sehr Bedeutsames unterzugehen: die Möglichkeit, trotz Krankheit weiterhin intensive Glückserfahrungen machen zu können, und zwar anhaltende wie flüchtige, leidenschaftliche wie stille. Ich schlage vor, dabei den zum Glücklichsein speziell begabten Patient:innen zuzuhören – sozusagen den Krebs-Lebenskünstler:innen. Sie begegnen uns Therapeut:innen, aber auch jedem, der sich dafür interessiert, in Texten, Posts, Bildern und Filmen. Sie sind keine Helden mit Krebs-Superkraft, sie leiden nicht weniger als andere, und auch sie lässt die Krankheit streckenweise verzweifeln. Aber vom Lebensglück bekommen sie trotzdem mehr zu fassen, und das ist mitunter schon beeindruckend. Wenn eine junge Mutter, die weiß, dass sie ihre Tochter nicht aufwachsen sehen wird, dennoch einen überwiegend fröhlichen Alltag mit dem Kind leben kann und wenn ein Jugendlicher sich von seinen Hirnmetastasen nicht davon abbringen lässt, durchs Nachtleben zu ziehen und Liebespartner:innen zu erobern – sollte man sich von dieser Kunst dann nicht inspirieren und stärken lassen?

Paradoxes Glück

»Ich bin irgendwie glücklich«,[72] notiert Tom Lubbock 2012 in einer Kolumne, in der er von seinem Leben mit einem Hirntumor berichtet: Nicht nur mit Schrecken und Sorge, sondern auch mit Neugier und Faszination beobachtet er die radikale Veränderung seiner Lebenswelt durch die Krankheit. Und obwohl sie mit Unerbittlichkeit voranschreitet und der sprachmächtige Autor Schritt für Schritt seiner Artikulationsfähigkeit beraubt wird, erleben er und seine Frau, die Künstlerin Marion Coutts, gemeinsam mit dem kleinen Sohn Ev »eine sehr gute Zeit«. Coutts ringt mit der Diskrepanz zwischen dem, wie ihre Familieneinheit von außen wahrgenommen wird, nämlich mit viel Betroffenheit und Mitleid, und ihrem eigenen Lebensgefühl, das von Verbundenheit, Humor und ja, auch von intensivem Glück geprägt ist. Das versucht sie auch Freund:innen zu vermitteln: »Ich wiederhole das immer wieder, und obwohl ich spüre, dass es stimmt, sehe ich, dass sie mir nicht glauben. Ich kann es an ihren Blicken ablesen, ihrem beflissenen Nicken und Murmeln. ›Gut, dass du so stark bist. Du musst positiv bleiben.‹« Coutts fühlt sich nicht verstanden und hätte sich gerne öfter erklärt, aber das überraschende wie hartnäckige Glück, das sie und ihr Mann erleben, ist eher feinstofflicher Natur und passt nicht recht in Alltagsgespräche: »(…) ich suche krampfhaft nach Worten, um zu beschreiben, wie wir mit diesem Paradox leben. Aber es gelingt mir nicht. Der Satz – ›Wir sind glücklich, weil wir zwei völlig entgegengesetzte Positionen in unserem Kopf in einem Gleichgewicht halten, obwohl das vorher überhaupt nicht möglich schien‹ – ist nicht unbedingt ein Satz, den man in vielen Konversationen benutzen kann.«[73]

Die Fähigkeit, scheinbar Unvereinbares halbwegs auszubalancieren, ist ihr persönlicher Schlüssel zum Glück. Und es scheint mir, als hätten besonders glücksbegabte Patient:innen genau das gemeinsam. Es gelingt ihnen zumindest über weite Strecken, sich in einem dialektischen Prozess die Realitäten der Tumorerkrankung, vielleicht sogar des nahenden Todes, bewusst zu halten und zugleich mit ganzer Kraft im Leben zu sein – in einer Art Pendelbewegung zwischen diesen beiden Polen, wie auch Tom Lubbock es beschreibt: »Ich schiebe den Tod aus meinen Gedanken, und dann lasse ich ihn wieder herein.«[74] Diese Haltung dem Leben gegenüber wird auch in der Existenzialphilosophie vertreten. Mit dem Begriff der »Abschiedlichkeit« ist dort die Lebensperspektive eines Menschen beschrieben, der zugleich äußerst lebenszugewandt wie auch bereit zum Abschied ist.[75] In manchen philosophischen Texten wird geschlussfolgert, dass der so ausgerichtete Mensch in einem Zustand von Demut und stiller Melancholie lebt. Ich persönlich erlebe krebskranke Menschen, die den Blick auf Leben und Sterben zugleich richten können, oft als frei und – glücklich. Aber wie gelingt dieser Kraftakt?

Leid akzeptieren

Diese Glücksmenschen haben nach meiner Beobachtung ein eindeutiges Verhältnis zu Leid: Sie begreifen es als natürlichen Teil der menschlichen Existenz und fühlen sich davon nicht gekränkt oder in ihren Vorstellungen vom Leben enttäuscht. Nun sagt sich das so leicht. Aber das »Ja« zu unvermeidlichem Leid ist eben gleichzeitig ein »Ja« zu Glücksmöglichkeiten: Als Paul Kalanithi und seine Frau trotz begrenzter Lebensperspektive über die Möglichkeit sprechen, noch ein gemeinsames Kind zu bekommen, zögert sie und fragt ihn: »Meinst du nicht, dass es deinen Tod noch schmerzlicher machen würde, wenn du dich von deinem Kind verabschieden müsstest?« Seine Antwort ergreift: »Wäre das nicht wunderbar.« Die Bereitschaft dieses Paares, die eigene Fallhöhe noch zu steigern, eröffnet ihnen neue, beglückende Lebensperspektiven, und letztlich beschließen die beiden, ihr Kind zu bekommen, »weiterzuleben, anstatt zu sterben«. Wenn Schmerz und Leid nicht um jeden Preis vermieden werden müssen, lebt man insgesamt ergebnisoffener. Das Glück ist dann auch nicht auf fixen Vorstellungen davon gebaut, wie das eigene Leben auszusehen hat oder welchem strahlenden Pfad es zu folgen hat. Und das hat eine wichtige Konsequenz: Die Lebenszeit *mit* Krebs und all den damit zusammenhängenden Problemen wird nicht herabgewertet. Leben mit Krebs ist dann nichts Zweitklassiges mehr, es ist kein Leben, das dem widerspricht, wie es *eigentlich* hätte sein sollen. Es ist zwar anders als erwartet und erhofft, aber trotzdem ist es wertvoll und verdient, intensiv gelebt zu werden. Das ist für das Umfeld von Krebskranken oft nicht so leicht zu verstehen: »Ich kann es nicht erwarten, dass alles wieder normal wird«, seufzt da beispielsweise der Ehemann einer an Brustkrebs erkrankten Frau. Sie hält dagegen: »Wenn du das denkst, stellt das mein ganzes Leben infrage. Ich muss diese Tage genauso lieben, wie ich jeden anderen Tag liebe. Vielleicht gibt es künftig kein *normal* mehr.«[76]

Ein Daseinsgrund

Mir fällt außerdem immer wieder auf, dass es im Leben der eher glücklichen Kranken einen sehr gewichtigen Daseinsgrund gibt. Das kann ein Beruf oder eine Berufung, eine Liebe, eine Leidenschaft sein, die es Menschen ermöglicht, den Blick rigoros auf ihre eigene Interaktion mit der Welt zu richten. Die Lebensenergien werden nicht ausschließlich in den Kampf gegen den Krebs gesteckt, sondern es gibt immer etwas, das die Gedanken und Gefühle dieser Patient:innen mehr beschäftigt als die Krankheit. Arbeit, politisches Engagement, Beziehungen, kreatives Schaffen sind dann nicht nur eine Ablenkung, sondern das eigentlich Bedeutsame, gegen das der Krebs den Kürzeren zieht. Der amerikanische Autor und Kunstkritiker Jerry Saltz erzählte, wie er und seine Frau Roberta die Stunden unmittelbar nach ihrer Krebsdiagnose überstanden: »Wir verbrachten den Rest dieser dunklen Nacht damit, über die späten Scherenschnitt-Werke von Matisse zu sprechen und darüber, wie Donald Judd in seinen letzten Werken mit Farbe umging. Das rettete uns in dieser Nacht. Und es rettet uns heute noch. Wenn man eine Fliege an einer Wand in unserem Haus wäre, dann würde man nicht darauf kommen, dass wir 24/7 mit Krebs leben, außer an den stressigen Tagen, an denen wir zu Ärzt:innen gehen, Tests machen müssen, MRTs und solche Dinge. Wir haben uns eine Festung aus Arbeit gebaut, so total, dass noch nicht mal der Krebs eindringen kann, nicht wirklich jedenfalls.«[77]

Die erfüllende Arbeit als mentale Festung – das ist natürlich nur noch schlecht möglich, wenn Symptome und Schmerzen überhandnehmen. Auch Familie Lubbock muss irgendwann hinnehmen, dass der Krebs das Ruder übernimmt. Dennoch relativiert das Paar das, was es glücklich macht, nämlich die Liebe zueinander und zur Kunst, nicht durch das erfahrene Leid. Es gibt kein »Ja, aber der Krebs …« oder ein einschränkendes »Obwohl ich Krebs habe …« Ihr Glück ist intensiv, auch wenn es von außen klein erscheinen mag: Coutts erzählt von einem Moment, in dem, kurz vor dem Tod des Mannes, die kleine Familie im Wohnzimmer versammelt ist: Der dreijährige Ev spielt auf dem Bauch des pflegebedürftigen Vaters mit seinen Spielsachen; die Eltern trinken Kaffee und beobachten, wie plötzlich die Abendsonne durchs Fenster fällt, auf die von Coutts in einem besonderen Blau gestrichene Wohnzimmerwand. Das spielende Kind, Licht, Farben, Ruhe, Zuhause: »Beautiful!«, beschreibt Lubbock bewegt diesen für ihn offenbar vollkommenen und magischen Moment, mit einem der wenigen in seinem Wortschatz verbliebenen Worte.[78] Solche Glücksgefühle könnte man leicht als Trostkrümel missverstehen, den eine Art Achtsamkeitspraxis dem Kranken übrig lässt. Ich meine aber, dass Lubbock hier in vollem Bewusstsein um den Verlust seiner Welt ein Glück erfährt, das für sich selbst steht, und nicht etwa eines, das dem Krebs mühsam abgerungen wurde.

Das Glück einladen

Doch hat man mitten im Krebsgeschehen eigentlich realistische Möglichkeiten, seine Chancen auf glückliche Momente zu steigern? Einige Forscher:innen wären da grundsätzlich skeptisch und würden auf die starke genetische Basis der Fähigkeit, Glück zu empfinden, verweisen.[79] Solche Bemühungen halten sie für ungefähr so aussichtsreich wie den Versuch, die eigene Körpergröße steigern zu wollen. Auch der Schriftsteller Wolfgang Herrndorf resümiert lakonisch: »Bilanz eines Jahres: Hirn-OP, zweimal Klapse, Strahlen, Temodal. 1 3/4 Romane, erster großer Urlaub, viele Freunde, viel geschwommen, kaum gelesen. Ein Jahr in der Hölle, aber auch ein tolles Jahr. Im Schnitt kaum glücklicher oder unglücklicher als vor der Diagnose, nur die Ausschläge nach beiden Seiten größer.«[80] Die genetische Forschung stützt in der Tat die Behauptung, Glück sei auch eine Eigenschaft. Aber die alte Debatte »Nature vs. Nurture«, also Einfluss genetischer Anlagen versus sozialer Aspekte, wird langsam etwas langweilig – haben wir doch für die meisten menschlichen Eigenschaften längst festgestellt, dass beide Faktoren zählen. Expert:innen empfehlen deshalb durchaus, den Glücksmuskel zu trainieren, und zwar unabhängig von dem Grundniveau, das uns in die Wiege gelegt wurde. Dazu reichen manchmal sehr überschaubare Einstellungs- und Verhaltensänderungen, die sich ohne größeren Aufwand in den Alltag einbauen lassen, selbst wenn man erkrankt ist. Übungsprogramme basieren darauf, das Glücklichsein im Alltag bewusst auf die Agenda zu setzen.[81] Dabei hilft es beispielsweise, Glücksmomente schriftlich festzuhalten. Eine so simple Angewohnheit, wie jeden Abend drei Dinge zu notieren, die am Tag glücksspendend waren und *warum* sie das waren (wichtig!), hebt das Glücksniveau deutlich und anhaltend.[82] Vielleicht klingt eine solche kleine Übung für Krebspatient:innen erst mal banal, kontraintuitiv oder sogar provozierend. »Dürfen es jetzt doch die Blümchen am Wegesrand sein? Und wo soll an einem gefürchteten Chemotag das Glück herkommen?« Blättern wir beispielsweise im Bildertagebuch der an Brustkrebs erkrankten Fotografin Natalie Kriwy, so sehen wir auf ihren Fotos den Chemobeutel in grellroter Schönheit leuchten, appetitlich wie ein Drink, und blutgefüllte Drainageflaschen, die sich wie ein perfekt ausbalanciertes Ikebana-Gesteck gruppieren.[83] Die junge Kranke hat es sich nicht nehmen lassen, aus ihrem Chemoalltag Sinnliches und Kreatives herauszuholen. Die Ambivalenz einer Chemotherapie – heilend und zerstörend zugleich – in einem perfekten Bild einfangen zu können: Vielleicht war genau das der Glücksmoment eines strapaziösen Therapietages.

6. Stand By Me

»Sie sind absolut unabbhängig und zu stolz, um Hilfe zu erbitten? Vergessen Sie es. Jetzt ist nicht der richtige Zeitpunkt zu zeigen, wie gut Sie allein mit allem fertigwerden können.«[1]

Sophie Sabbage

Wenn Krebskranke von ihrer Reaktion auf die Diagnose berichten, taucht oft folgendes Detail auf: der Griff zum Handy, um Verbindung zu einem nahen Menschen aufzunehmen und die schlechte Nachricht zu teilen. In der Not brauchen wir den Klang einer Stimme, Blicke, vielleicht Berührung, menschlichen Trost, der uns sagt: Du bist nicht allein. Krebs, da sind sich Psychoonkolog:innen einig, ist Familiensache – wobei als Familie all jene Lebensgemeinschaften gelten, in denen Personen aus mehr als einer Generation in längerfristig angelegten Beziehungen leben. In Zukunft wird es als normal gelten, dass drei von vier Familien nähere Bekanntschaft mit Krebs machen müssen, und letztlich wird fast jeder Mensch im Lauf seines Lebens in mindestens einer engen Beziehung zu jemandem stehen, der die Krankheit bekommt.[2] Medizinisch gesehen trifft Krebs zwar das Individuum allein, aber sozial, psychologisch und wirtschaftlich erfasst er das soziale Umfeld mit – zu einschneidend und folgenreich ist diese Diagnose immer noch. Sie verändert Familien, Partnerschaften und Freundesbeziehungen, zwingt sie zu Reaktion und Anpassung, destabilisiert oder stärkt sie. Für Krebskranke ist es im Hinblick auf ihre seelische Verfassung und sogar aufs Überleben von zentraler Bedeutung, von welchem Kreis sie umgeben sind. Menschen, die sich emotional und praktisch gut unterstützt fühlen, können die Krankheit besser bewältigen, das ist klar belegt. Sie sind seelisch stabiler und geraten seltener in Zustände von Demoralisation.[3] Insbesondere mit festen Partner:innen an ihrer Seite navigieren Kranke erfolgreicher durch das komplexe onkologische System[4] – ihre Tumore werden früher entdeckt, sie entscheiden sich in größerer Zahl für Krebstherapien nach dem aktuellen Stand der Wissenschaft und halten diese konsequenter durch. In der Summe steigert das sogar die Überlebenschancen von Menschen mit unterstützenden Partner:innen im Vergleich zu alleinlebenden.[5]

6.1 Familiensache

Angehörige von Krebskranken müssen manchmal wahre Tausendsassas sein. Sie schmeißen den Haushalt, kümmern sich um Kinder, alte Eltern, Haustiere. Während sie versuchen, ihren eigenen Arbeitsalltag aufrechtzuerhalten, managen sie den Terminkalender des:r Patient:in, begleiten, recherchieren oder organisieren vieles, was mit der Krankheit zusammenhängt. Sie müssen beistehen, wenn Kranke zu Hause mit Symptomen und Nebenwirkungen kämpfen, sie verabreichen Medikamente oder helfen bei der Körperpflege – all das kann sich in heißen Phasen regelrecht zu einem zusätzlichen Halbtagsjob aufsummieren. Aber vor allem bewerkstelligen sie einen emotionalen Kraftakt, weil sie Stimmungen, Ängste und Verzweiflung der Kranken hautnah miterleben und sie trösten und ermutigen wollen. All das müssen Angehörige und Partner:innen schaffen, obwohl sie ebenfalls Ängste ausstehen, bangen, hoffen, enttäuscht und bedrückt sind – während schon wieder eine Spülmaschine ausgeräumt und die Betten bezogen werden wollen. Man kann also unschwer erahnen, wie unglaublich erschöpfend das Leben für die Begleiter:innen von Kranken sein kann: »Ich stehe da auf der Straße und starre den Bankautomaten an, als wäre er eine Bedrohung. Mein Kopf fühlt sich verschwommen an und so unglaublich schwer. Ich würde ihn so gerne auf dem Gehsteig ablegen, um mich auszuruhen.«[6] So beschreibt die Partnerin eines krebskranken Mannes das Gefühl, dass es ihr vor lauter Erschöpfung kaum mehr gelingen mag, Geld abzuheben. Studien zur Verfassung von »Caregivern« (dt. Unterstützer:innen) zeigen ein bestürzendes Ausmaß an seelischer Belastung: Insbesondere Lebenspartner:innen sind seelisch vergleichbar hoch belastet wie ihr krankes Familienmitglied, und die psychische Verfassung von weiblichen Helfenden ist weniger gut als die von männlichen; im Falle von fortgeschrittener Krankheit sind versorgenden Partner:innen seelisch oft noch belasteter als die Kranken.[7] Und natürlich wirkt die psychische Verfassung von Angehörigen auf Kranke zurück. Die engen Wechselwirkungen innerhalb des Beziehungsgeflechts zeigen sich an der von Gesundheitsökonom:innen ermittelten Tatsache, dass, wenn ein Familienmitglied an Krebs erkrankt, die Krankenkassen- und Sozialkosten für die gesamte Familie ansteigen – bei all dem ist es wenig erfreulich, dass unser Gesundheitssystem kaum psychosoziale Hilfen für Angehörige anbietet.

Schonhaltungen

Diese Realitäten rühren an eine der ärgsten Befürchtungen von Krebskranken, nämlich die, Angehörige oder Partner:innen durch die eigene Krankheit zu belasten. Betroffene versuchen allerhand, um das abzuwenden. »Wenn ich unglücklich oder deprimiert bin, dann verberge ich das vor ihr, so gut ich kann. Das ist doch das Mindeste, was ich tun kann«, formulierte es ein Patient. Angehörige wiederum versuchen ihre eigenen Sorgen (»Was, wenn er nicht wieder gesund wird«?) vom Betroffenen fernzuhalten oder die Lage zu beschönigen: »(Es) ging (mir) darum, das eigene Gesicht hinter einer japanischen Nõ-Maske zu verbergen. Und für mich hieß das vor allem, die Tatsachen für meine Mutter ganz bewusst so umzudeuten, dass sie, wenn schon keinen Anlass zu Optimismus, so doch zumindest weniger Grund zu Verzweiflung boten.«[8] »Protective Buffering« wird der Versuch genannt, sich gegenseitig zu schonen, indem man bestimmte Informationen, Krankheitssymptome und Gefühle dem anderen gegenüber nicht ausspricht, Sorgen herunterspielt, vom Krebsthema ablenkt und überhaupt versucht, möglichst viel Harmonie herzustellen. Manche meinen, mittels dieser Vermeidungsstrategie eine Art Positives Denken zu praktizieren, andere verschweigen Trauriges oder Angstvolles deshalb, weil sie fürchten, dass der:die Kranke ihre Sorgen nicht verstehen oder es zu Konflikten kommen könnte. So nachvollziehbar diese Neigung ist, hat sie vermutlich mehr Nach- als Vorteile: Partner:innen, die sich überwiegend so verhalten, sind unzufriedener mit ihrer Beziehung und psychisch belasteter als andere.[9]

Selbstverständlich kann es gut und nützlich sein, einen Gedanken einmal nicht auszusprechen: Wenn ein:e Kranke:r gerade in bester Stimmung ist, der Angehörige selbst aber irgendeinen bedrohlichen Artikel gegoogelt hat, dann wartet Letzterer vielleicht besser auf eine andere Gelegenheit, um die Krebs-News zu diskutieren. Verbirgt man emotional Bedeutsames aber ständig in seinem Inneren, legt man Distanz zwischen sich und den anderen. Es gibt aus der Kommunikationstheorie die Sentenz: Wenn das Wichtigste nicht gesagt wird, wird auch sonst nichts Wichtiges gesagt. Damit ist die emotionale Wüstenei, die durch Protective Buffering entstehen kann, gut beschrieben. Allzu viel für sich zu behalten schafft außerdem die beste Grundlage für Missverständnisse, denn so ist das Gegenüber aufs Gedankenlesen angewiesen. Studien zeigen jedoch, dass das nicht gut klappt und belastete Angehörige weder die Bedeutung von Körpersymptomen für Kranke noch ihre psychische Belastung gut erraten können – sie tendieren dazu, Schlimmeres zu befürchten.[10] Aufgrund fehlender Offenheit entstehen dann Teufelskreise, in denen, wer nichts mitteilt, auch nicht unterstützt wird – und wer den anderen nicht als unterstützend erlebt, immer weniger mitteilt.[11]

Zahlreiche Studien belegen, dass eine offenere Kommunikation über die Krankheit nicht nur zu einem Gefühl von Nähe, sondern auch zu einer geringeren Belastung aller Familienmitglieder, Kinder eingeschlossen, führt[12] – ein enorm wichtiger Befund. Wir empfehlen deshalb, dass sowohl Kranke wie auch ihre Helfer:innen nicht beschönigen, wie es ihnen geht, und sich emotional in die Karten schauen lassen. Nur so kann man überlegen, wie gemeinsam mit der Belastung umgegangen wird und wo Unterstützung (auch für Angehörige) herkommen könnte.

Beim Thema Krebs überwiegend offen miteinander umzugehen heißt jedoch nicht, dass die Krankheit in Familie oder Partnerschaft zum Dauerthema werden soll.[13] Am besten scheint es zu funktionieren, wenn man zwischen dem Ansprechen und dem Ruhenlassen des Themas flexibel hin- und herwechselt.[14] Ein paar Spielregeln, wie man den Austausch über Krebs zeitlich und situativ eingrenzt, können entlastend sein (»Heute haben wir mal krebsfrei« oder »Bitte kein Krebsgespräch vor dem Einschlafen!«). Es geht eben nicht darum, möglichst viel mitzuteilen, sondern Bedeutsames mit einigermaßen sensiblem Timing. Außerdem trägt nicht jeder das Herz auf der Zunge, weshalb ein offener Umgang mit Gefühlen nicht grundsätzlich eingefordert werden kann. »Du musst doch mal darüber reden« – so oder ähnlich wird oft in die Kranken gedrungen. Dabei tun die Angesprochenen ja schon etwas für sich: Indem sie etwas sparsamer in ihren Mitteilungen sind, verhalten sie sich intuitiv so, wie es zu ihrer Persönlichkeit und ihrem Bewältigungsstil passt. Und außerdem ist ein offenerer Umgang mit Gefühlen auch nicht mit Schonungslosigkeit gleichzusetzen, denn er kann sich auch nonverbal oder zart angedeutet ereignen. Ich lernte ein Paar kennen, in dem beide den anderen als Sparringspartner für Berufliches schätzten. Als die schwer erkrankte Frau den Mann einmal für ein Vorstellungsgespräch coachte, monierte dieser halb im Scherz ihre Strenge und schalt sie als »Tiger-Mom«. Sie gab zurück: »Du brauchst immer eine kluge Frau an deiner Seite, die dich pusht, vergiss das auch in Zukunft nicht.« In dieser Anspielung auf eine Zeit, in der der Mann vermutlich mit einer anderen Partnerin leben würde, brachte die Kranke vieles zum Ausdruck: »Ich weiß um die Realität. Wir beide waren ein gutes Team. Ich liebe dich und hoffe das Beste für dein Weiterleben.«

Was Familien noch hilft, um mit den Belastungen rund um den Krebs klarzukommen, ist ein möglichst wendiger Umgang mit den Rollen, die der Einzelne in der Gemeinschaft innehatte. Die Aufgabenverteilung ist ja oft sehr eingespielt, jeder hat sein Plätzchen, und diese Ordnung wird gestützt durch Wesenszuschreibungen – also Annahmen, wer angeblich welche Eigenschaften hat; wer zurückhaltend oder extrovertiert, praktisch oder träumerisch veranlagt ist. Daraus leiten sich Positionen ab, zum Beispiel »Außenminister:in« oder »Versöhner:in«. Meist ergänzen sich Familienmitglieder in ihren Rollen oder tauschen bei Bedarf, zum Beispiel wenn sich Elternteile als »good cop and bad cop« abwechseln. Eine Krebskrankheit kann Eingespieltes schnell mal über den Haufen werfen. Ich lernte eine Familie kennen, in welcher der krebskranke Vater als stets belastbarer, erfolgreicher Versorger wahrgenommen wurde, sozusagen in einer Heldenrolle. Seine drei jugendlichen Töchter fühlten sich als die mit Liebe und Stolz betrachteten »Prinzessinnen«. Probleme entstanden, als sich trotz fortschreitender Krankheit niemand von seiner Rolle lösen wollte. Der ehemals sehr sportliche Familienvater mühte sich lange ab, seine körperliche Schwäche vor der Familie zu verbergen, zum Beispiel indem er vor den Augen der anderen keine Treppen benutzte. Und die Töchter wagten weder, ihm ihre zunehmende Verzweiflung zu offenbaren, noch, mehr Verantwortung zu übernehmen. Sie bemühten sich stattdessen, trotz des neuen schwierigen Alltags weiterhin unbeschwert zu erscheinen. Der kranke Vater wollte um keinen Preis hinfällig in Erinnerung behalten werden und lehnte in seiner Sterbephase Besuche der Familie ab. Eine Tochter geriet darüber in eine komplizierte Trauerreaktion, da sie sich Versäumnisse am Lebensende des Vaters vorwarf. Wie gut hätte es der Familie getan, sich einander mehr zu öffnen und sich ein Stück weit von den hergebrachten Rollen zu entbinden.

Noch ein Wort zum Miteinander der Generationen: Hier geht es häufig um das Thema Selbstbestimmung, zum Beispiel dann, wenn junge Erwachsene mit Krebs sich eigentlich gerade von Zuhause ablösen wollten und die Erkrankung sie zurück in die Abhängigkeit von Eltern zwingt. Angesichts steigender Lebenserwartung ist auch die Situation, dass ältere Menschen die Krebskrankheit ihres erwachsenen Kindes miterleben, nicht selten. Da kommt dann alles vor, von den Best Agern, die während der Chemo der Tochter die Enkelkinder nicht betreuen können, weil sie anderweitig beschäftigt sind, bis hin zu Hochbetagten, die hingebungsvoll ihren sterbenden Sohn oder die kranke Tochter pflegen. Wenn Eltern, Schwiegereltern und Großeltern zu Hilfe kommen, kann das problematisch werden, zum Beispiel weil Ältere auf Erfahrungen zurückgreifen, die nicht mehr gut zur heutigen medizinischen Realität passen, oder auf ihre elterliche Autorität pochen und ihren erwachsenen Kindern zu viele Ratschläge geben wollen.

In guten wie in schlechten Zeiten

Sehr früh in meiner psychoonkologischen Laufbahn erzählte mir einmal eine Patientin davon, wie sie von der Chemotherapie in sehr angegriffenem Zustand nach Hause zurückkehrte und sich auf einen Liegestuhl im Garten niederließ. Ihr Mann schien wenig auf ihre Erschöpfung zu geben, fragte nicht nach ihrem Befinden, sondern warf den Rasenmäher an und zog mit Kopfhörern auf den Ohren um sie herum seine Bahnen. Diese Szene hatte natürlich einen Kontext, aber auch in meinem Gefühl machte der Mann damals keine sehr gute Figur. Seitdem habe ich viele Schilderungen von Patient:innen gehört, deren Lebensgefährt:innen sich in manchen Situationen wenig hilfreich zu verhalten scheinen – allerdings sehe ich den Mann mit dem Rasenmäher mittlerweile mit anderen Augen. Er steht für alle Partner:innen Krebskranker, die versuchen, eine verloren gegangene Normalität zu beschwören, die überfordert sind, die vor Angst nicht mehr sprechen können und manchmal weder ein noch aus wissen; und die dann etwas Uneinfühlsames tun. Die krebskranke Partnerin würde ich heute nicht nur in ihrem Kränkungsschmerz sehen, sondern auch als jemand, der so bedrängt von seiner Krankheit ist, dass er sich bisweilen nicht mehr in den:die Partner:in hineinversetzen kann; und der sich, wenn seine Unterstützungswünsche nicht erfüllt werden, ins Schneckenhaus der Enttäuschung zurückzieht. Aber was hilft in diesen Momenten?

In Situationen, in denen es so richtig schiefläuft, erleben diejenigen, die sich schlecht behandelt fühlen, oft intensive Gefühle der Empörung, Kränkung und Wut oder bekommen Angst, ungeliebt zu sein und vor dem Aus der Beziehung zu stehen. Man glaubt dann oft, die eigenen Gefühle könnten sich erst dann beruhigen, wenn der andere seine Schuld einräumt und sich entschuldigt. Paartherapeut:innen finden es aber nicht so nützlich, wenn man in solchen Situationen nach absoluter Gerechtigkeit sucht und am liebsten einen Schiedsspruch hätte. Sie rücken stattdessen die Fähigkeit in den Vordergrund, sich selbst zu beruhigen.[15] Das Zauberwort für den Konfliktfall lautet »emotionale Selbstregulation«. Damit ist gemeint, dass man, auch wenn einem das Gerechtigkeitsempfinden etwas anderes diktiert, nicht darauf beharrt, dass der andere etwas Bestimmtes tun oder sagen muss, damit man sich weniger schlecht fühlt; sondern dass man die Verbesserung des eigenen Befindens, die Regulation von Ängsten und die Stabilisierung des Selbstwerts ungeachtet des Konfliktfortgangs schon mal selbst in die Hand nimmt. Indem man Dinge tut, die man mag und die einem guttun. Der Streit ist damit nicht grundlegend beseitigt, aber es ist eine bessere Ausgangslage dafür geschaffen, wieder miteinander ins Gespräch zu kommen. Paare, bei denen einer von beiden Krebs hat, sind nicht trennungsgefährdeter als andere[16] und haben auch nicht zwangsläufig mehr Konflikte. Für manche gilt sogar, dass sie nach der Krebsdiagnose enger zusammenrücken.[17] Aber sie stehen unter mehr Stress, das Gefühlsleben hat mehr Ausschläge, und sie müssen sich ihre Kräfte einteilen. Sich selbst beruhigen zu können hat also etwas für sich, sei es im Konfliktfall oder bei quälenden Emotionen wie Angst. Denn nicht immer kann der andere diese Aufgabe übernehmen.

Auch das viel diskutierte Prinzip der Differenzierung in Paarbeziehungen ist nützlich für den Krebs-Krisenfall. Dabei geht es im Grunde um die Toleranz für Unterschiedlichkeit im Denken und Fühlen, für Disharmonisches und Nicht-Reziprokes. In Beziehungen mit einem hohen Grad an Differenzierung interessieren sich die Partner für den anderen und sein Seelenleben, ohne sich deshalb zu sehr an ihn anzupassen und ohne gleich an der Beziehung zu zweifeln, wenn die Herzen mal nicht im Gleichklang schlagen. Zwar weiß man, dass Paare sich in Beziehungen wohlfühlen, in denen Krebs als gemeinsames Problem definiert wird, gemäß dem Motto »Wir haben Krebs«.[18] Diese Haltung ist mit besserer Kommunikation und gemeinsamer Problemlösung verknüpft. Auch hat sich gezeigt, dass Paare belasteter sind, bei denen die Auffassungen über die Krankheitsprognose sehr weit auseinandergehen – wenn zum Beispiel einer von Heilung überzeugt ist und der andere nicht.[19] Kooperation, Solidarität und eine halbwegs vergleichbare Einschätzung der Gefahrenlage sind also gut. Aber die Perspektiven eines:r lebensbedrohlich Kranken und eines:r offenbar Gesunden sind einfach unterschiedlich, auch wenn die beiden sich lieben. Es werden weder die Wellen der Hoffnung und der Furcht im Laufe einer Krebstherapie synchron verlaufen, noch wird der Umgang mit Stress der gleiche sein. Dann ist es hilfreich, wenn ein Paar diese Spannung aushalten kann und sie weder als schlechtes Zeichen für die Partnerschaft sieht noch danach strebt, divergierende Positionen unbedingt in Übereinstimmung zu bringen.

Und um noch einmal auf das Schneckenhaus zurückzukommen: Ich habe schon von Paartherapeut:innen gehört, dass der gekränkte Rückzug mehr Schaden im Miteinander anrichtet als ein Seitensprung. Der Paarforscher John Gottman hat den kommunikativen Rückzug, das sogenannte Mauern, als einen der apokalyptischen Reiter für eine Beziehung bezeichnet, ähnlich destruktiv wie die Verächtlichmachung des anderen.[20] Dem Mauern liegt die Überzeugung zugrunde, dass, wenn der:die Partner:in für etwas eine Erklärung braucht, er:sie diese nicht verdient hat. Obwohl man sich nichts mehr wünscht, als vom anderen verstanden zu werden, tut man nichts mehr dafür, um das zu ermöglichen.[21] In der Krebssituation hätten es Angehörige und Betroffene am liebsten, dass man ihnen Erschöpfung, Frustration und Unterstützungsbedarf anmerkt und sie ihre:n Liebste:n nicht erst darauf hinweisen müssten. Und sie wünschen sich oft, dass der andere das, was er für einen tut, wirklich gerne tut. Aber man kann es nicht oft genug sagen: Partner:innen können weder Gedanken lesen, noch ist eine Hilfestellung weniger wert, wenn man sie nur dem anderen zuliebe leistet. Also, ab und zu mal ein Stoßgebet losschicken: »Lieber Gott, mach, dass ich nicht immer gleich beleidigt bin« und raus aus dem Schneckenhaus – sich dem anderen erklären, explizit um etwas bitten und es im Sinne der Differenzierung aushalten, wenn Wünsche auch mal abgelehnt werden.

Letztlich empfiehlt es sich für Paare – mit oder ohne Krebs – das zu praktizieren, was auf Englisch so nett »relationship talk« genannt wird: Ein einigermaßen regelmäßiger und expliziter Austausch darüber, wo man als Paar steht und wie man sich gerade miteinander fühlt.[22] Mal die Temperatur zu messen und zu schauen, ob bei all dem Negativen, das der Krebs mit sich gebracht hat, auch noch etwas Gutes passiert, ist nicht so schwer. Als Faustregel schlägt Gottman die 5:1-Regel vor: Auf eine negative Interaktion (Kritik, Klage, Vorwurf) sollten mindestens fünf positive kommen, sonst wird es auf lange Sicht gefährlich für das Paar.[23]

Krebskranke Eltern und ihre Kinder

Im Kinofilm *Das Leben ist schön*[24] gaukelt ein Vater, der mit seinem kleinen Sohn im KZ gefangen ist, ihm vor, dass die Lagerschergen nur Gegner in einem lustigen Räuber-und-Gendarm-Spiel sind, auf dessen Gewinner ein Panzer als Preis wartet. Die Geschichte illustriert auf herzzerreißende Weise das Bedürfnis von Eltern, ihre Kinder vor schrecklichen Realitäten zu bewahren – krebskranke Mütter und Väter machen da keine Ausnahme. Es quält sie, dass der Krebs einen Schatten auf das Leben ihrer Kinder wirft, und sie fürchten langfristigen Schaden an deren Psyche. So mühen sie sich oft, die Auswirkungen ihrer Krankheit abzupuffern, zu kompensieren, ja zu kaschieren, wo es geht. Nicht überraschend, dass Eltern sich mit diesem Anspruch oft überfordern: »Ich will für meine Kinder einfach Bullerbü«, sagte mir eine brustkrebskranke Mutter einmal. »Drunter mache ich es nicht.«

Etwa zwanzig Prozent aller Krebskranken leben mit ihren minderjährigen Kindern zusammen.[25] Das heißt, dass in Deutschland jedes Jahr etwa 200.000 Kinder von der Krebserkrankung eines Elternteils betroffen sind.[26] Deren Eltern müssen einen Spagat bewerkstelligen zwischen ihrer Rolle als Patient:in und der als Mutter oder Vater. Sie müssen sich einerseits um sich selbst kümmern und andererseits ihre Kinder versorgen und ihnen Geborgenheit geben. Das hat seinen Preis; Eltern mit kleinen Kindern geht es psychisch schlechter als kinderlosen Kranken. Ihre Doppelbelastung verschärft sich in fortgeschrittenen Krankheitsstadien, unter anderem weil Eltern minderjähriger Kinder aggressivere Behandlungsformen für sich wählen.[27]

Den Stress, unter dem krebskranke Eltern stehen, sollten sie nicht zusätzlich durch unrealistische Ansprüche an sich selbst und an die Familiensituation steigern. Egal, was sie tun – ihre Krankheit wird einen Widerhall in der Seele ihres Kindes finden und eine Spur in dessen Lebensgeschichte hinterlassen. Man kann das vielleicht ein wenig besser akzeptieren, wenn man weiß, dass Kinder, die eine Krebskrankheit oder den Tod eines Elternteils miterleben, im Vergleich zu Gleichaltrigen nur ein leicht erhöhtes Risiko für seelische Auffälligkeiten haben. Auf lange Sicht entwickeln sie nicht häufiger psychische Erkrankungen als junge Menschen mit gesunden Eltern.[28] Man darf also vorsichtig zusammenfassen, dass Kinder und Jugendliche sich an existenzielle Erfahrungen und Verluste überwiegend gut anpassen können.

Aber natürlich erleben sie die Erkrankung ihres Elternteils nicht als Bullerbü, sondern erfahren viel Kummer, Schmerz und manchmal seelische Krisen. Belastungsreaktionen von Kindern und Jugendlichen halten auch nach der Diagnose und Akutbehandlung der Eltern an – vermutlich spüren viele Kinder, dass es mit dem Nachwachsen der Haare oft nicht getan ist. Sie ringen mitunter auch nach der Gesundung ihrer Eltern noch mit den erfahrenen Bedrohungen. Eine weitverbreitete elterliche Sorge müssen Forscher leider bestätigen, nämlich dass Kinder und Jugendliche dazu tendieren, sich ihre psychische Belastung nicht anmerken zu lassen. Als eine Art Risikogruppe für höhere Belastung hat man jugendliche Mädchen identifiziert.[29] Es könnte sein, dass sie dazu neigen, mehr Verantwortung in der Familie auf sich zu laden, und dass sie angesichts genetisch bedingter Brustkrebsarten mehr Sorge haben, selbst zu erkranken. Alles in allem ist es unbefriedigend, dass krebskranke Eltern mit diesen Themen bisher recht allein gelassen sind. Minderjährige Kinder wurden als Angehörige von Krebspatient:innen lange übersehen und sind auch derzeit nur in den deutschen Ballungszentren psychosozial einigermaßen versorgt.[30]

Allerdings ist es für Kinder Krebskranker auch nicht hilfreich, wenn sie ständig sorgenvoll beäugt werden und jede Verhaltensauffälligkeit und Stimmungsproblematik bereits zum Anlass für psychotherapeutische Betreuung genommen wird. Fachleute raten dringend davon ab, normale Belastungsreaktionen bei Kindern krebskranker Eltern vorschnell zu pathologisieren.[31] Und Eltern sollten sich auch davor hüten, jede familiäre Problematik als eine Folgeerscheinung ihrer eigenen Krebskrankheit zu interpretieren – das schürt unnötige Schuldgefühle. Alle Kinder, auch diejenigen, die in idyllischen Verhältnissen aufwachsen, gehen durch Entwicklungskrisen. Ein Blick in andere Familien zeigt, dass Eltern es dort genauso mit Ticks und Marotten, Substanz- und Mediengebrauch, Schulfrust und Liebeskummer zu tun bekommen. Und hier wie dort verwächst sich vieles.

Ein erster Ratschlag an Eltern in dieser Situation ist tatsächlich, etwas weniger auf ihre Kinder und mehr auf sich zu schauen. So wie im Flugzeug bei Druckabfall erst die Erwachsenen die Sauerstoffmaske aufsetzen, profitieren Kinder davon, wenn es den Eltern trotz Krankheit psychisch einigermaßen gut geht. Nichts tut besser als ein Elternteil, das signalisiert: Ich bin zwar krank, aber beim Mensch-Ärgere-Dich-Nicht kann ich trotzdem von Herzen mit dir lachen. Zwischen zwei Chemo-Zyklen kann ich genauso gut mit dir kicken wie vorher. Mir sind zwar die Haare ausgefallen, aber ich gucke trotzdem gerne mit dir *Germany's Next Top Model* – hier gilt die Idee der Quality time. Psychisch schwierig wird es für Kinder, wenn eines oder beide Elternteile in eine anhaltend depressive Stimmungslage geraten. Wenn Eltern überwiegend Hilf- und Hoffnungslosigkeit ausstrahlen, bricht dem Kind die Planke weg, an der es sich festhalten kann. Das ist zwar eine durch viele Studien belegte Realität, aber keinesfalls ein Appell an Eltern, sich immer zusammenzureißen und den Anschein guter Laune zu erwecken. Vielmehr sollten sie Selbstfürsorge als etwas verstehen, wovon letztlich auch ihre Kinder profitieren, und sich unbedingt Hilfe suchen, wenn sie in eine Depression geraten.

Auch im Umgang mit Gefühlen sollte man weniger auf die Optimierung der Kinder aus sein als darauf, sie über das eigene Vorbild zu unterstützen. Wie gesagt weist vieles darauf hin, dass Familien besser zurechtkommen, wenn ein offener Umgang mit Gefühlen gepflegt wird. Anstatt Kindern aber Emotionen aus der Nase ziehen zu wollen (»Wie geht es dir, du schaust so traurig?«), können Eltern zeigen, dass es normal und hilfreich ist, über sein Innenleben zu sprechen. Etwa: »Du hast bestimmt gemerkt, dass ich letzte Woche sehr schlecht drauf war.« Man muss bedenken, dass für die meisten Kinder und Jugendlichen in eher behüteten Milieus die Erkrankung das erste wirklich verstörende Ereignis ihres jungen Lebens sein kann – weshalb sie Unterstützung dabei brauchen können, nie da gewesene Gefühle zu durchleben und zu verdauen.

Es ist noch gar nicht so lange her, dass Krebserkrankungen vor Kindern verheimlicht wurden und Mütter oder Väter ohne Erklärung in Krankenhäusern verschwanden. Wenn ein Elternteil dann verstarb, waren Kinder überhaupt nicht vorbereitet, und oft wurde ihnen noch nicht einmal ein Abschied zugestanden. Kliniken und Friedhöfe galten als Tabuzonen für sie, und in vielen Familien wurde über den verstorbenen Elternteil nicht mehr gesprochen – düstere Zeiten für Kinder waren das. Heute gilt eine gelingende familiäre Kommunikation über die Krankheit und ihre Folgen als Schutzfaktor Nummer eins für die Psyche von Kindern und Jugendlichen.[32] Es scheint ihnen dann am besten zu gehen, wenn aufrichtig und realistisch, dabei aber hoffnungsvoll über die Krankheit gesprochen wird. Am günstigsten sind Gesprächssituationen, in denen das Gefühl vorherrscht, dass alle Fragen erlaubt sind und dass die Grenzen des Kindes respektiert werden, es sich also auch jederzeit aus dem Gespräch zurückziehen kann. Kinder und Jugendliche brauchen vor allem Informationen, die ihnen helfen, sich auf Kommendes, wie etwa einen Klinikaufenthalt, vorzubereiten. Krebstherapien, insbesondere Hochrisiko-Behandlungen, müssen ihnen altersentsprechend so erklärt werden, dass sie ungefähr eine Vorstellung davon haben, womit in der Familie zu rechnen ist. Um einer Entfremdung zwischen kranken Eltern und ihren Kindern vorzubeugen, sollten auch körperliche und seelische Veränderungen bei Mutter oder Vater benannt und erklärt werden. Es kann außerdem wichtig für ein Kind sein, zu wissen, wer es betreuen wird, wenn Eltern krankheitsbedingt ausfallen. Und auch wenn Kinder wichtige Informationen zuerst von den Eltern hören sollten, kann man im Einzelfall andere Gesprächspartner:innen einbeziehen. Also, das Kind vielleicht mal auf einen Spaziergang mit dem Onkel schicken, der einen guten Draht zu ihm hat und das ein oder andere behutsam erklären kann.

Wenn es darum geht, wie offen man Kindern gegenüber sein sollte, dann wird sehr oft die Überzeugung geäußert: Kinder spüren doch alles, sie haben so feine Antennen. Das stimmt einerseits. Kinder können aus vielen kleinen Hinweisen, Blicken und subtilen Verhaltensänderungen ableiten, dass etwas nicht stimmt. Wenn also überall im Familienalltag spürbar ist, dass Eltern große Sorgen haben, das Kind aber keine plausible Erklärung dafür hat, dann hat das Geheimhalten sicher mehr Nachteile als Vorteile. Wie viele Eltern wissen, neigen Kinder dazu, sich selbst als

Dreh- und Angelpunkt des familiären Geschehens zu betrachten; sie werden sich also mitunter fragen, ob sie irgendeine Schuld auf sich geladen haben. Andererseits sind Kinder auch keine Hellseher, und sie müssen nicht alles sofort wissen. Offene Kommunikation ist nicht gleichbedeutend mit prompter oder gar impulsiver Kommunikation. Denn nicht immer dann, wenn Eltern nach Offenheit zumute ist, ist auch bei Kindern oder Jugendlichen ein guter Zeitpunkt dafür. Und Eltern dürfen bestimmte Tatsachen rund um die Krankheit so lange für sich behalten, bis sie in der Verfassung sind, darüber gut reden zu können. Bei den Reaktionen von Kindern muss man mitbedenken, dass sie ihre Gefühle weniger kontinuierlich leben als Erwachsene. Das lässt sich eindringlich in Trauer- und Verlustsituationen beobachten. Ein Kind kann von der Beerdigung der Schwester zurückkommen und seine schockierten Eltern fragen: »Kann ich jetzt Sophias Zimmer haben?« Das heißt nicht, dass das Kind unsensibel ist oder schon erste Anzeichen einer Störung zeigt; sondern nur, dass es große Sprünge im Erleben von Kindern gibt. Und dass das Kind in diesem Fall, anders als die Großen, über die Fähigkeit verfügt, zumindest für eine Weile vergessen zu können, dass es gerade noch am Sarg der Schwester stand.

Fast jede Familie kennt Anekdoten darüber, wie Kinder den Tod angesprochen und kommentiert haben. Jüngere verblüffen oft durch scheinbare Unbefangenheit und fehlende Rücksicht: »Ich bin froh, dass ich viel Zeit habe, bevor ich sterbe. Opa, du hast nicht mehr so viel Zeit, gell?« Bevor wir es uns jedoch allzu gemütlich in der Schmunzelecke einrichten: Die seelische Auseinandersetzung von Kindern mit dem Tod ist ernst, denn die Rationalisierungen und Verdrängungsmöglichkeiten der Erwachsenen stehen ihnen noch nicht zur Verfügung. Man kann der Auffassung sein, dass sie in ihrer oft direkten Ablehnung des Todes und in dem Schrecken, den sie darüber ausdrücken, seiner existenziellen Dimension viel näher sind als Erwachsene. Ein kleiner Junge, dessen Vater ihm erklärt hatte, dass von den Toten Knochen übrig bleiben, beschied ihm kühl: »Da mache ich nicht mit, ich behalte meine Knochen.« Für lebensbedrohlich erkrankte Eltern ist es deshalb enorm wichtig zu wissen, dass nicht nur ihr Kind in der besonderen Familiensituation sich mit dem Tod beschäftigt. Die Entwicklungspsychologie zeigt, dass alle Kinder sich mit dem Tod auseinandersetzen; sie tun es viel, und sie tun es früh. Wenn Eltern das wissen, müssen sie sich weniger Sorgen um die seelische Verfassung ihres Kindes machen.

Das psychische Wohlergehen von Kindern hängt letztendlich kaum von Krankheitsprognose oder -stadium eines Elternteils ab und auch nicht von Alter oder Geschwisterfolge. Wie ein Kind klarkommt, hat vor allem mit den Fähigkeiten der Familie zu tun, sich kommunikativ, emotional und in der Umverteilung von Aufgaben und Rollen an die Krankheit anzupassen.[33] Und das ist eine gute Nachricht, denn sie bedeutet, dass man Einfluss nehmen kann.

Wahlfamilien

Dass Familien klein, brüchig, weniger vernetzt und damit verletzlicher gegenüber Krisen geworden sind, bekommen Krebskranke genauso zu spüren wie alle anderen. Ob es das Ende einer Ehe, Arbeitslosigkeit oder eben Krankheit ist – oft reicht ein einziger Schicksalsschlag, um die auf Kante genähten Mini-Familien schwer in Bedrängnis zu bringen oder gar ihr Ende einzuläuten. Es lastet im Krisenfall zu viel auf zu wenigen. Deshalb ermutigen wir als Psychoonkolog:innen dazu, das nicht-familiäre Umfeld auf mögliche Unterstützer:innen abzuklopfen und frühestmöglich auf sie zuzugehen. Aktives Netzwerken, vorausschauende Planung, Doodle-Kalender und Kreativität sind oft nötig, um sich Unterstützung zu organisieren, die früher in größeren Familienverbänden oder nachbarschaftlichen Beziehungen mit mehr Beiläufigkeit geleistet wurde. Man sollte sich ein wenig von der Vorstellung lösen, dass man nur auf Basis jahrelanger sehr enger Beziehungen gute Unterstützung erleben kann oder dass diejenigen, die am nächsten am Geschehen sind, automatisch auch die brauchbarste Hilfe stellen. Manchmal sind es neu zugezogene Nachbar:innen oder Arbeitskolleg:innen, die man noch gar nicht lange kennt, die Erstaunliches leisten.

Und man sollte auf keinen Fall die Unterstützung durch Mitpatient:innen unterschätzen. Vorurteile rund um den angestaubten Begriff der »Selbsthilfegruppe«, in der Männer scheinbar nichts verloren haben und in der zu schrecklichen Lebensgeschichten traurig mit dem Kopf gewackelt wird, kommen hier manchen in die Quere. Ärzt:innen raten ihren Patient:innen sogar von Rehabilitationsaufenthalten ab, in der Meinung, Betroffene würden dort erst recht durch die Gegenwart anderer Kranker belastet. Diese Vorstellungen sind meilenweit von der heutigen Realität entfernt, in der sich eine vielfältige und kraftvolle Selbsthilfekultur und ein recht aufgeklärtes Miteinander rund um Krebs entwickelt hat. Ob in der Zufallsbegegnung im Warteraum, in einer geleiteten Gruppe oder im Telefonat mit der Patient:innen-Organisation: Peer-to-Peer-Kontakte bieten etwas, das man in dieser einmaligen Mischung nirgendwo anders findet, nämlich Solidarität, Verständnis und Zugehörigkeit. Krebskranke wie auch ihre Angehörigen befällt ja oft das Gefühl, nicht mehr zur vermeintlich normalen Welt der Gesunden zu gehören. Andere Kranke zu treffen und zu sprechen befreit aus dieser Isolation und hilft dem angeschlagenen Selbstwertgefühl. Und schließlich macht nichts mehr Mut, als ehemals Kranke kennenzulernen, die die Chance aufs Überleben verkörpern.

Auch in den sozialen Medien finden Krebskranke schnell Wahlfamilien. Man kann entweder in Kontakt mit der großen Gemeinschaft aller Krebspatient:innen treten, etwa auf Plattformen von Organisationen wie der Deutschen Krebshilfe. Oder man trifft sich online gezielt mit Menschen, mit denen man etwas gemeinsam hat, etwa das Krankheitsstadium oder eine Genmutation. Die regen Aktivitäten in den sozialen Medien lassen darauf schließen, dass krebskranke Menschen genau da hinwollen, nämlich in eher homogene Gruppen, in denen sie sich und ihre Situation widergespiegelt finden. Wer will, kann fast wie in einer

Online-Partnerbörse seinen »onkologischen Zwilling« suchen. Das erleichtert den Austausch relevanter Informationen und vielleicht auch die gegenseitige Anteilnahme. Besonders nützlich sind diese spezifischen Foren für diejenigen, die im analogen Leben nicht so schnell auf jemanden treffen, dem es ähnlich geht: Etwa junge Patient:innen, die meist die einzigen Kranken im Freundeskreis sind, oder Menschen mit seltenen oder besonders bedrohlichen Varianten der Krankheit. Kritik an den Krebs-Communitys im Netz gibt es zuhauf, zum Beispiel dafür, im Alltag keine konkrete Hilfe zu bieten: »Dein Twitter-Kommentar stellt dir aber keine Suppe vor die Tür und führt deinen Hund nicht aus.« Auch werden die viel besprochenen Echokammern moniert, in denen Krebskranke von Verschwörungstheoretiker:innen desinformiert werden. Einerseits stimmt das – andererseits findet man eben auch wunderbare Räume für Austausch und sympathische Zweckgemeinschaften, in denen erstaunlich viel Anteilnahme und Mitgefühl herrscht. Mit etwas Geschick entdeckt man seine virtuellen Lieblingsorte, an denen man spürt, dass man nicht nur eine Herkunftsfamilie hat, sondern auch zur »family of man« gehört.

6.2 Es ist die Kommunikation, Dummerchen!

Während der Corona-Pandemie mit ihren Lockdowns waren fast alle Menschen in ihren jeweiligen »Inner circle« gezwungen. Das war für viele eine Weile ganz nett. Aber die meisten haben schnell gespürt, dass sie auch weitere Kreise um sich herum brauchen. Für die psychische Gesundheit sind nicht nur ganz nahe Beziehungen, sondern auch Bekanntschaften und beiläufige Begegnungen im Alltag wichtig. Krebskranke erfahren das auf besondere Weise in der Zeit nach ihrer Diagnose oder nach Abschluss der Therapie. Wenn sie zurückkehren in ihre Netzwerke, in Freundeskreise, Mädelsabende, Whatsapp-Gruppen, Vereine und an den

Arbeitsplatz, hängt es vom Gelingen der Kommunikation ab, ob sie sich dort wieder wohl und zugehörig fühlen.

Bullshit Bingo

»Egal, wie du über Krebs sprichst, Hauptsache, du tust es«,[34] hört man Krebsaktivist:innen derzeit in den sozialen Medien fordern. Allerdings scheint doch nicht jedes beliebige Sprechen willkommen zu sein, denn Betroffene spotten mittlerweile unter diversen Hashtags vom »Bullshit Bingo«[35] bis zu »dumbstuffpeoplesay« über das, was sie im Alltag so zu hören bekommen: »Wichtig ist, dass du jetzt positiv denkst! Obwohl … Ich kenn auch welche, die trotz positivem Denken gestorben sind.«

Wenn Patient:innen mir berichten, wie sehr sie von solchen Äußerungen gekränkt, genervt oder manchmal entsetzt wurden oder dass sich Menschen aus ihrem Freundeskreis nach der Diagnose ins Schweigen zurückgezogen haben, dann bin ich hin- und hergerissen. Einerseits weiß ich nur zu gut, dass die Krankheit das Potenzial hat, Menschen zu erschrecken. Äußerungen und Verhaltensweisen, die zunächst uneinfühlsam erscheinen, sind manchmal eher einer aus der Angst geborenen Tollpatschigkeit geschuldet. Und der Rückzug von Kranken ist oft ein paradoxer Versuch, jeglichen kommunikativen Fehler zu vermeiden. Gleichzeitig geht mir die Geduld aus, und ich frage mich, wie viele Jahrzehnte der Aufklärung wir eigentlich noch brauchen, bevor wir einigermaßen unverkrampft über Krebs reden können. Ich glaube, dass heute nicht mehr gilt, was eine psychoonkologische Forscherin in den 80er-Jahren zur Kommunikation mit Kranken formulierte: »Es hat den Anschein, als sei heute jeder in der Lage, über Krebs zu sprechen – solange er nicht auf einen an Krebs Erkrankten zugehen und *mit* ihm sprechen muss.«[36]

Krebspatient:innen sind nach meiner Beobachtung mittlerweile nicht mehr so sehr durch Schweigen belastet als dadurch, dass Mitmenschen den Mund gar nicht mehr zukriegen. Es gehört inzwischen für viele zum guten Ton, Krebs in Alltagsbegegnungen nicht mehr zu tabuisieren. Stattdessen wollen Menschen den rosa Elefanten im Raum ansprechen, und sie wollen hilfreich und gut sein. Häufig scheint jedoch der Abgleich mit den Bedürfnissen Betroffener wie auch mit den Erfordernissen der Situation nicht gut zu gelingen. Im Folgenden ein paar No-Gos sowie Hinweise für gedeihliche Gespräche.

Kleiner Krebs-Knigge

Es ist grundsätzlich davon abzuraten, einem Menschen mit Krebsdiagnose ungefragt Geschichten von Bekannten zu erzählen, die ebenfalls Krebs hatten oder haben. Wer vom guten Ausgang einer Krankheit erzählt, will damit vielleicht Trost spenden oder signalisieren, dass Kranke nicht allein mit ihrem Schicksal sind. Dennoch werden Betroffene sich davon eher schlecht bis gar nicht getröstet fühlen, denn sie wissen meist sehr genau, wie wenig ihnen der Vergleich ihrer eigenen Lage mit einer von medizinischen Laien geschilderten Geschichte nutzt. In neun von zehn Fällen ist die Situation ganz anders gelagert, und der unpassende Vergleich verärgert bloß: »Nachdem du aus dem Bekanntenkreis jetzt schon zum vierten Mal vom Brustkrebs irgendeiner Tante gehört hast, stellst du fest, dass sich dein Mitleid für Frauen, die diese Krankheit nach den Wechseljahren bekommen, in Grenzen hält. Die fünfzig zu erleben ist doch kein schlechter Schnitt, besonders nicht, wenn man die Kinder großgezogen hat.«[37] Zudem nisten sich die unbekannten Kranken in der Erinnerung ein, und Betroffene fragen sich später sorgenvoll: »Wie geht es eigentlich der Ex-Frau des Cousins dieses Bekannten mit der ähnlichen Diagnose?« Da wünscht man sich oft, man hätte diese fremde Lebensgeschichte gar nicht erst gehört. Das gilt besonders für Informationen über Fremde, die verstorben sind oder Rückfälle erlitten haben. Solche Schilderungen werden überraschend häufig wie vergiftete Äpfel überreicht. Eine junge Patientin erzählte mir nicht allzu lange nach Ende der Chemotherapie von ihrer Hochzeitsfeier, bei der sie so gerne für einen Tag ihre Krankheit hinter sich gelassen hätte. Die Braut war gerade dabei, auf der Toilette ihr Make-up zu erneuern, und freute sich, dass sie im Spiegel mit den frisch sprießenden Haaren wieder hübsch aussah, als eine eingeladene Freundin am Waschtisch neben ihr unvermittelt eine Krebsgeschichte aus dem weiteren Bekanntenkreis zum Besten gab; und zwar eine mit tödlichem Ausgang, »leider«. Natürlich lässt sich über die Motive der Erzählerin solcher Moritaten spekulieren – sie mögen von eklatantem Empathiemangel über unterschwellige Aggression bis hin zum Versuch reichen, eigene Angst durch das Erzählen einer Schauergeschichte zu bannen. Wichtiger aber ist es für Krebspatient:innen, sich von Anfang an bewusst zu machen, dass sie im Gespräch über ihre Gesundheit die Oberhoheit haben. Denn es berührt intimste Aspekte im Erleben der Betroffenen, die sich gegebenenfalls auch vor kommunikativen Übergriffen schützen müssen. Also, ruhig mal das Gegenüber unterbrechen: »Ich höre nicht gerne von anderen Krebskranken, die ich nicht kenne. Lass uns bitte von etwas anderem sprechen.« Oder, wenn man sich irgendeine Story schon eingefangen hat und das Gift erst später seine Wirkung entfaltet, noch mal nachfragen und Feedback geben: »Warum hast du mir gestern eigentlich diese Geschichte erzählt? Es hat mir nicht gutgetan.«

Eine andere Rettungsinsel in der Konversation ist der Versuch, das Krebsgeschehen durch vermeintlich tröstliche Äußerungen kleiner zu machen, als es ist. Etwa indem man darauf hinweist, wie gut die Chancen doch im Allgemeinen (»Man kann doch heutzutage so viel machen«) oder im Besonderen (»Wenn es jemand schafft, dann du«) stehen. Noch weniger gut tut es, den Betroffenen ihr individuelles Leid abzusprechen: »Krebs ist doch auch eine Chance!«, »Wie toll du abgenommen hast!«, »Ach, das sind doch nur Haare« und Ähnliches. Es steht niemandem zu, die Krankheitserfahrung eines anderen einzuordnen und zu bewerten; nicht, indem man sie bagatellisiert oder beschönigt, und auch nicht, indem man das vermeintlich Katastrophale hervorhebt: »O Gott – das ist ja grauenvoll!« Insgesamt sollte man die Möglichkeit, sich in einen anderen Menschen einzufühlen, nicht überschätzen. Das gelingt nicht einmal eineiigen Zwillingen so gut, wie sie glauben. Versuche eines Gesunden, sich emotional mal eben mit dem Krebskranken in ein Boot zu setzen (»Ich kann mir genau vorstellen, wie du dich fühlen musst«), sind Zeichen mangelnden Respekts gegenüber einer fremden Lebenserfahrung.

»Als die Freunde Hiobs hörten von all dem Bösen, das über ihn gekommen war, kamen sie, um ihn zu beklagen und zu trösten und saßen bei ihm auf der Erde sieben Tage und sieben Nächte und keiner sprach ein Wort zu ihm.«[38] Viele Krebspatient:innen können von solch zurückhaltender und doch tröstlicher Anteilnahme nur träumen. Hiobs Freunde lassen seiner Klage Raum, sie halten aus, sie hören zu. Was Kranke im Alltag eher erleben, ist eine Flut unerbetener Ratschläge. Diese richten sich auf alles, was die Situation eines Krebskranken so ausmacht, und werden von den Betroffenen oft wirklich als Schläge empfunden. Und nicht jeder kann sich dagegen so prompt wehren wie die krebskranke Journalistin Ruth Picardie, die beschloss, »dem nächsten, der (ihr) mit dem Rat kommt, homöopathischen Frosch-Urin zu trinken, (…) eine organische Karotte in den Hintern (zu rammen)«.[39] Vielleicht haben es Krebskranke auch mit einem gesellschaftlichen Trend zu tun, einer Art neuer Gesprächskultur, die bereits als »Coachisierung der Gesellschaft« apostrophiert wurde. Es scheint, als würde neuerdings aus einer harmlosen Unterhaltung schnell mal »eine private Coaching-Einheit, die man nie gebucht hat. (…) Während (man) eigentlich vor allem reden (will), (wollen) die anderen vor allem eins: beraten. Antworten geben auf Fragen, die (man) nicht gestellt hatte, Lösungsvorschläge präsentieren für Probleme, die (man) so noch überhaupt nicht wahrgenommen hatte (…). Anstatt sich mit dem anderen zu befassen, (…) wird schnell etwas aus der Hausapotheke geholt.«[40] Und diese Hausmittelchen passen leider oft schlecht zur Dimension des Krebsgeschehens, wie es ein Cartoon im *New Yorker* einmal perfekt einfing: Auf dem Scheiterhaufen ist eine Frau festgebunden, um sie herum lodern schon ordentlich die Flammen, während eine der Zuschauerinnen den Kopf schief legt und anteilnehmend fragt: »Hast du schon mal überlegt, Yoga auszuprobieren?«[41]

Während man in einige dieser Fettnäpfchen aufgrund eines Mangels an Reflexion tappt, missglücken andere Unterhaltungen eher deswegen, weil Menschen im Gespräch mit Krebsbetroffenen die Dinge verkomplizieren und viel zu viel von sich erwarten. Dabei ist das, was sich Betroffene wünschen, eigentlich ganz leicht nachzuvollziehen und umzusetzen: Eher zuhören, statt viel zu erzählen, eher nachfragen, statt Gewissheiten zu präsentieren, und zum Gespräch lieber einladen, als es Erkrankten aufzunötigen. Und wenn im kommunikativen Miteinander doch mal was schiefgeht, ist es für alle Beteiligten hilfreich, sich nicht so sehr an einzelnen Formulierungen aufzuhängen, auch mal einen Patzer durchzuwinken und den Gesprächsfaden beherzt wieder aufzunehmen. Es gilt, »Verständnis (zu) haben für die Überforderung des jeweils anderen. Niemand ist vorbereitet auf den Krebs oder das Reden darüber. Alle werden etwas Unpassendes sagen oder im falschen Moment schweigen.«[42]

Last but not least: Eine Krebstherapie dauert Monate oder Jahre, da beschäftigen Patient:innen schon noch ein paar andere Dinge als die Krankheit und ihre Therapie. Das Gespräch an der Käsetheke darf sich, wie bei jedem anderen auch, auf die alltäglichen Dinge des Lebens beziehen, also gerne auf den Käse und die Kinder, das Geschäft und den Hund.

Tacheles reden

Hilfe mobilisieren und annehmen zu können ist ein riesiges Thema für Krebsbetroffene. Und die Menschen um sie herum fragen sich oft, was sie geben können und geben sollten. Ein junger Vater mit Kleinkind erzählte, wie er kurz nach dem Tod seiner Frau von Müttern aus dem Kindergarten Gläschen mit selbst gekochten Babybreis vor die Tür gestellt bekam.[43] Das Baby ist anderes gewohnt, spuckt die Breie aus, und für den jungen Witwer ist die Intimität der Gesten dieser ihm fremden Frauen schwer erträglich. So landen die gut gemeinten Gaben Tag für Tag im Ausguss. Die traurige und wütende Szene beschreibt das bisweilen komplizierte Verhältnis zwischen Menschen in Not und denen, die helfen wollen. Zwischen einem sehr verletzten Menschen und den anderen, die gerade sorglos sind, klafft oft ein Abgrund. Was soll man für dieses Miteinander raten?

Ein dickeres Fell auf beiden Seiten wäre nicht schlecht, denn sehr oft wird man hinnehmen müssen, dass es nicht gut gelingt, den besagten Abgrund zu überbrücken. Man wird sich gegenseitig enttäuschen und verletzen. Wer sehr krank ist, kann auch sehr zornig sein, und das kriegt eben manchmal ab, wer gerade den Weg kreuzt. Das Gute am Brustkrebs sei, stellt eine Betroffene sarkastisch fest, dass sie »ohne die geringsten Schuldgefühle so richtig gemein zu den Leuten sein«[44] könne.

Alle Studien weisen darauf hin, dass soziale Unterstützung nur dann Vorteile bringt, wenn sie zu dem passt, was sich Kranke wünschen.[45] Deshalb wäre es gut, wenn sich Betroffene und ihr Umfeld die Kunst, Tacheles zu reden, angewöhnen, also des konkreten Sprechens mit der Absicht der Klärung. So wie ein junger krebskranker Mann es in einer Rundmail an seine Freunde tut, in der er zunächst schreibt, dass er gerade sehr frustriert sei, schlechte Laune und die Sorge habe, dass er niemals mehr eine Freundin finden würde. Und dann ergänzt er seine Klagemail um eine Bitte: »Dies ist kein Schrei nach Mitleid. Bitte lasst mich doch einfach da, wo ich gerade bin.«[46]

Das Anbieten und Annehmen von Hilfeleistungen läuft am besten, wenn man sehr konkret und proaktiv ist. Das oft geäußerte »Sag Bescheid, wenn du Hilfe brauchst« führt in seiner Unverbindlichkeit erfahrungsgemäß nicht dazu, dass etwas Hilfreiches für Kranke und ihre Familien passiert. Freund:innen und Bekannte sollten stattdessen explizit formulieren, was sie anbieten können, von Fahrdienst bis Hundespaziergang, und Betroffene sollten deutlich mitteilen, gerne auch in Rundmails, was sie wann brauchen und was nicht. »Bitte Breichen vor die Tür stellen« oder »Alles, bloß keinen Brei«.

Klare Ansagen müssen auch her, wenn es darum geht, ob und wie viel man mit Freund:innen und Bekannten überhaupt über die Krankheit reden möchte. Sätze wie »Sag uns bitte immer ehrlich, wie es dir geht« sind ein Fall kommunikativer Grenzüberschreitung. »Ich rufe überhaupt niemanden mehr an. Niemals. Habe ich mir völlig abgewöhnt. Leute müssen mich anrufen ... Darüber zu reden, was bei uns gerade passiert, das öffnet große Löcher und versteckte Fallen. Ich kann mir das nicht zu oft leisten, und ich muss mir schön einteilen, wie viele solcher Unterhaltungen ich führen kann.«[47] Diese Situationsbeschreibung der Partnerin eines Schwerkranken macht deutlich, dass es nicht das Bedürfnis des sozialen Umfelds nach Informationen ist, das für die Frequenz und den Inhalt von krankheitsbezogenen Gesprächen maßgeblich sein sollte. Hier sollten ausschließlich die Betroffenen die Ansagen machen – und wenn es auf der Mailbox ist: »Hi. Ruth nimmt an, sie hat Metastasen in den Knochen. Glücklicherweise ist ihr heute (Sonntag) nicht ganz so weinerlich zumute. Danke für Ihren Anruf.«[48]

6.3 Die Profis

So wie es eigentlich ein Dorf bräuchte, um ein Kind zu erziehen, wäre es schön, wenn Krebspatient:innen ein brauchbares Menschengrüppchen hätten, das sie auf ihrem Weg durch die Therapie begleiten würde. Viele Betroffene gehen entsprechend an die Sache heran. Sie versuchen, sich nach der Diagnose mit einem kleinen Team aus vertrauten Menschen und neu rekrutierten Profis zu umgeben. Darin spielen Onkolog:innen, die manchmal zu einer eigenen Spezies zu gehören scheinen, eine zentrale Rolle: »Was auch immer Onkologen an ihrem Beruf faszinieren mag – die verrückte Mischung aus wilder Entschlossenheit, Optimismus, Arroganz und Mitleid –, auch ich werde davon high. Es ist wie Liebe auf den ersten Blick oder wie etwas zu berühren, das in Flammen steht«, [49] beschreibt eine Betroffene die Zuneigung zu ihrer Ärztin. Vielleicht liegt es daran, dass es in der Krebsmedizin oft ums Ganze geht, jedenfalls begegnen einem dort tatsächlich viel Ehrgeiz und mitunter Arroganz, aber auch enormes Engagement und sehr viele Mediziner:innen, die im guten Sinne in Flammen stehen. Aber wie sollte es anders sein – in einer Begegnung, von der so viel abhängt, geht auch viel schief. Zum einen, weil im Krebsalltag sowohl bei Mediziner:innen wie auch bei Betroffenen gerne mal die Empathie leidet. Bei den Onkolog:innen vor allem deswegen, weil sie an einem Tag meist so viele Menschen sehen, die sich in einer emotionalen Ausnahmesituation befinden, dass es dann für den:die Einzelne:n manchmal irgendwann nicht mehr reicht. Patient:innen schildern oft, dass sie das Besprechungszimmer einer Klinik betreten und ihnen dort schon Gereiztheit entgegenschlägt, bevor sie überhaupt den Mund aufgemacht haben. Das heißt, es sitzt ihnen wahrscheinlich jemand gegenüber, den seine Arbeitsbedingungen, der Zeitdruck und die ihn umgebende Klinikkultur schon so korrumpiert haben, dass Patient:innen zu Feind:innen geworden sind. Im ungünstigen Fall hat diese Person dann auch kein Naturtalent für Gesprächsführung und wenig Ausbildung darin. Patient:innen wiederum befinden sich nicht nur in einem besonders verletzlichen Zustand, sondern sie bringen auch noch ein Maximum an Erwartungen und ein hohes Stressniveau in die Gespräche mit. In existenzieller Bedrängnis kommt die Goldwaage zum Einsatz, und Patient:innen klopfen verständlicherweise alles, was Ärzt:innen sagen, auf Bedeutungsnuancen ab. Diesen bisweilen explosiven Mix kann man als Betroffene:r ein wenig entschärfen, indem man gut vorbereitet und am besten in Begleitung eines Menschen mit kühlem Kopf in ärztliche Gespräche geht. Wenn es in der Beziehung zum:r Onkolog:in knirscht, sollte man einem alten Ratschlag aus der Psychotherapie folgen und als Erstes »Störungen«, also vorrangig Irritationen, besprechen: »Ich habe den Eindruck, meine Frage macht Sie ungeduldig«, »Mein Nervenkostüm ist heute nicht das Beste« oder »Sind Sie sauer auf mich, weil ich eine zweite Meinung eingeholt habe?« Immer noch herrscht bei Patient:innen eine Scheu,

Probleme in der Kommunikation mit Ärzt:innen anzusprechen – etwas, das in anderen Beziehungen viel selbstverständlicher ist. Oft wird Krebskranken vor lauter Stress erst zu Hause bewusst, dass ein Gespräch ungut verlaufen ist. Das ist normal, und man sollte dann bei der nächsten Gelegenheit nachkorrigieren: »Ich würde gerne noch mal auf unser letztes Gespräch zurückkommen.« Eine Brustkrebspatientin erzählte mir davon, wie ihr Arzt in der Vorbesprechung zur OP meinte: »Ach, da machen wir die zweite Brust gleich mit, die hängt ja auch schon.« Obwohl sie von der Kompetenz des Arztes überzeugt war und sogar die Option einer kosmetischen Korrektur in Betracht gezogen hatte, wollte sie vor lauter Ärger über die saloppe Äußerung zunächst zu einem anderen Operateur wechseln. Stattdessen sprach sie den Lapsus beim nächsten Termin an und stellte fest, dass der Arzt – wie viele Mediziner:innen an der Onko-Front – nicht aus Zucker gemacht war. Er nahm die Kritik an, und das Gespräch kam zu einem befriedigenden Ende.

Viele erfahrene Krebsärzt:innen fühlen sich selbstverständlich auch dafür zuständig, wie es ihren Patient:innen psychisch geht, sie fragen nach, beraten und trösten. Damit kommen sie einer verbreiteten Idealvorstellung vieler Patient:innen sehr nahe, die sich wünschen, medizinisch-körperlich wie auch seelisch von ein und derselben Person betreut zu werden. Wo kommen an dieser Stelle Psychoonkolog:innen ins Spiel und wann sollte man sie konsultieren?

Etwa ein Drittel aller Krebspatient:innen entwickelt irgendwann im Verlauf der Krankheit eine zumindest vorübergehende psychische Störung, und viele erleben außerordentliche Belastungszustände. Dann ist eine spezifische psychotherapeutische Kompetenz gefragt, wie sie die meisten Krebsmediziner:innen nicht haben – warum auch, wenn ihr eigenes Gebiet mittlerweile so ausdifferenziert ist, dass viele sich in ihrer Arbeit sogar auf einzelne Organsysteme konzentrieren. Arbeitsteilung ist hier also nichts Schlechtes, im Gegenteil – füreinander aufgeschlossene und gut kommunizierende Spezialist:innen könnten für Kranke das

Dream-Team bilden. Die Aufgabenteilung ist auch deshalb sinnvoll, weil Krebskranke manchmal jemanden brauchen, der nicht unmittelbar an ihrer medizinischen Behandlung beteiligt ist, um ungehindert über alle Aspekte rund um die Therapie, ihre Entscheidungen und Kontakte zu Ärzt:innen sprechen zu können.

Die meisten Psychoonkolog:innen sind von Beruf Psycholog:innen, Mediziner:innen oder (Sozial-)Pädagog:innen; sie haben eine psychotherapeutische Ausbildung und sind idealerweise zusätzlich psychoonkologisch weitergebildet. Sie können mit einem breiten Spektrum an seelischen Problemen und Störungen umgehen, fühlen sich aber besonders in der Krebsmedizin zu Hause und kennen deren Strukturen und Akteur:innen. Patient:innen haben mit ihnen ein Gegenüber, dem man nicht so viel erklären muss und das vor allem nicht erschrickt, wenn es um Krankheit und Lebensbedrohlichkeit geht. Zur Ausbildung gehört eine intensive Auseinandersetzung mit der palliativen Situation und mit Themen wie Sterben und Abschied. Aus gutem Grund müssen alle, die in unserem Gesundheitssystem als Psychotherapeut:innen arbeiten wollen, einen langen Ausbildungsweg zurücklegen. Deshalb sollte man kritisch hinschauen, wenn unter dem Label »Heilpraktiker für Psychotherapie« psychoonkologische Hilfestellungen angeboten werden. Die Erlaubnis, nach dem Heilpraktikergesetz tätig zu werden, beruht nicht auf einer bundesweit einheitlichen Ausbildung und schreibt weder ein Studium noch einen festgelegten Grundberuf vor. Was auch immer da angeboten wird, ist keine Psychotherapie in wissenschaftlichem Sinne, keine Psychoonkologie gemäß der anerkannten Ausbildungen; und wenn man Pech hat, richtet es seelischen Schaden an.

Vor etwa zwanzig Jahren erhielt ich in der Praxis den Anruf einer betagten Krebskranken, die als Bäuerin auf einem Einödhof lebte. Ohne Umschweife und im schönsten Oberbaierisch tat sie mir kund: »I brauchat an Psychoonkologen.« Dass sie den sperrigen Begriff für unsere Tätigkeit so selbstverständlich benutzte, zeigte mir damals, dass die Möglichkeit einer psychosozialen Unterstützung wohl endgültig im Bewusstsein der Betroffenen angekommen war; und vor allem, dass diese sich nunmehr auch trauten, unsere Hilfen in Anspruch zu nehmen – ein freudiger Moment für mich. Seitdem ist die Psychoonkologie in Deutschland zu einem zunehmend selbstverständlichen Teil des onkologischen Alltags geworden. Die Nachfrage nach ihren Leistungen ist so groß, dass sie derzeit kaum befriedigt werden kann, vor allem im ambulanten Bereich. So wird das im Nationalen Krebsplan formulierte Ziel »Alle Krebspatient:innen erhalten bei Bedarf eine angemessene psychoonkologische Versorgung«[50] wohl auch im Jahr 2021 nicht erreicht werden. Man muss aber ab und an auch daran erinnern, dass mit einer Krebserkrankung nicht automatisch eine Psychotherapie ansteht. Betroffene oder ihre Angehörigen halten eine psychoonkologische Betreuung manchmal für einen obligatorischen Bestandteil der Krebstherapie, den sie als engagierte Patient:innen zu absolvieren haben. Entsprechend wird manchmal Druck auf Erkrankte ausgeübt, sich beraten oder behandeln zu lassen, selbst dann, wenn es diesen eigentlich gut geht. Dabei sollte keinem:r Kranken irgendeine Form vermeintlicher Hilfe aufgenötigt werden. »Priester sind mit Waffengewalt von mir fernzuhalten«,[51] stellte beispielsweise Wolfgang Herrndorf klar. Angesichts all der Einschränkungen bei einer Krebstherapie ist die persönliche Freiheit ein hohes Gut. Nicht nur darf man, wie gesagt, seine Waffen wählen, sondern auch die Menschen, die mit und neben einem durch die schwere Zeit gehen. Wer sich psychotherapeutisch begleiten lassen will, sollte sich jemanden suchen, der ihn nicht mitleidig, sondern einfühlend und interessiert anblickt, der unterstützt, aber auch einen guten Sparringspartner abgibt, und schließlich jemanden, der keine falschen Versprechungen macht, sondern mit einem durch dick und dünn geht.

Es gibt gute Gründe, nach einer Krebsdiagnose die Welt der Krebsmedizin mit Zuversicht zu betreten. Einer davon sind die Menschen, die einem dort begegnen werden und die nicht nur heilen, helfen und Leid mildern wollen, sondern es auch gut können. Ich sehe in der Erforschung von Krebs genauso wie im onkologischen Klinikalltag so viel Engagement und Herzblut, dass die Schwächen unseres Gesundheitssystems demgegenüber die weitaus geringere Rolle spielen. Vielleicht dauert es noch eine Weile, bis wir der Krankheit Krebs ihren Schrecken endgültig nehmen können. Bis dahin heißt es: zusammenhalten.

Anhang: Weiterführende Informationen

Die Basics

KID Krebsinformationsdienst am Deutschen Krebsforschungszentrum
Aktuelles Wissen verständlich und verlässlich aufbereitet, individuelle Beratung zu Diagnostik und Therapie
https://www.krebsinformationsdienst.de

Deutsche Krebshilfe und INFONETZ KREBS
Hilfe bei der Infosuche, Erklärvideos und individuelle Beratung
https://www.krebshilfe.de

DKG Deutsche Krebsgesellschaft
Nachrichten, Kongressberichte, Informationen zu allen Krebsarten
https://www.krebsgesellschaft.de

Krebsberatungsstellen der Deutschen Krebsgesellschaft
Psychosoziale (und sozialrechtliche) Beratung und tolle Kursangebote für die jeweiligen Bundesländer, zum Beispiel:
https://www.bayerische-krebsgesellschaft.de
https://www.krebsgesellschaft-thueringen.de/
etc.

Inkanet
Informationsnetz für Krebspatient:innen und Angehörige
https://www.inkanet.de/

Zertifizierte Krebszentren
https://www.oncomap.de/centers

Onkologische Spitzenzentren
http://www.ccc-netzwerk.de/spitzenzentren.html

Leitlinien zur Krebstherapie als Entscheidungshilfe und Diskussionsgrundlage für Arztgespräche
https://www.leitlinienprogramm-onkologie.de/patientenleitlinien

Leitlinienportal der DGHO (Deutsche Gesellschaft für Hämatologie und Medizinische Onkologie)
https://www.onkopedia.com/de

Ärzt:innen- und Kliniksuche
https://www.weisse-liste.de

Portal für Zweitmeinungen in Zusammenarbeit mit der DKG
https://krebszweitmeinung.de/

Hilfe beim Verstehen von Befunden
https://washabich.de/

Organspezifische Infoseiten

Es gibt für jedes Organ mindestens eine große Website, die man schnell per Google findet. Hier zwei Beispiele für zwei der häufigsten Diagnosen:

Für Brustkrebspatient:innen
https://brustkrebsdeutschland.de/

Selbsthilfeorganisation für Stomaträger und Menschen mit Darmkrebs
https://www.ilco.de

Interessant

Interaktiver Krebsassistent
Personalisierte und kostenfreie Therapiebegleitung als App
https://www.mitmika.de

Familiencoach der AOK
https://krebs.aok.de

Erfahrungen teilen

https://menschen-mit-krebs.de

https://www.krankheitserfahrungen.de

https://www.hausderkrebsselbsthilfe.de

https://www.netzwerkstattkrebs.de

Jung und Krebs

Seiten für »AYAs« (Adolescents and Young Adults with Cancer)

https://junge-erwachsene-mit-krebs.de/jung-und-krebs
https://www.junges-krebsportal.de/

https://www.onkopedia.com/de/ayapedia/guidelines/

https://www.cancer.gov/types/aya

Leben und Sterben

Infos zur palliativen Versorgung
https://www.palliativ-portal.de/

Aetas Lebens- und Trauerkultur
Service, Begleitung, Beratung zu Bestattung und Trauer
https://www.aetas.de

School of Life Berlin
Veranstaltungen und Kurse zu alltagsnaher Philosophie, Sinnsuche etc.
https://www.theschooloflife.com/berlin

Lesestoff
Borasio, Gian Domenico (2021). *Über das Sterben.* München: dtv.
Kachler, Roland (2005). *Meine Trauer wird dich finden.* Freiburg: Kreuz.

Krebs und Beruf

Beratungsstelle Krebs und Beruf der Else-Cremer-Stiftung
https://www.krebs-und-beruf.de/

Hilfe bei Fatigue

Website und App zur Unterstützung bei tumorbedingter Erschöpfung
https://untire.me/de/

Krebs und Ernährung

Fernbegleitung, Selbsttest, Rezepte
https://www.was-essen-bei-krebs.de/

Meditieren und Entspannen

Mindfulness-Based Stress Reduction
Kurse, Veranstaltungen, Kontakte zum Thema Achtsamkeitstraining
https://www.mbsr-verband.de/

Headspace
Website und App zum Entspannen, Schlafen, Meditieren
https://www.headspace.com/

Anmerkungen

Landschaft mit Krebs

1 Mitteilung der Senckenberg Gesellschaft für Naturforschung vom 01.09.2015: »Ältester Leukämie-Fall der Geschichte entdeckt«. Abgerufen unter: https://www.scinexx.de/news/medizin/aeltester-leukaemie-fall-der-geschichte-entdeckt am 24.04.2021.

2 Mitteilung des National Cancer Institute (1971): »President Nixon declares war on cancer«. Abgerufen unter: https://dtp.cancer.gov/timeline/flash/milestones/M4_Nixon.htm am 19.04.2021.

3 Deutsches Ärzteblatt vom 04.02.2019: »Spahn verteidigt Äußerungen zu Fortschritten im Kampf gegen Krebs«. Abgerufen unter: https://www.aerzteblatt.de/nachrichten/100855/Spahn-verteidigt-Aeusserungen-zu-Fortschritten-im-Kampf-gegen-Krebs am 3.7.2021.

4 Mukherjee, S. (2012). *Der König aller Krankheiten.* Köln: DuMont.

5 Lauterbach, K. (2015). *Die Krebs-Industrie.* Hamburg: Rowohlt.

6 Weber, W. (2011). *Gesundheit aus eigener Kraft.* München: F. A. Herbig Verlagsbuchhandlung.

7 Johnson, S. B. et al. (2019). Complementary Medicine, Refusal of Conventional Cancer Therapy and Survival Among Patients With Curable Cancers. Obstetrical & Gynecological Survey, 74(4), 217-219.

8 Herpell, G. & Reichardt, L. (11.6.2020). »Ein Virus ist ein biologischer Zombie«. Abgerufen unter: https://sz-magazin.sueddeutsche.de/wissen/siri-hustvedt-interview-corona-88881?reduced=true am 14.06.2020.

9 Taylor, C. (2017). *Sterben. Eine Erfahrung.* Berlin: Ullstein.

10 »Every cell within your body responds to every single thought you think and every word you speak.« Abgerufen unter: https://www.louisehay.com/love-your-body/ am 4.7.2021. [ÜdA]

11 »I believe we contribute to every so-called dis-ease in our body (…). The body is always talking to you, if you will take the time to listen.« Ebd. [ÜdA]

12 Schrepf, A. et al. (2015). Pre-treatment effects of peripheral tumors on brain and behavior: Neuroinflammatory mechanisms in humans and rodents. Brain, Behavior, and Immunity, 49, 1-17.

13 Schweikert, R. (2019). *Tage wie Hunde.* Frankfurt am Main: S. Fischer.

14 »What kind of person does not know they have cancer? (...) And what kind of disease could disguise itself so skillfully? (...) I had assumed that I could read the corporal codes. I was body-literate.« Stacey, J. (2013). *Teratologies*. London: Routledge. [ÜdA]

15 »My energy for life that summer had been matched by another: the prolific growth of a malignant tumour. How could these have pulled in such opposite directions with the same enthusiasm?« Ebd. [ÜdA]

16 Garfinkel, S. N. et al. (2015). Knowing your own heart: distinguishing interoceptive accuracy from interoceptive awareness. Biological Psychology, 104, 65-74.

17 Lemon, J. et al. (2004). Perceptions of the »Mind-Cancer« Relationship Among the Public, Cancer Patients, and Oncologists. Journal of Psychosocial Oncology, 21(4), 43-58.

18 Stross, A. (2017). *Gesundheit ist Kopfsache*. München: Riva.

19 Matrenitsky, V. (2019). *Carcinogenic Mind. The Psychosomatic Mechanisms of Cancer*. Kiew: Anticancer.Help Publishing.

20 Langbein, K. (2020). *Placebo – Der Arzt in mir* [Dokumentarfilm]. Österreich: ORF/Langbein&Partner. Abgerufen unter: https://www.3sat.de/gesellschaft/politik-und-gesellschaft/placebo-der-arzt-in-mir-110.html am 10.04.2021.

21 Hermelink, K. & Heußner, P. (31.8.2009). »Ab in die Mottenkiste«. Abgerufen unter: https://www.spektrum.de/magazin/ab-in-die-mottenkiste/1006348 am 13.04.2021.

22 Levy, S. M. et al. (1990). Perceived social support and tumor estrogen/progesterone receptor status as predictors of natural killer cell activity in breast cancer patients. Psychosomatic Medicine, 52(1), 73-85.

23 Liu, B. et al. (2016). Does happiness itself directly affect mortality? The prospective UK Million Women Study. The Lancet, 387, 874-881.

24 Steptoe, A. & Kivimäki, M. (2012). Stress and cardiovascular disease. Nature Reviews Cardiology, 9(6), 360-370.

25 Rasmussen, H. N. et al. (2009). Optimism and Physical Health: A Meta-analytic Review. Annals of Behavioral Medicine, 37(3), 239-256.

26 Carver, S. C. & Scheier, M. F. (2014). Dispositional Optimism. Trends in Cognitive Science, 18(6), 293-299
Segerstrom, S. C. (2006). How does optimism suppress immunity? Evaluation of three affective pathways. Health Psychology 25(5), 653-657.

27 Tweet von @bms_germany am 4.2.2018. Abgerufen unter: https://twitter.com/bms_germany/status/960090305981763584 am 14.7. 2021.

28 Heikenwälder, H. & Heikenwälder, M. (2019). *Krebs – Lifestyle und Umweltfaktoren als Risiko*. Heidelberg, Berlin: Springer.

29 Ebd.

30 Glaser, R. & Kiecolt-Glaser, J. K. (2005). Stress-induced immune dysfunction: implications for health. Nature Reviews Immunology, 5(3), 243-251.

Reiche, E. M. V. et al. (2004). Stress, depression, the immune system, and cancer. The Lancet Oncology, 5(10), 617-625.

Segerstrom, S. C. & Miller, G. E. (2004). Psychological Stress and the Human Immune System: A Meta-Analytic Study of 30 Years of Inquiry. Psychological Bulletin, 130(4), 601-630.

31 Chen, C. C. et al. (1995). Adverse life events and breast cancer: case-control study. British Medical Journal, 311(7019), 1527-1530.

32 Todd, B. L. et al. (2014). Stressors, Stress Response, and Cancer Recurrence. Cancer Nursing, 37(2), 114-125.

33 Michael, Y. L. et al. (2009). Influence of stressors on breast cancer incidence in the Women's Health Initiative. Health Psychology, 28(2), 137-146.

Schoemaker, M. J. et al. (2016). Psychological stress, adverse life events and breast cancer incidence: a cohort investigation in 106,000 women in the United Kingdom. Breast Cancer Research, 18(1).

34 Batty, D. G. et al. (2017). Psychological Distress in relation to site specific cancer mortality: Pooling of unpublished data from 16 prospective cohort studies. BMJ 356, 108.

35 Singer, S. (2017). »Häufiger Krebs bei Angst und Depression?« In: MMW – Fortschritte der Medizin, 159(38). Abgerufen unter: https://link.springer.com/article/10.1007/s15006-017-0005-8 am 13.04.2021.

36 Langbein (2020). *Placebo* [Dokumentarfilm].

37 Chow, E. et al. (2004). Does psychosocial intervention improve survival in cancer? A meta-analysis. Palliative Medicine, 18(1), 25-31.

Coyne, J. C. et al. (2007). Survival Among Patients With Cancer: Can Psychotherapy Extend Lives? In: PsycEXTRA Dataset. American Psychological Association.

38 Spiegel, D. et al. (1989). Effect of psychosocial treatment on survival of patients with metastatic breast cancer. The Lancet, 334, 888-891.

Greer, S. & Watson, M. (1985). Towards a psychobiological model of cancer: Psychological considerations. Social Science & Medicine, 20(8), 773-777.

39 Artikel des Krebsinformationsdienstes des Deutschen Krebsforschungszentrums vom 2.1.2013: »Psychische Einflüsse auf die Krebsentstehung«. Abgerufen unter: https://www.krebsinformationsdienst.de/vorbeugung/risiken/psyche-und-krebsrisiko.php am 13.04.2021.

40 »And now every day as the sun rises I drink a big glass of sellery juice and I follow this up with 90 minutes of Yoga and then I write 50 things I am grateful for on a scroll of paper that I fold it into an origami crane.« Jaouad, S. (2019). »What almost dying taught me about living« [TED-Talk]. Abgerufen unter: https://www.ted.com/talks/suleika_jaouad_what_almost_dying_taught_me_about_living am 3.7.2021. [ÜdA]

41 Stamm, U. (22.08.2017). »Besser leben mit Krebs«. Abgerufen unter: https://www.rbb-online.de/rbbpraxis/rbb_praxis_service/krebs/psy-

chologische-betreuung-nach-krebserkrankung-psychoonkologie-angebote.html am 3.7.2021.

42 Brody, E. J. (17.6.2008). »Once-fatal cancers now treated as a chronic disease«. Abgerufen unter: https://www.nytimes.com/2008/06/19/health/19iht-snbrody.1.13772712.html am 30.09.2020.

43 »no longer curable but completely treatable«. Ebd. [ÜdA]

44 Carroll, L. (2020). *Alice hinter den Spiegeln*. Frankfurt am Main: insel taschenbuch.

45 »It is exhausting to live in these lots, terms, shifts, stretches, each coming to its three-monthly crisis, which one day will bring bad news.« Lubbock, T. (2012). *Until Further Notice, I Am Alive*. London: Granta Books. [ÜdA]

46 »That there is no remission to look forward to – so really I have nothing to complain about. We are lucky after all my father is still here. But also he will never be cured – we will never live with him on this plane without this sense of anticipatory loss. (…) We are just left hanging anticipating loss.« Cripe, E.T. (2017). Anticipating Loss: Learning to Live with My Father's Cancer. Health Communication, 33(10), 1327-1330. [ÜdA]

47 Website der National Coalition for Cancer Survivorship. Abgerufen unter: https://canceradvocacy.org/about/our-mission/ am 3.7.2021.

48 Carpenter, J. S. et al. (1999). Self-transformation as a factor in the self-esteem and well-being of breast cancer survivors. Journal of Advanced Nursing, 29(6), 1402-1411.

49 Website von Kris Carr. Abgerufen unter: https://kriscarr.com/ am 3.7.2021.

50 »People in my state, neither well nor dying, are in a halfway house of life, inherently transitional, difficult to deal with, a standing reproach to the well, a bringer of danger, bad news, the living moribund (…)« Lubbock (2012). *Until further Notice*. [ÜdA]

51 »The divide between the sick and the well – it doesn't exist. The border is porous (…) The vast majority of us will travel back and forth between these realms, spending much of our lives somewhere between the two.« Jaouad (2019). »What almost dying taught me« [TED-Talk]. [ÜdA]

52 Buhl, P.-A. (2019). *Heilung auf Widerruf*. Stuttgart: Klett-Cotta.

Haltung finden

1 Ahlers, C. J. & Lissek, M. (2017). *Vom Himmel auf Erden*. München: Goldmann.

2 »The surgeon talked her through what had to be done. He said, ›So we're going to remove your bladder and we're going to remove your uterus, your fallopian tubes, your ovaries, your lymph nodes, part of your colon, your urethra.‹ I said to him, ›Oh my God, anything else?‹ And he said, ›Yes, part of your vagina.‹ And I went, ›Oh f***ing hell.‹« Aitkenhead,

D. (28.10.2020). »Tracey Emin on her secret cancer battle: ›To get past Christmas would be good‹«. Abgerufen unter: https://www.thetimes.co.uk/article/be7fa388-184f-11eb-9310-80eb93b6f705 am 02.11.2020. *[ÜdA]*

3 Pachl-Eberhart, B. (2010). *Vier minus drei.* München: Integral.

4 Hanna, T. P. et al. (2020). Mortality due to cancer treatment delay: systematic review and meta-analysis. BMJ, m4087. Auch wieder merkwürdig, aber richtig?

5 Scholz, C. (2018). Fehler in der Onkologie. Forum, 33(1), 39-43.

6 Gray, B. M. et al. (2015). Website Ratings of Physicians and Their Quality of Care. JAMA Internal Medicine, 175(2), 291.

7 Schlingensief, Ch. (2009). *So schön wie hier kanns im Himmel gar nicht sein!* München: btb.

8 »Somebody will get this tumor. Anyone can. Somebody must. People do. We are all in the lottery. (We are in numerous lotteries.) But this particular lottery has very few winning tickets. It's very bad luck when it's you.« Lubbock, T. (2012). *Until further Notice, I'm Alive.* London: Granta Books. [ÜdA]

9 Herrndorf, W. (2013). *Arbeit und Struktur.* Hamburg: Rowohlt.

10 Ferrucci, L. M. et al. (2011). Causal Attribution Among Cancer Survivors of the 10 Most Common Cancers. Journal of Psychosocial Oncology, 29(2), 121-140.

11 Costanzo, E. S. et al. (2005). Cancer Attributions, Distress, and Health Practices Among Gynecologic Cancer Survivors. Psychosomatic Medicine, 67(6), 972-980.

12 Kulik, L. & Kronfeld, M. (2005). Adjustment to Breast Cancer. Social Work in Health Care, 41(2), 37-57.

13 Friedman, L. C. et al. (2007). Attribution of blame, self-forgiving attitude and psychological adjustment in women with breast cancer. Journal of Behavioral Medicine, 30(4), 351-357.

14 Gall, T. L. & Bilodeau, C. (2017). »Why me?« – women's use of spiritual causal attributions in making sense of breast cancer. Psychology & Health, 32(6), 709-727.

15 Kulik & Kronfeld (2005). Adjustment to Breast Cancer.

16 Timko, C. & Janoff-Bulman, R. (1985). Attributions, vulnerability, and psychological adjustment: The case of breast cancer. Health Psychology, 4(6), 521-544.

17 »We have gone through cancer without ever looking up or Googling her disease. We never ask questions about ›the odds‹, ›chances‹, ›prognosis‹, or the future. (…) Rather, I would say that instead of crawling down a million digital self-help wormholes or fielding offers of kale diets, we threw everything we had at finding a doctor we trusted, then treated him like a field general sending us to the front, into war. Dr. Sabbatini told us where to go, what to do, how to act (…) it left all of our energies and focus for the nonstop tasks at hand.« Saltz, J. (12.5.2020). »My

Appetites«. Abgerufen unter: https://www.vulture.com/2020/05/jerry-saltz-my-appetites.html#_ga=2.233078750.1790490241.1625766788-2038777507.1625766786 am 8.7.2021. [ÜdA]
18 Website »Mein interaktiver Krebsassistent«. Abgerufen unter: https://www.mitmika.de/empowerment am 4.7.2021.
19 Mitteilung des Bundesverbandes Managed Care BMC. Abgerufen unter: https://www.bmcev.de/wp-content/uploads/2016/07/Protokoll-Auftaktsitzung_PG_Patienten-Empowerment.pdf am 23.04.2021.
20 Yip-Williams, J. (2019). *Das Wunder vom Leben und Sterben*. Kandern: Unimedica.
21 Carr, K. (2016). *Wilde schöne Krebskriegerin. Mein verrücktes Leben mit dem Krebs*. Bielefeld: Aurum.
22 Stäcker, B. (2014). *Jung. Schön. Krebs. Schönheit, Selbstbewusstsein und Sexualität in der Krankheit*. München: Irisana.
23 Seligson, H. (26.10.2020). »What Is Self Care Now, Anyway?« Abgerufen unter: https://www.nytimes.com/2020/10/26/us/women-self-care-beauty-leigh-stein.html am 4.7.2021.
24 Ebd.
25 Ehrenreich, B. (2001). »Welcome to Cancerland«. Harper's Magazine, November 2001. Abgerufen unter: https://harpers.org/archive/2001/11/welcome-to-cancerland am 4.7.2021.
26 »Because being cured is not where the healing ends, it is where it begins.« Jaouad, S. (2019). »What almost dying taught me about living« [TED-Talk]. Abgerufen unter: https://www.ted.com/talks/suleika_jaouad_what_almost_dying_taught_me_about_living am 3.7.2021. [ÜdA]
27 Mehnert, A. & Götze, H. (2018). Wissenschaftliche Erfassung und Erforschung der Perspektive von Krebsüberlebenden. Forum, 33(2), 101-105.
28 Herrndorf (2013). *Arbeit und Struktur*.
29 Ebd.
30 Wearing, D. (2006). *Gefangen im Augenblick*. München: Goldmann.
31 »Not for me« Lubbock (2012). *Until further Notice*. [ÜdA]
32 Instagram-Post von sabine.dinkel am 8.5.2019. Abgerufen unter: https://www.instagram.com/p/BxMllmWHjC_/?utm_medium=copy_link] am 8.7.2021.
33 Projekt Diplompatientin von mamazone e.V. Augsburg. Abgerufen unter: https://www.mamazone.de/projekte/projekt-diplompatientin/ am 23.04.2021.
34 Andersen, M. R. et al. (2012). Involvement in decision-making about treatment and ovarian cancer survivor quality of life. Gynecologic Oncology, 124(3):465-70.
35 Béliveau, R. & Gingras D. (2017). *Krebszellen mögen keine Himbeeren*. München: Kösel.
36 Sam, A. & Sam, V. (2020). *Der Krebs-Kompass*. München: C. Bertelsmann.

37 Miller, S. M. (1995). Monitoring versus blunting styles of coping with cancer influence the information patients want and need about their disease: implications for cancer screening and management. Cancer, 76(2):167-77.

38 Roussi, P. & Miller, S. M. (2014). Monitoring style of coping with cancer related threats: a review of the literature. Journal of Behavioral Medicine, 37(5), 931-954.

39 Herrndorf (2013). *Arbeit und Struktur.*

40 Thomése, P. F. (2004). *Schattenkind.* Berlin: Berlin Verlag.

41 Instagram-Post von kurvencratzer.influcancer am 20.7.2020. Abgerufen auf: https://www.instgram.com/tv/CC2kQOFg2AK/?utm_medium=copy_link am 8.7.2021.

42 Lucius-Hoene, G. (2008). Krankheitserzählungen und die narrative Medizin. Die Rehabilitation, 47(2), 90-97.

43 Taylor, C. (2017). *Sterben. Eine Erfahrung.* Berlin: Ullstein.

44 Ebd.

45 »I hate it when people say that they are sorry about my cancer. Really? Have they met me? I am not someone that you feel sorry for. I am the original mean girl. I now have stage-four upgrade privileges. I can go right to the front. But it's always been like this. I am a line-cutter.« Wurtzel, E. (20.1.2018). »I have cancer. Don't tell me you're sorry«. Abgerufen unter: https://www.theguardian.com/commentisfree/2018/jan/20/cancer-elizabeth-wurtzel am 4.7.2021. [ÜdA]

46 »Everyone else can hate cancer. I don't. Everyone else can be afraid of cancer. I am not. It is part of me. It is my companion. I live with it. It's inside of me. I have an intimacy with cancer that runs deep.« Ebd. [ÜdA]

47 Sontag, S. (2003). *Krankheit als Metapher.* Frankfurt am Main: Fischer Taschenbuch.

48 Hay, L. (2017). *Heile deinen Körper.* Bielefeld: Lüchow.

49 »Everybody loves a winner. And when I first got cancer, I was such a winner. (…) I had faced a malignant melanoma diagnosis, a difficult, permanently scarring surgery, and a painful recovery with flying colors. I was, both friends and strangers alike told me admiringly, a ›survivor‹. Then a year later I was rediagnosed. Metastatic this time. Stage Four. And suddenly I wasn't a winner any more.« Williams, M. E. (10.6.2013). »Come as you are: Living in stage four«. Abgerufen unter: http://onpurposemagazine.com/2014/05/17/stand-up-to-cancer-come-as-you-are-living-in-stage-four/ am 4.7.2021. [ÜdA]

50 Instagram-Post von print_surprice am 30.10.2019. Abgerufen unter: https://www.instagram.com/p/B4PUjR9IDUn/?utm_medium=copy_link am 8.7.2021.

51 Grünberg, K. (30.3.2019). »Warum Menschen über ihre Krankheit bloggen«. Abgerufen unter: https://www.pnn.de/likes-fuer-leid-warum-menschen-ueber-ihre-krankheit-bloggen/24143320.html am 01.05.2021.

52 Buhl, P.-A. (2019). *Heilung auf Widerruf.* Stuttgart: Klett-Cotta.

53 Yip-Williams (2019). *Das Wunder vom Leben und Sterben.*

54 van der Stap, S. (2012). *Heute bin ich blond.* München: Droemer Knaur.

55 Kalanithi, P. (2016). *Bevor ich jetzt geh: Was am Ende wirklich zählt. Das Vermächtnis eines jungen Arztes.* München: Albrecht-Knaus Verlag.

56 Sam & Sam (2020). *Der Krebs-Kompass.*

57 Kämmerlings, R. (14.8.2009). »Krebsliteratur: Der Schleier über den letzten Dingen.« Abgerufen unter: https://www.faz.net/aktuell/feuilleton/buecher/krebsliteratur-der-schleier-ueber-den-letzten-dingen-1841182.html am 4.7.2021.

58 Wander, M. (1980). *Leben wär' eine prima Alternative.* Frankfurt am Main: Suhrkamp.

59 Noll, P. (1984). *Diktate über Sterben & Tod.* Zürich: Pendo.

60 Picardie, R. (2000). *Es wird mir fehlen, das Leben.* Reinbek: Wunderlich.

61 Herrndorf (2013). *Arbeit und Struktur.* S. 277.

62 Knaths, M. (2013). *Vom Krebs gebissen.* Hamburg: Hoffmann und Campe.

63 Schlingensief (2009). *So schön wie hier.*

64 Lubig, K. (25.1.2016). »Anleitung zum Glücklichsein ;-)«. Abgerufen unter: https://onkobitch.wordpress.com/2016/01/25/anleitung-zum-gluecklichsein/ am 8.7.2021.

65 Eggers, D. (2014). *Der Circle.* Köln: Kiepenheuer & Witsch.

66 Grünberg, K. (30.3.2019). »Warum Menschen über ihre Krankheit bloggen«.

67 »I cannot express how little I care that you hate the photos. How little I care that it's something you wouldn't have done. I lived it, I chose to do it, and more than anything, these photos aren't for anyone but the people who have lived this or are curious enough to wonder what something like this is like. These photos are only for the people who need them.« Abgerufen unter: https//chrissyteigen.medium.com am 5.7.2021. [ÜdA]

68 Sabbage, S. (2016). *Die Krebsflüsterin.* München: Irisiana.

69 Ebd.

70 Website von School of Life zum Thema »The Fear of Death«. Abgerufen unter: https://www.theschooloflife.com/thebookoflife/the-fear-of-death/ am 5.7.2021.

71 Borasio, G. D. (2011). *Über das Sterben.* München: C. H. Beck.

72 Scharnigg, M. (21.6.2020). »Psychologie und Corona: Hast Du Angst?« Abgerufen unter https://www.sueddeutsche.de/leben/angst-psychologie-corona-1.4937808 am 04.08.2020.

73 Ebd.

74 Rieff, D. (2008). *Tod einer Untröstlichen.* München: Hanser.

75 Taylor (2017). *Sterben. Eine Erfahrung.*

Die Kunst der Bewältigung

1 Lazarus, R. S. & Folkman, S. (1984). *Stress, Appraisal and Coping.* New York: Springer.

2 Carver, C. S. & Vargas, S. (2010). Coping and Health. In: Andrew Steptoe (Hrsg.). *Handbook of Behavioral Medicine.* New York: Springer. 197-208.

3 Söllner, W. (2010). Psyche und Krebs. PiD – Psychotherapie im Dialog, 11(02), 145-150.

4 Coyne, J. C. & Racioppo, M. W. (2000). Never the twain shall meet? Closing the gap between coping research and clinical intervention research. American Psychologist, 55(6), 655-664.

5 Hessel, A. et al. (2000). Krankheitsbewältigung in einer repräsentativen Bevölkerungsstichprobe. PPmP – Psychotherapie, Psychosomatik, Medizinische Psychologie, 50(8), 311-321.

6 Livneh, H. (2000). Psychosocial Adaptation to Spinal Cord Injury: The Role of Coping Strategies. Journal of Applied Rehabilitation Counseling, 31(2), 3-10.

7 Carver, C. S. et al. (1994). Optimism versus pessimism predicts the quality of women's adjustment to early stage breast cancer. Cancer, 73(4), 1213-1220.

8 Wade, T.D. et al. (2005). Predicting worries about health after breast cancer surgery. Psycho-Oncology, 14(6):503-9.

9 San Miguel et al. (2021). Time to Colonoscopy After Abnormal Stool-Based Screening and Risk for Colorectal Cancer Incidence and Mortality. Gastroenterology, 160(6):1997-2005.

10 »And so, after another bout of bad news, I'm imagining another recovery. And then another. In other words, I have a way of not believing in this failing. It's as if my danger is no worse that risky. The bad news will arrive sooner or later – but somehow I will go on recovering. That is: there are still treatments, and then more treatments.« Lubbock, T. (2012). *Until further Notice, I'm Alive.* London: Granta Books. [ÜdA]

11 Weisman, A. D. (1972). On Dying and Denying. A Psychiatric Study of Terminality. Behavioral Publications.

12 Söllner, W. et al. (2016). Laienätiologie und Krankheitsverarbeitung. In: Mehnert, A. & Koch, U. (Hrsg.). *Handbuch Psychoonkologie.* Göttingen: Hogrefe.

13 Kashdan, T. B. et al. (2006). Experiential avoidance as a generalized psychological vulnerability: Comparisons with coping and emotion regulation strategies. Behaviour Research and Therapy, 44(9), 1301-1320.

14 Levitt, J. T. et al. (2004). The effects of acceptance versus suppression of emotion on subjective and psychophysiological response to carbon dioxide challenge in patients with panic disorder. Behavior Therapy, 35(4), 747-766.

15 Knaths, M. (2013). *Vom Krebs gebissen.* Hamburg: Hoffmann und Campe.

16 Dobson, R. (2005). »Fighting spirit« after cancer diagnosis does not improve outcome. British Medical Journal, 330(7496).
Söllner (2010). Psyche und Krebs.

17 Artikel auf fokus.de (1.12.2019, o.V.). »Krebskranke Bloggerin twittert ihren Abschied – nach einer letzten Reise schläft sie ein«. Abgerufen unter: https://www.focus.de/gesundheit/news/es-begann-mit-brustkrebs-vor-einer-woche-dachte-sie-sie-muesse-sterben-heute-macht-kathrin-urlaub-auf-usedom_id_11398352.html am 5.7.2021.

18 Carr, K. (2016). *Wilde, schöne Krebskriegerin.* Bielefeld: Aurum.

19 Vogel, R. T. (2014). *Schicksal und Psychotherapie.* Berlin, Heidelberg: Springer.

20 Dirks, S. (2.6.2018). »Was Dich hier erwartet«. Heartly Remissioned. Wohlfühlen mit Krebs [Audio-Podcast]. Folge #0.

21 Mukherjee, S. (2012). *Krebs. Der König aller Krankheiten.* Köln: DuMont.

22 Taylor, C. (2017). *Sterben. Eine Erfahrung.* Berlin: Ullstein.

23 Lobinger, T. (2018). *Verlieren ist keine Option.* München: Riva.

24 Coopdizzle (1.12.2016). »I'm dead« [Video]. Abgerufen unter: https://www.youtube.com/watch?v=3lVV0jJUKnQ am 5.7.2021.

25 Leider wurde dieser Kommentar von @jessecase auf Erin Walls Twitterseite mittlerweile gelöscht. Abgerufen unter: https://twitter.com/erinwallatwork?lang=de im Oktober 2020.

26 Rieff, D. (2008). *Tod einer Untröstlichen.* München: Hanser.

27 Garrison, K. (2007). The Personal is Rhetorical: War, Protest, and Peace in Breast Cancer Narratives. Disability Studies Quarterly, 27(4).

28 Ebd.

29 Hoffman, J. (1.6.2008). »When Thumbs Up Is No Comfort«. Abgerufen unter: https://www.nytimes.com/2008/06/01/health/01stoical.html?auth=login-email&login=email am 25.10.2020.

30 Retzer, A. (2012). *Miese Stimmung.* Frankfurt am Main: S. Fischer.

31 Ebd.

32 Ebd.

33 »knee-buckling, chest-cracking, tear-streaming«. Sabbage, S. (2019). »How grief can help us win« [TEDx Talk]. Abgerufen unter: https://www.ted.com/talks/sophie_sabbage_how_grief_can_help_us_win_jan_2019 am 5.7.2021. [ÜdA]

34 »Resist-grief-with-all-might«. Ebd. [ÜdA]

35 Ebd.

36 Retzer (2012). *Miese Stimmung.*

37 Rieff (2008). *Tod einer Untröstlichen.*

38 Ebd.

39 Pfohlmann, O. (21.11.2016). »Vergifteter Kelch«. Abgerufen unter: https://literaturkritik.de/id/13087 am 4.7.2021.

40 Rieff (2008). *Tod einer Untröstlichen.*

41 Geuenich, K. (2012). *Akzeptanz in der Psychoonkologie.* Stuttgart: Schattauer Verlag.

42 Sabbage (2019). »How grief can help us win« [TEDx Talk].

43 Kappler, U. (2017). Krebs und Stress – Duo Infernale. In: mammazone MAG, 01/2017.

44 Schlingensief, Ch. (2009). *So schön wie hier kanns im Himmel gar nicht sein!* München: btb.

45 »His awestruck friends would say, ›You're so brave, I don't know how you do it, you're my inspiration.‹ They would put me on a pedestal«, Mr. Wickman said. »That doesn't allow me to be human and in pain, angry or depressed.« Hoffman, J. (1.6.2008). »When Thumbs Up Is No Comfort«. Abgerufen auf https://www.nytimes.com/2008/06/01/health/01stoical.html?auth=login-email&login=email am 4.7.2021. [ÜdA]

46 Wilkinson, S. & Kitzinger, C. (2000). Thinking differently about thinking positive: a discursive approach to cancer patients‹ talk. Social Science & Medicine, 50(6), 797-811.

47 O'Baugh, J. et al. (2003). ›Being positive‹: perceptions of patients with cancer and their nurses. Journal of Advanced Nursing, 44(3), 262-270.

48 Schmidbauer, W. (3.12.2013). »Pessimisten haben recht, Optimisten den Spaß«. Abgerufen unter: https://www.zeit.de/zeit-wissen/2014/01/interview-wolfgang-schmidbauer-optimisten-pessimisten am 4.7.2021.

49 Ebd.

50 Carver, C. S. et al. (2010). Optimism. Clinical Psychology Review, 30(7), 879-889.

51 Petticrew, M. (2002). Influence of psychological coping on survival and recurrence in people with cancer: systematic review. BMJ, 325(7372), 1066.

52 Zundel, E. (21.11.1986). »Der Weg ins Unbewusste«. Abgerufen unter: https://www.zeit.de/1986/48/der-weg-ins-unbewusste am 5.7.2021.

53 Plomin, R. et al. (1992). Optimism, pessimism and mental health: A twin/adoption analysis. Personality and Individual Differences, 13(8), 921-930.

54 Heinonen, K. et al. (2005). Dispositional optimism: development over 21 years from the perspectives of perceived temperament and mothering. Personality and Individual Differences, 38(2), 425-435.

55 Miller, D. L. et al. (1996). Psychological distress and well-being in advanced cancer: The effects of optimism and coping. Journal of Clinical Psychology in Medical Settings, 3(2), 115-130.

56 »And immediately, my optimism, my drive returns to me again, for no encouraging reason (…) Yet I also believe that I'm a committed liver – for what else?« Lubbock, T. (2012). *Until further Notice, I'm Alive.* London: Granta Books. [ÜdA]

57 Schopenhauer, J. (2009). *Jugendleben und Wanderbilder.* Bremen: Europäischer Hochschulverlag.

58 Ebd.

59 Zoellner, T. & Maercker, A. (2006). Posttraumatic growth in clinical psychology – A critical review and introduction of a two component model. Clinical Psychology Review, 26(5), 626-653.
60 Herrndorf, W. (2013). *Arbeit und Struktur.* Hamburg: Rowohlt.
61 »So I'm going to lose a load of weight and have a really tight vagina – and this is bad?«Aitkenhead, D. (28.2.2020). »Tracey Emin on her secret cancer battle: ›To get past Christmas would be good‹«. Abgerufen unter: https://www.thetimes.co.uk/article/be7fa388-184f-11eb-9310-80eb93b6f705 am 02.11.2020. [ÜdA]
62 »Cancer taught me so much: Never order a wig in the Internet.« Mills, K. (2018). »Cancer is a laughing matter« [TED-Talk]. Abgerufen unter: https://www.canceris.net/cancer-is-a-laughing-matter-karen-mills-tedxchattanooga/ am 5.7.2021. [ÜdA]
63 Boyer, A. (2019). *Die Unsterblichen.* Berlin: Matthes und Seitz.
64 Bleidorn, W. et al. (2018). »The Healthy Personality from a Basic Trait Perspective. Center for Open Science.« Abgerufen unter: https://psyarxiv.com/prdnf/ am 4.7.2021.
65 »›I'm going to beat this one.‹ I don't say that, the language of battle I reject, (…) partly because they gave us to understand, from the diagnosis, that I wasn't going to beat it.« Lubbock (2012). *Until further Notice.* [ÜdA]
66 Hone, L. (25.9.2019). »The three secrets of resilient people« [TEDx Talk]. Abgerufen unter: https://www.youtube.com/watch?v=NWH8N-BvhAw am 4.7.2021. [ÜdA]
67 Marquis, S. (2016). *Ich muss nicht alles glauben, was ich denke.* München: Kösel.
68 Retzer, A. (2012). *Miese Stimmung.* Frankfurt am Main: S. Fischer.
69 Herrndorf (2013). *Arbeit und Struktur.*
70 Berendes, D. et al. (2010). Hope in the Context of Lung Cancer: Relationships of Hope to Symptoms and Psychological Distress. Journal of Pain and Symptom Management, 40(2), 174-182.
71 Herrndorf (2013). *Arbeit und Struktur.*
72 »Hope is not delusion, anyway. It does not claim to know. It simply wants. Respect it.« Lubbock (2012). *Until further Notice.* [ÜdA]
73 Schumacher, A. & Zühlsdorf, M. (2017). Aufklärung des Tumorpatienten: Weichenstellung für den Umgang mit Krebs. In: Deutsches Ärzteblatt 2017; 114(24): [28]. Abgerufen unter: https://www.aerzteblatt.de/archiv/190598/Aufklaerung-des-Tumorpatienten-Weichenstellung-fuer-den-Umgang-mit-Krebs am 5.7.2021.
74 Hagerty, R. G. et al., (2005) Communicating With Realism and Hope: Incurable Cancer Patients‹ Views on the Disclosure of Prognosis. Journal of Clinical Oncology, 23(6), 1278-1288.
75 Gordon, E. J. & Daugherty, C. K. (2003). »Hitting you over the head«: Oncologists‹ disclosure of prognosis to advanced cancer patients. Bioethics, 17(2), 142-168.

76 Hancock, K. et al. (2007). Truth-telling in discussing prognosis in advanced life-limiting illnesses: a systematic review. Palliative Medicine, 21(6), 507-517.

77 Christakis, N. A. (2000). Extent and determinants of error in physicians‹ prognoses in terminally ill patients: prospective cohort study. Western Journal of Medicine, 172(5), 310-313.

78 Rieff (2008). *Tod einer Untröstlichen.*

79 Dahlin, C. et al. (2010). Early palliative care for lung cancer: improving quality of life and increasing survival. International Journal of Palliative Nursing, 16(9), 420-423.

80 Hagerty et al. (2005). Communicating With Realism and Hope.

81 Hancock et al. (2007). Truth-telling in discussing prognosis in advanced life-limiting illnesses.

82 Feudtner, C. (2009). The Breadth of Hopes. New England Journal of Medicine, 361(24), 2306-2307.

83 Yip-Williams, J. (2019). *Das Wunder vom Leben und Sterben.* Kandern: Unimedica.

84 Clayton, J. M. et al. (2005). Fostering coping and nurturing hope when discussing the future with terminally ill cancer patients and their caregivers. Cancer, 103(9), 1965-1975.

85 Snyder, C. R. (2002). Hope Theory: Rainbows in the Mind. Psychological Inquiry, 13(4), 249-275.

86 Gould, S. (2010). The median isn't the message. Ceylon Medical Journal, 49(4), 139.

87 Turner, K. A. (2014). Radical Remission. New York: Harper Collins.

88 Conley, B. A. et al. (2021). The Exceptional Responders Initiative: Feasibility of a National Cancer Institute Pilot Study, 113. Abgerufen unter: https://doi.org/10.1093/jnci/djaa061 am 5.7.2021.

89 Kirkebøen, G. (2019). »The median isn't the message«: How to communicate the uncertainties of survival prognoses to cancer patients in a realistic and hopeful way. European Journal of Cancer Care, 28(4).

90 Taylor, C. (2017). *Sterben. Eine Erfahrung.* Berlin: Ullstein.

91 Winger, J. G. et al. (2015) Relations of meaning in life and sense of coherence to distress in cancer patients: a meta-analysis. Psycho-Oncology, 25(1), 2-10.

92 Brady, M. J. et al. (1999). A case for including spirituality in quality of life measurement in oncology. Psycho-Oncology, 8(5), 417-428.

93 Schnell, T. (27.11.2014). »Auf Sinnsuche« [Video]. Abgerufen unter: https://www.youtube.com/watch?v=-TIBfzAEfvM am 28.03.2021.

94 Breitbart, W. S. & Poppito, S. (2014). *Individual Meaning-Centered Psychotherapy for Patients with Advanced Cancer.* Oxford: University Press.

95 Tang, P.-L. et al. (2011). Correlates of Death Anxiety Among Taiwanese Cancer Patients. Cancer Nursing, 34(4), 286-292.

96 Robinson, S. et al. (2015). A Systematic Review of the Demoralization Syndrome in Individuals With Progressive Disease and Cancer: A Decade of Research. Journal of Pain and Symptom Management, 49(3), 595-610.
97 Yalom, I. D. (2015). *Existenzielle Psychotherapie.* Gevelsberg: Verlag Andreas Kohlhage.
98 Ebd.
99 Ebd.
100 Schnell, (27.11.2014). »Auf Sinnsuche« [Video].
101 Schnell, T. (2017). Lust auf Leben. Praxis Gemeindepädagogik, 70(3), 12-14.
102 Yalom (2015). *Existenzielle Psychotherapie.*
103 Dinkel, S. (2017). *Krebs ist, wenn man trotzdem lacht.* Hannover: humboldt.
104 Frankl, V. E. (1985). *Der Mensch vor der Frage nach dem Sinn.* München: Piper.
105 Nietzsche, F. (1954). *Werke in drei Bänden.* München: Hanser.
106 Lang, K. (im Druck). »Wozu leben?« – Sinnzentrierte Interventionen in Palliative Care. In: Anneser, J. & Frick, E. (Hrsg). Psychosomatik und Palliative Care. Stuttgart: Kohlhammer.

Belastete Seele

1 Schlingensief, Ch. (2009). *So schön wie hier kanns im Himmel gar nicht sein!* München: btb. S. 52.
2 Deutschländer, Ch. (13.9.2012): »›Das rüttelt auf‹ – Söders Schock-Kampagne gegen Krebs«. Abgerufen unter: https://www.merkur.de/politik/soeders-schock-plakate-das-ruettelt-auf-2502158.html am 8.7.2021.
3 Teufel, M. & Zipfel, S. (2016). Maladaptive Krankheitsverarbeitung: Anpassungsstörung, Angststörung und Posttraumatische Belastungsstörung. In: Mehnert, A. & Koch, U. (Hrsg.). *Handbuch Psychoonkologie.* Göttingen: Hogrefe.
4 Herschbach, P. (2002). Das »Zufriedenheitsparadox« in der Lebensqualitätsforschung – Wovon hängt unser Wohlbefinden ab? PPmP – Psychotherapie, Psychosomatik, Medizinische Psychologie, 52(3/4), 141-150.
5 Dilling, H. (Hrsg.) (2009). Internationale Klassifikation Psychischer Störungen ICD-10. Bern: Huber.
6 »It's been nearly two years since that day and those feelings remain a vivid part of my life. Whenever I hear news of someone being diagnosed with cancer, my own version of that nightmare comes flooding back to mind. (…) The trauma of my cancer diagnosis is imprinted on me like a branding iron, and the emotions I experienced in that initial phase stayed with me, bubbling to the surface whenever memories of that time returned.« Jonas, W. et al. (2018). »Cancer Series V: How to Overcome the Trauma of Having Cancer«. Abgerufen unter: https://www.psychologytoday.com/us/blog/how-healing-works/201811/cancer-series-v-how-overcome-the-trauma-having-cancer am 30.07.2020. [ÜdA]

7 Neises, M. (2007). Posttraumatische Belastungsstörung nach Krebs – Krebs als Trauma? Der Gynäkologe, 40(2), 139-147.

8 Schmidbauer, W. (2013). *Lebensgefühl Angst.* Hamburg: Edel Elements.

9 Neises, M. (2007). Posttraumatische Belastungsstörung nach Krebs.

10 Kangas, M. (2.10.2013). DSM-5 trauma and stress-related disorders: implications for screening for cancer-related stress. Frontiers in Psychiatry. Abgerufen unter: https://doi.org/10.3389/fpsyt.2013.00122 am 5.7.2021.

11 Kangas, M. et al. (2002). Posttraumatic stress disorder following cancer. Clinical Psychology Review, 22(4), 499-524.

12 van der Kolk, B. (2011). *Der Körper erinnert sich.* Essen: Synthesis.

13 Linley, P. A. & Joseph, S. (2004). Positive change following trauma and adversity: A review. Journal of Traumatic Stress, 17(1), 11-21.

14 »What this crazy year did give me is the knowledge that I can handle almost anything that comes my way. The doubts and lack of faith I had in myself before cancer are gone. I know that I am strong, that I can survive pain, doubt, and loss, and that I can choose not to live each day in fear of what comes next. This odyssey also brought a lot of love into my life, and I marvel each day at how lucky I am to have family and friends who supported me from start to finish and beyond. Not a day goes by that I don't reflect on that. I appreciate all of the banalities of life a lot more, because I have a constant sense that, had I not been lucky, I wouldn't be here to experience them right now.« Wall, E. (2020). »Notes. Dispatches from the Opera World. Issue 9«. Abgerufen unter: http://email.coc.ca/view/?sid=NDIyXzEyNzg3XzI4XzY5Mjk&l=fc2cccd7-0e2b-e911-a31f-e61f134a8c87&utm_source=wordfly&utm_medium=email&utm_campaign=NOTES-Issue9&utm_content=version_A&promo am 5.7.2021. [ÜdA]

15 Coyne, J. C. et al. (2010). Positive Psychology in Cancer Care: A Story Line Resistant to Evidence. Annals of Behavioral Medicine, 39(1), 35-42.

16 »Chemotherapy will show you what you are made of.(…). I know things you don't.« Wurtzel, E. (20.1.2018). »I have cancer. Don't tell me you're sorry«. Abgerufen unter: https://www.theguardian.com/commentisfree/2018/jan/20/cancer-elizabeth-wurtzel am 4.7.2021. [ÜdA]

17 Tedeschi, R. G. & Calhoun, L. G. (2004). Target Article: »Posttraumatic Growth: Conceptual Foundations and Empirical Evidence«. *Psychological Inquiry, 15*(1), 1-18.

18 Jayawickreme, E. & Blackie, L. E. R. (2014). Post-traumatic Growth as Positive Personality Change: Evidence, Controversies and Future Directions. European Journal of Personality, 28(4), 312-331.

19 »There is a big movement in psychology to say ›What does not kill you makes you stronger‹. People talk about posttraumatic growth, I think a lot of it is bullshit. Look at the data: bad things are bad. You are not healthier after you fall down a flight of steps. And it's only in movies that getting

hit by a bolt of lighting turns you into a superhero; in life, it turns you into a fritter.« Levy, A. (6.1.2020). »A world without pain«. Abgerufen unter: https://www.newyorker.com/magazine/2020/01/13/a-world-without-pain am 5.7.2021. [ÜdA]

20 Wilson, A. E. & Ross, M. (2001). From chump to champ. People's appraisals of their earlier and present selves. *Journal of Personality and Social Psychology, 80*(4), 572-584.

21 McCrae, R. & Costa, P. (1994). The Stability of Personality: Observations and Evaluations. Current directions in psychological science: a journal of the American Psychological Society, 3(6), 173-175.

22 Cannon, B. (2014). The Seven Sins of Memory: Additional Insights With Daniel L. Schacter. Eye on Psi Chi Magazine, 19(1), 18-20.

23 Chapman, L. J. & Chapman, J. P. (1975). The basis of illusory correlation. Journal of Abnormal Psychology, 84(5), 574-575.

24 Meehl, P. E. (1957). When shall we use our heads instead of the formula? Journal of Counseling Psychology, 4(4), 268-273.

25 »I walk (…) taller with the Give-a-shits.« Sabbage, S. (01.02.2019). »How grief can help us win« [TEDx Talk]. Abgerufen unter: https://www.ted.com/talks/sophie_sabbage_how_grief_can_help_us_win_jan_2019 am 5.7.2021. [ÜdA]

26 Buhl, P.-A. (2019). *Heilung auf Widerruf.* Stuttgart: Klett-Cotta.

27 Tedeschi & Calhoun (2004). Target Article: »Posttraumatic Growth«.

28 Rieff, D. (2008). *Tod einer Untröstlichen.* München: Hanser.

29 Matthäus-Evangelium, Kapitel 25, Vers 29.

30 »Maybe (…) we are only our best selves when we have no choice. We are never so free as when we are running for our lives«. Wurtzel, E. (2015). »And now this«. Abgerufen unter: https://www.vice.com/en/article/wd43mb/and-now-this-678 am 5.7.2021. [ÜdA]

31 »I mean the one thing I just can't stand is when people say, ›Oh, so you're cured now?‹ Like, people don't you get it? There is no cure. If I die of a heart attack at 75, I'll know I was cured of breast cancer. But the rest of my life is a question mark.« Kaiser, K. (2008). The meaning of the survivor identity for women with breast cancer. Social Science & Medicine, 67(1), 79-87. [ÜdA]

32 Schmidbauer, W. (2013). *Lebensgefühl Angst.* Hamburg: Edel Elements.

33 Herrndorf, W. (2013). *Arbeit und Struktur.* Hamburg: Rowohlt.

34 Valentine, A. D. (2014). Anxiety Disorders. In: Holland, J. C. et al (Hrsg.). Psycho-Oncology. Oxford: Oxford University Press. 45-52.

35 Bandelow, B. (2020). »Angst ist nicht gut in Statistik«. In: NZZ am Sonntag, Magazin 6/2020.

36 Ebd.

37 Berg, P. et al. (2010). Progredienzangst bei chronischen Erkrankungen. PPmP – Psychotherapie, Psychosomatik, Medizinische Psychologie, 61(01), 32-37.

38 Butow, P. N. et al. (2015). Fear of Cancer Recurrence. In: Holland, J. C. et al (Hrsg.). Psycho-Oncology. Oxford: Oxford University Press. 625-629.

39 Pedersen, A. F. et al. (2011). Fear of recurrence and causal attributions in long-term survivors of testicular cancer. Psycho-Oncology, 21(11), 1222-1228.

40 Brewer, J. (2021). *Unwinding Anxiety*. New York: Random House.

41 Topper, M. et al. (2010). Improving prevention of depression and anxiety disorders: Repetitive negative thinking as a promising target. Applied and Preventive Psychology, 14(1-4), 57-71.

42 Vehling S. et al. (2012). Prävalenz affektiver und Angststörungen bei Krebs: Systematischer Literaturreview und Metaanalyse. PPmP – Psychotherapie, Psychosomatik, Medizinische Psychologie, 62(07), 249-258.

43 Mayr, M. & Schmid, R. M. (2010). Pancreatic cancer and depression: myth and truth. BMC Cancer, 10(1).

44 Massie, M. J. (2004). Prevalence of Depression in Patients With Cancer. Journal of the National Cancer Institute Monographs, 2004(32), 57-71.

45 Pedersen, A. F. et al. (2011). Fear of recurrence and causal attributions in long-term survivors of testicular cancer. Psycho-Oncology, 21(11), 1222-1228.

46 Faller, H. & Schmidt, M. (2004). Prognostic value of depressive coping and depression in survival of lung cancer patients. Psycho-Oncology, 13(5), 359-363.

Pinquart, M. & Duberstein, P. R. (2010). Associations of social networks with cancer mortality: a meta-analysis. Critical Reviews in Oncology/ Hematology, 75(2), 122-137.

47 Breitbart, W. (o. J.). »Coping with Fatigue After Cancer Treatment« [Video]. Abgerufen unter: https://www.mskcc.org/playlists/coping-fatigue-after-treatment am 5.7.2021.

48 Napolitano, E. (30.6.2014). »Recognizing and Managing Cancer-Related Fatigue« [Video]. Abgerufen unter: https://www.mskcc.org/news/recognizing-and-managing-related-fatigue am 4.7.2021.

49 Clarke, D. M. & Kissane, D. W. (2002). Demoralization: Its Phenomenology and Importance. Australian & New Zealand Journal of Psychiatry, 36(6), 733-742.

50 Vehling, S. & Mehnert, A. (2013). Symptom burden, loss of dignity, and demoralization in patients with cancer: a mediation model. Psycho-Oncology, 23(3), 283-290.

51 »I think that my speech is over. My mind is over. My life is over.« Lubbock, T. (2012). *Until further Notice, I'm Alive*. London: Granta Books. [ÜdA]

52 Bonanno, G. A. (2004). Loss, Trauma, and Human Resilience: Have We Underestimated the Human Capacity to Thrive After Extremely Aversive Events? American Psychologist, 59(1), 20-28.

53 Kleisny, H. (9.9.2016). »3 Minuten, 28 Sekunden«. Abgerufen unter: https://www.zeit.de/wissen/2016-09/chesley-sullenberger-new-york-airbus-pilot-hudson-river-notlandung am 5.7.2021.

54 »Resilient people get that shit happens.« Hone, L. (25.9.2019). »The three secrets of resilient people« [TEDx Talk]. Abgerufen unter: https://www.youtube.com/watch?v=NWH8N-BvhAw am 4.7.2021. [ÜdA]

Kraftquellen

1 Camus, A. (1988). *Hochzeit des Lichts. Heimkehr nach Tipasa.* München: Luchterhand.

2 Stuart-Smith, S. (2020). *The Well Gardened Mind. Rediscovering Nature in the Modern World.* London: HarperCollins UK.

3 Mead, R. (17.8.2020). »The Therapeutic Power of Gardening«. Abgerufen unter: https://www.newyorker.com/magazine/2020/08/24/the-therapeutic-power-of-gardening am 5.7.2021.

4 May, K. (2020). *Wintering.* London: Random House.

5 Mead (2020). »The Therapeutic Power of Gardening«.

6 Kagge, E. (2018). *Gehen. Weiter gehen.* Berlin: Suhrkamp.

7 Ebd.

8 Ebd.

9 Walser, M. (1976). *Jenseits der Liebe.* Berlin: Suhrkamp.

10 Frisina, P. G. et al. (2004). A Meta-Analysis of the Effects of Written Emotional Disclosure on the Health Outcomes of Clinical Populations. Journal of Nervous & Mental Disease, 192(9), 629-634.

11 Ebd.

12 Creswell, J. D. et al. (2007). Does Self-Affirmation, Cognitive Processing, or Discovery of Meaning Explain Cancer-Related Health Benefits of Expressive Writing? Personality and Social Psychology Bulletin, 33(2), 238-250.

13 »I sometimes wonder how all those who do not write, compose, or paint can manage to escape the madness, the melancholia, the panic fear which is inherent in the human situation.« Salomon, A. (2014). *The noonday demon. An Atlas of Depression.* New York: Scribner. [ÜdA]

14 Kaimal, G. et al. (2016). Reduction of Cortisol Levels and Participants‹ Responses Following Art Making. Art Therapy, 33(2), 74-80.

15 Zawadzki, M. J. et al. (2013) Absorption in Self-Selected Activities Is Associated With Lower Ambulatory Blood Pressure but Not for High Trait Ruminators. American Journal of Hypertension, 26(11), 1273-1279.

16 Kabat-Zinn, J. (1990). *Full Catastrophe Living.* New York: Delacorte Press.

17 Kabat-Zinn, J. (2019). *Gesund durch Meditation. Das große Buch der Selbstheilung mit MBSR.* München: Droemer Knaur.

18 Cacoyannis, M. (Regie & Produktion) & Kazantzakis, N. (Buch) (1964). *Zorba the Greek* [Film]. USA: Twentieth Century-Fox Film Corporation.
19 »Wife, house, kids – the full catastrophe«. Ebd. [ÜdA]
20 Killingsworth, M. A. & Gilbert, D. T. (2010). A wandering mind is an unhappy mind. Science, Vol. 3030, 6006, 932.
21 Speca, M. et al. (2014). Mindfulness-Based Cancer Recovery. In Mindfulness-Based Treatment Approaches, 293-316.
22 Rouleau, C. R. et al. (2015). The impact of mindfulness-based interventions on symptom burden, positive psychological outcomes, and biomarkers in cancer patients. Cancer Management and Research, 7:121-131.
23 Goyal, M. et al. (2014). Meditation Programs for Psychological Stress and Well-being: A Systematic Review and Meta-analysis. Deutsche Zeitschrift für Akupunktur, 57(3), 26-27.
24 Casellas-Grau, A. et al. (2013). Positive psychology interventions in breast cancer. A systematic review. Psycho-Oncology, 23(1), 9-19.
25 Gilligan, V. & Johnson, M. (Idee & Regie) (2008-2013). *Breaking Bad* [Serie]. USA: High Bridge/ Gran Via Productions/ Sony Pictures.
26 Dinkel, S. (2018). *Meine Arschbombe in die Untiefen des Lebens: Comic-Tagebuch einer Krebserkrankung*. Raubling: Hawewe media.
27 Instagram-Post von sabine.dinkel am 8.5.2019. Abgerufen unter: https://www.instagram.com/p/BxNjr7yn-IS/?utm_medium=copy_link am 4.7.2021.
28 Haberl, T. (07.02.2021). »Ich frage mich, was dann vom Leben übrig bleibt.« Abgerufen auf: https://www.sueddeutsche.de/leben/thea-dorn-trost-sterben-corona-1.5193294?reduced=true am 5.7.2021.
29 Ebd.
30 Gatterburg, A. (30.5.1999). »Gnadenlose Ironie«. Abgerufen unter: https://www.spiegel.de/kultur/gnadenlose-ironie-a-af5594f7-0002-0001-0000-000013470626 am 4.7.2021.
31 Rantanen, M. (2018). *Kalsarikänni*. München: Goldmann.
32 Walker, M. (2018). *Das große Buch vom Schlaf*. München: Goldmann.
33 Paltiel, O. & Greenwald, R. (2008). Sleep and Quality of Life in Cancer Patients. In: Sleep and Quality of Life in Clinical Medicine, 469-481.
34 Engstrom, C. A. et al. (1999). Sleep alterations in cancer patients. Cancer Nursing, 22(2), 143-148.
35 Ford, D. E. (1989). Epidemiologic study of sleep disturbances and psychiatric disorders. An opportunity for prevention? JAMA: The Journal of the American Medical Association, 262(11), 1479-1484.
36 Kvale, E. A. & Shuster, J. L. (2006). Sleep Disturbance in Supportive Care of Cancer: A Review. Journal of Palliative Medicine, 9(2), 437-450.
37 O'Donnell, J. F. (2004). Insomnia in cancer patients. Clinical Cornerstone, 6(1), 6-14.
38 Savard, J. & Savard, M.-H. (2013). Insomnia and Cancer. Sleep Medicine Clinics, 8(3), 373-387.

39 Velikova, G. et al. (1999). Self-reported quality of life (QL) of individual cancer patients – Concordance of results with clinical course and medical records. European Journal of Cancer, 35, 277.
40 Induru, R. R. & Walsh, D. (2013). Cancer-Related Insomnia. American Journal of Hospice and Palliative Medicine, 31(7), 777-785.
41 Levin, R. D. et al. (2005). Circadian function of patients with advanced non-small cell lung cancer. Journal of Clinical Oncology, 23(16), 7291-7291.
42 Bastien, C. H. et al. (2004). Precipitating Factors of Insomnia. Behavioral Sleep Medicine, 2(1), 50-62.
43 Schweikert, R. (2019). *Tage wie Hunde*. Berlin: S. Fischer.
44 Walker (2018). *Das große Buch vom Schlaf.*
45 Ebd.
46 Savard, J. & Morin, C. M. (2001). Insomnia in the Context of Cancer: A Review of a Neglected Problem. Journal of Clinical Oncology, 19(3), 895-908.
47 Mitteilung des Krebsinformationsdienstes vom 13.11.2020. Abgerufen unter: thttps://www.krebsinformationsdienst.de/aktuelles/2020/news061-dkfz-pressemitteilung-weltdiabetestag-diabetes-krebs.php am 4.7.2021.
48 Walker (2018). *Das große Buch vom Schlaf.*
49 Ebd.
50 Mitteilung der Deutschen Gesellschaft für Schlafforschung und Schlafmedizin vom 14.10.2017. Abgerufen unter: https://www.mta-dialog.de/artikel/dem-schlaf-mehr-aufmerksamkeit-schenken.html am 5.7.2021.
51 Garland, S. N. et al. (2018). 0864 A Randomized Controlled Trial of Light Therapy for Insomnia Symptoms in Fatigued Cancer Survivors. Sleep, 41(1), 321-321.
52 Taylor, L. M. et al. (2003). Attentional Bias in People With Acute Versus Persistent Insomnia Secondary to Cancer. Behavioral Sleep Medicine, 1(4), 200-212.
53 Riemann, D. & Nissen, C. (2011). Substanzinduzierte Schlafstörungen und Schlafmittelmissbrauch. Bundesgesundheitsblatt, 54:1325-1331.
54 Kripke, D. F. et al. (2012). Hypnotics' association with mortality or cancer: a matched cohort study. British Medical Journal, Open, 2(1). Abgerufen unter: https://bmjopen.bmj.com/content/bmjopen/2/1/e000850.full.pdf am 8.7.2021.
55 Walker (2018). *Das große Buch vom Schlaf.*
56 Herrndorf, W. (2013). *Arbeit und Struktur.* Hamburg: Rowohlt.
57 Cartwright, R. D. et al. (1984). Broken Dreams: A Study of the Effects of Divorce and Depression on Dream Content. Psychiatry, 47(3), 251-259.
58 Schredl, M. & Hoppe, J. (2019). Ursache und Therapie von Albträumen. Somnologie, 23(1), 49-57.
59 Ebd.
60 Herrndorf (2013). *Arbeit und Struktur.*

61 Lang, K. (2021). Psychoonkologische Arbeit mit Paaren. In: Schulz-Kindermann, F. (Hrsg.). Psychoonkologie. Grundlagen und psychotherapeutische Praxis. Weinheim: Beltz. 213-224.
62 Jackson, S. E. et al. (2016). Sexuality after a cancer diagnosis: A population-based study. Cancer, 122(24), 3883-3891.
63 Ahlers, C. J. & Lissek, M. (2017). *Vom Himmel auf Erden*. München: Goldmann.
64 Ebd.
65 Ebd.
66 Ebd.
67 Lubbock, T. (2012). *Until further Notice, I'm Alive*. London: Granta Books.
68 Salomon, J. (2006). Would you be happier if you were richer? A focusing illusion. [Data set]. In: Faculty Opinions – Post-Publication Peer Review of the Biomedical Literature. Faculty Opinions Ltd.
69 Carel, H. (2007). Can I Be Ill and Happy? Philosophia, 35(2), 95-110.
70 Peterson, Ch. & Nansook, P. (2009). Increasing happiness in lasting ways. The Psychologist, 4/2009. Vol. 22, 304-307. Abgerufen unter: https://thepsychologist.bps.org.uk/volume-22/edition-4/increasing-happiness-lasting-ways am 5.7.2021.
71 Kalanithi, P. (2016). *Bevor ich jetzt gehe: Was am Ende wirklich zählt. Das Vermächtnis eines jungen Arztes*. München: Albrecht-Knaus Verlag.
72 »I'm in a happy-ish state«. Lubbock (2012). *Until further Notice*. [ÜdA]
73 »(…) I nag away at trying to find a form of words for having a life consistent with this paradox. I don't succeed. The sentence – We are happy because we can hold totally opposite positions in equilibrium in our heads at the same time, though you might not realise beforehand that this is possible – is not one oyu can use in many conversations.« Coutts, M.(2014). *The Iceberg. A memoir*. London: Atlantic Books. [ÜdA]
74 »I am putting death out of thought and letting it back in.« Lubbock (2012). *Until further Notice*. [ÜdA]
75 Weischedel, W. (1977). *Skeptische Ethik*. Frankfurt am Main: Suhrkamp.
76 Riggs, N. (2017). *Die Helle Stunde*. München: btb.
77 »We spent the rest of that dark night talking about the connection between Matisse's late paper cut-outs and how Donald Judd uses color in his last works. It saved us that night. It saves us today. If you were to be a fly on the wall of our house, you wouldn't know we live with cancer 24/7 except on the pressured days we go to doctors, have tests, scans, and the like. We had built a fortress of work so total even cancer couldn't get it, not really.« Saltz, J. (25.5. 2020). »My Appetites«. Abgerufen unter: https://www.vulture.com/2020/05/jerry-saltz-my-appetites.html#_ga=2.233078750.1790490241.1625766788-2038777507.1625766786 am 8.7.2021. [ÜdA]
78 »Beautiful«. Coutts (2014). *The Iceberg*. [ÜdA]
79 Lykken, D. & Tellegen, A. (1996). Happiness Is a Stochastic Phenomenon. Psychological Science, 7(3), 186-189.

80 Herrndorf (2013). *Arbeit und Struktur.*

81 Fordyce, M. W. (1977). Development of a program to increase personal happiness. Journal of Counseling Psychology, 24(6), 511-521.

82 Emmons, R. A. & McCullough, M. E. (2003). Counting blessings versus burdens: An experimental investigation of gratitude and subjective well-being in daily life. Journal of Personality and Social Psychology, 84(2), 377-389.

83 Kriwy, N. & Erler, E. (2016). *14/09 Tagebuch einer Genesung.* München: Prestel.

Stand By Me

1 Sabbage, S. (2016). *Die Krebsflüsterin.* München: Irisiana.

2 Bloom J. R. (1996). In: Baider, L. (Hrsg.). *Cancer and the family.* Chichester: Wiley.

3 Rodin, G. et al. (2009). Pathways to distress: The multiple determinants of depression, hopelessness, and the desire for hastened death in metastatic cancer patients. Social Science & Medicine, 68(3), 562-569.

4 Forsythe, L. P. et al. (2014). Social support, self-efficacy for decision-making, and follow-up care use in long-term cancer survivors. Psycho-Oncology, 23(7), 788-796.

5 Aizer, A. A. et al. (2013). Marital status and survival in patients with cancer, 31(31), 3869-76.
Kissane, D. W. (2013). Marriage Is As Protective As Chemotherapy in Cancer Care. Journal of Clinical Oncology, 31(31), 3852-3853.
Pinquart, M. & Duberstein, P. R. (2010). Associations of social networks with cancer mortality: a meta-analysis. Critical Reviews in Oncology/ Hematology, 75(2), 122-137.

6 »(…)I stand on the pavement and stare at a cash machine as if it is a threat. (…) My head feels fuzzy and ever so heavy. I would like to rest it on the pavement.« Coutts, M. (2014). *The Iceberg. A memoir.* London: Atlantic Books. [ÜdA]

7 Pitceathly, C. & Maguire, P. (2003). The psychological impact of cancer on patients' partners and other key relatives. European Journal of Cancer, 39(11), 1517-1524.

8 Rieff, D. (2008). *Tod einer Untröstlichen.* München: Hanser.

9 Wertheim, R. et al. (2017). Correlates of concealment behavior among couples coping with cancer: Actor partner model. Psycho-Oncology, 27(2), 583-589.

10 Oechsle, K. et al. (2013) Anxiety and depression in caregivers of terminally ill cancer patients: impact on their perspective of the patients' symptom burden. Journal of Palliative Medicine, 16(9), 1-8.

11 Manne, S. & Glassman, M. (2000). Perceived control, coping efficacy, and avoidance coping as mediators between spousal unsupportive behaviors and psychological distress. Health Psychology, 19(2), 155-164.

12 Krattenmacher, T. et al. (2012). Parental cancer: Factors associated with children's psychosocial adjustment – a systematic review. Journal of Psychosomatic Research, 72(5), 344-356.

13 Ullrich, P. M. et al. (2008). Adjustment and discussion of cancer: A comparison of breast and prostate cancer survivors. Psychology & Health, 23(4), 391-406.

14 Fagundes, C. P. et al.(2012). Intrusion, avoidance, and daily negative affect among couples coping with prostate cancer: A dyadic investigation. Journal of Family Psychology, 26(2), 246-253.

15 Schnarch, D. (2016). *Die Psychologie sexueller Leidenschaft.* Stuttgart: Klett-Cotta.

16 Carlsen, K. et al. (2007). Are cancer survivors at an increased risk for divorce? A Danish cohort study. European Journal of Cancer, 43(14), 2093-2099.

17 Dorval, M. et al. (2005). Couples Who Get Closer After Breast Cancer: Frequency and Predictors in a Prospective Investigation. Journal of Clinical Oncology, 23(15), 3588-3596.

18 Kayser, K. et al. (2007). Cancer as a »we-disease«: Examining the process of coping from a relational perspective. Families, Systems & Health, 25(4), 404-418.

19 Altschuler, J. (2014). Whose illness is it anyway? On facing illness as a couple. Journal of Family Therapy, 37(1), 119-133.

20 Gottman, J. & Silver, N. (2014). *Die Vermessung der Liebe.* Stuttgart: Klett-Cotta.

21 de Botton, A. (2016). *Der Lauf der Liebe.* Frankfurt am Main: S. Fischer.

22 Badr, H. & Acitelli, L. K. (2005). Dyadic Adjustment in Chronic Illness: Does Relationship Talk Matter? Journal of Family Psychology, 19(3), 465-469.

23 Website von John Gottman. Abgerufen unter: https://www.gottman.com/about/the-gottman-method/ am 5.7.2021.

24 Benigni, R. (Regie) (1997): *La vita è bella* [Film]. Italien: Braschi, G., Ferris, E. Davis, J. (Produktion).

25 Krattenmacher et al. (2012). Parental cancer.

26 Kühne, F. et al. (2011). Minderjährige Kinder krebskranker Eltern. Der Onkologe, 17(12), 1149-1154.

27 Nilsson, M. E. et al. (2008). Mental health, treatment preferences, advance care planning, and location and quality of death in advanced cancer patients with dependent children. Journal of Clinical Oncology, 26(15), 9517-9517.

28 Kirk, K. et al. (2004). Resilience in Parentally Bereaved Children and Adolescents seeking Preventive Services. Journal of Clinical Child and Adolescent Psychology. 33(4), 673-683.

29 Krattenmacher et al. (2012). Parental cancer.

30 Kühne et al (2011)

31 Osborn, T. (2007). The psychosocial impact of parental cancer on children and adolescents: a systematic review. Psycho-Oncology, 16(2), 101-126.

32 Kühne et al. (2011). Minderjährige Kinder krebskranker Eltern.

33 Krattenmacher et al. (2012). Parental cancer.

34 Instagram-Post von kurvenkratzer.influcancer am 20.2.2020. Abgerufen unter: https://www.instagram.com/p/B8zRVUSApm4/?utm_medium=copy_link am 11.7.2021.

35 Website »Netzwerk statt Krebs«. Abgerufen unter: https://www.netzwerkstattkrebs.de/bullshitbingo am 01.5.2020.

36 Dornheim, J. (1986) in: Verres, R. (1986). Krebs und Angst. Berlin Heidelberg: Springer.

37 Picardie, R. (2000). *Es wird mir fehlen, das Leben.* Hamburg: Wunderlich.

38 Buch Hiob, Kapitel 2, Vers 11.

39 Picardie (2000). *Es wird mir fehlen, das Leben.*

40 Linnartz, M. (25.11.2019). »Ich an deiner Stelle …« Abgerufen unter: https://www.sueddeutsche.de/leben/coaching-psychologie-ratschlag-selbsthilfe-1.4691005?reduced=true am 10.01.2021.

41 Lobanova, N. (25.08.2020). »This Is What Your Unsolicited Advice Sounds Like«. Abgerufen unter: https://www.newyorker.com/humor/daily-shouts/this-is-what-your-unsolicited-advice-sounds-like am 5.7.2021.

42 Stillich, S. (06.11.2019). »Bitte sprich mit mir – und sei auch mal still.« Abgerufen unter: https://www.zeit.de/2019/46/krebserkrankung-ratschlaege-angehoerige-bevormundung-schweigen?utm_referrer=https%3A%2F%2Fwww.google.com%2F am 8.7.2021.

43 Leiris, A. (2016). *Meinen Hass bekommt ihr nicht.* München: Blanvalet.

44 Picardie (2000). *Es wird mir fehlen, das Leben.*

45 Merluzzi, T. V. et al. (2015). Matching of received social support with need for support in adjusting to cancer and cancer survivorship. Psychooncology, 25(6), 684-90.

46 »But in his darker moments, he refused to construct a front. He would write bluntly about feeling grumpy, frustrated and afraid nobody would date him. ›This is not a call for pity responses‹, he would add. ›Just let me be where I am.‹« Hoffman, J. (01.06.2008). »When Thumbs Up Is No Comfort«. Abgerufen unter: https://www.nytimes.com/2008/06/01/health/01stoical.html?auth=login-email&login=email am 4.7.2021. [ÜdA]

47 »It isn't true when I say that I sometimes phone people. I do not. Never. I am even out of that habit. People must phone me … Talking about what is happening to us opens up great holes and hidden traps. I cannot allow this too often and I must ration the demands that such conversations have on me.« Coutts, M. (2014). *The Iceberg. A memoir.* London: Atlantic Books. [ÜdA]

48 Picardie (2000). *Es wird mir fehlen, das Leben.*

49 Riggs, N. (2017). *Die Helle Stunde.* München: btb.

50 Nationaler Krebsplan des Bundesministeriums für Gesundheit. Abgerufen unter: https://www.bundesgesundheitsministerium.de/themen/praevention/nationaler-krebsplan.html am 8.7.2021.

51 Herrndorf, W. (2013). *Arbeit und Struktur.* Hamburg: Rowohlt.